Dr. med. Sybille Freund

Der unterschätzte Cofaktor B6

Dr. med. Sybille Freund

Der unterschätzte Cofaktor B6

Die Bedeutung von P5P für Stoffwechsel, Psyche und Gesundheit

Telemach-Verlag

Bibliografische Information der Deutschen Nationalbibliothek

Die Deutsche Nationalbibliothek verzeichnet diese Publikation in der Deutschen Nationalbibliografie; detaillierte bibliografische Daten sind im Internet über http://dnb.dnb.de abrufbar.

1. Auflage

Königsberger Str. 16, 55218 Ingelheim am Rhein

Umschlaggestaltung: Nadine Nagel, Mainz

Lektorat: Schenay Schubert, Nierstein und Florian Tietgen, Hamburg

Korrektorat: Deniz S. Özdemir, Mainz

Satz und Layout: Deniz S. Özdemir, Mainz

ISBN: 978-3-98641-206-7

www.telemach-verlag.de

Inhaltsverzeichnis

Grußwort . . . 7

Vorwort. . . . 9

Die Entdeckung von Vitamin B6 . . . 11
Forschung zu Vitamin B6 . . . 13
Der Stoffwechsel von Vitamin B6 im Menschen . . . 17
Die Vitamin-B6-Aufnahme . . . 35
Vitamin-B6-Mangel . . . 51
Vitamin-B6-Quellen . . . 59
Toxizität von Vitamin B6. . . . 69
Genetische Erkrankungen des Vitamin-B6-Stoffwechsels. . . . 91
Vitamin B6 und Aminosäuren. . . . 107
P5P-abhängige Enzyme . . . 115
Nervensystem. . . . 127
Angst. . . . 145
Depression . . . 149
Demenz . . . 155
Fatigue. . . . 159
Schlaf . . . 165
Entzündungen . . . 167
Oxidativer Stress . . . 193
Rheumatoide Arthritis . . . 201
Zuckerstoffwechsel und Diabetes . . . 205
Covid 19 . . . 223
Herz-Kreislauf . . . 227
Hypertonie . . . 241
Gynäkologie . . . 247

Hormone 253
Darm/Mikrobiom 261
Lebererkrankungen 281
Fettstoffwechsel 285
Histaminstoffwechsel 289
Immunsystem 291
Krebs 303
Orthopädie 329
Nierensteine 337
Labordiagnostik 341
Medikamente und Vitamin B6 365

Kontakt: 377

Anhang 379

Grußwort

Meinem Vater, der leider nicht mehr bei uns ist, danke ich, weil er mir beigebracht hat, dass zehn Minuten täglich reichen, wenn man etwas lernen oder erarbeiten will. Es muss nur regelmäßig sein. Genauso entstand dieses Buch: Aus zehn Minuten Recherche wurde ein Manuskript und aus dem Manuskript wurde dieses Buch, das ich meinem Vater widme.

Danke auch an meinen Mann, Markus Frieauff, der mich zuverlässig mit Nahrung versorgte, wenn ich nach langer Recherche hungrig aus meinem Arbeitszimmer kam.

Das Buch ist aus der Praxis entstanden. Ich suchte und suche immer wieder nach Quellen, wieso und weshalb Vitamin B6 bestimmte Funktionen hat. Hier konzentriere ich mich aufgrund meiner Beschäftigung mit HPU hauptsächlich auf P5P. Nichtsdestotrotz erwähne ich auch Studien, bei denen andere Formen von Vitamin B6 im Mittelpunkt der Forschung stehen, wie zum Beispiel Pyridoxamin, wenn es um AGEs und Diabetes geht.

Dieses Buch soll eine Hilfe für die Praxis sein, in dem man nachschlagen kann, welche Rolle Vitamin B6 bei welchen Problemen spielt. Diese Informationen sollen für Therapeuten, aber auch für Laien, die sich gerne tief in die Materie einarbeiten und alles möglichst genau wissen möchten, verständlich sein. Doch ich möchte darauf hinweisen, dass an gewissen Stellen Vorkenntnisse notwendig sind. Denn das habe ich in der Praxis gelernt: Unsere Patientinnen und Patienten möchten wissen, was in ihnen vorgeht, weshalb sie krank wurden und wie sie wieder gesund werden können. Deshalb arbeiten sie sich häufiger, als ich es gedacht hätte, in ihre Themen hinein und überraschen immer wieder mit ihrem fundierten Wissen.

Deshalb ist das Buch in dieser Form aufgebaut:

- Die Kapitel sind hauptsächlich gesundheitlichen Problemen zugeordnet, weil dies wahrscheinlich der Zugang ist, der für die meisten Leser am interessantesten ist.

- Zu Beginn eines Kapitels findet sich eine kleine Einleitung.

- Danach lasse ich die Wissenschaft sprechen. Ich stelle anhand von Studien, die ich zum jeweiligen Kapitelthema finden konnte, den Zusammenhang mit dem Vitamin B6 dar. Meine persönlichen Erfahrungen und meine Meinung halte ich hier raus.

Der Kapitelteil *Einfach gesagt* ist eine leicht verständliche Zusammenfassung für interessierte Laien wie auch ein Überblick über oben genannte Studieninhalte – und zwar in der gleichen Reihenfolge wie der Studienteil. Findet man in diesem Bereich eine interessante Aussage, kann man innerhalb des Studienbereichs nach Details zu dem Thema schauen und von dort aus die Quellenangaben aufsuchen, um möglicherweise in die einzelnen Quellen einzusteigen und noch mehr zu erfahren.

Häufig wird »P5P« als Begriff verwendet. Es handelt sich hierbei um die aktive Form von Vitamin B6. Dieser Zusammenhang wird allerdings im Abschnitt *Vitamin B6 und seine verschiedenen Formen* ausführlich erläutert.

Dieses Buch kann keinen Anspruch auf Vollständigkeit erheben. Die Studienlage entwickelt sich immer weiter. Manche Informationen stellen sich irgendwann als falsch heraus oder müssen ergänzt werden. Forschung befindet sich immer Fluss und ist ein Prozess, bei dem sich Erkenntnisse ergeben und Erkenntnisse revidiert werden müssen.

Vorwort

Eine in ihrer Praxis engagiert arbeitende Ärztin schreibt ein Buch voller Leidenschaft für biochemische Prozesse. Das allein ist schon eine absolute Ausnahme. Aber es geht noch weiter. Die Autorin hat eine Recherche der gründlichsten Art betrieben und Vitamin B6 und insbesondere seine Form als P5P unter den unterschiedlichsten Aspekten sehr detailliert geprüft und die Ergebnisse in aller Logik zusammengeführt.

So haben wir mit diesem Buch etwas in der Hand, das nicht nur den interessierten Laien verständlich ausgedrückt mit höchst interessanten Zusammenhängen bereichert. Mit ihrer erfrischenden Art zu schreiben, lässt sie ihn vergessen, um welch komplexe Themen es geht. Aber auch der gut informierte Fachmann begegnet Informationen, die ihm in diesem Umfang nicht alle bekannt waren. Zumal wir hier die aktuelle Studienlage beschrieben finden.

Ich habe mich mit dem Thema Vitamin B6 / P5P im Zusammenhang mit meiner Arbeit zum Thema HPU (Hämopyrrollaktamurie) intensiv beschäftigt. Aber auch ich habe in diesem Buch viele wertvolle Hinweise auf wichtige Zusammenhänge gefunden. Was für ein Glück, dass sich hier eine wissenschaftlich denkende Medizinerin des Themas annimmt, die theoretisch zu Hause ist im komplexen Thema HPU und viel Erfahrung in der Therapie von HPU-Patienten hat! Hier wird ein Jubel durch die Reihen gehen.

Wie zu erwarten, führt uns die Autorin zu zahlreichen Erkrankungen, bei deren Entstehung ein Mangel an P5P beteiligt ist. Aber wir finden auch eine Fülle von therapeutischen Optionen, die angezeigt sind, sie in die Tat umzusetzen. Und hier sprechen wir von Erkrankungen, die Millionen von Menschen betreffen, von Diabetes mellitus, Herz-Kreislauf- und Gefäßerkrankungen, aber auch von Angsterkrankungen und der Depression.

Umso unverständlicher erscheint es, dass deutsche und europäische Behörden Höchstmengen dieses so wichtigen Vitamins definieren, die nicht einmal annähernd genügen können, um die gewünschten Effekte zu erreichen. Hier macht dieses Buch Hoffnung, eine tatkräftige Argumentationshilfe zu sein - und zu ermuntern, das beschriebene Vitamin auch tatsächlich anzuwenden.

Da kann ich der Autorin, die ich außerordentlich schätze, nur voller Hochachtung sagen: Tausend Dank!

Dr. Liutgard Baumeister-Jesch
Leimen im Dezember 2024

Die Entdeckung von Vitamin B6

Die Formel von Vitamin B6 wurde erstmals von Ohdake im Jahr 1932 veröffentlicht.[1] Er arbeitete an der Isolierung des von ihm so genannten »Oryzanin« (Vitamin B1) aus Reisschalen und entdeckte Vitamin B6 als Nebenprodukt. Ohdake beschrieb die Formel, aber er war sich nicht bewusst, dass er ein Vitamin gefunden hatte, und erkannte dessen physiologische Bedeutung nicht.

Zu dieser Zeit arbeiteten mehrere Wissenschaftler an der Charakterisierung der Mitglieder der Vitamin-B-Familie. Diese Wissenschaftler waren auf der Suche nach dem sogenannten »Ratten-Pellagra-Präventionsfaktor«, der Dermatitis acrodynia[2], eine Pellagra ähnliche Hauterkrankung bei Ratten, heilen könnte. Sie entdeckten, dass Acrodynie durch die Zugabe eines speziellen Hefe-Eluats zum Futter geheilt werden konnte. Paul György, ein in Ungarn geborener Wissenschaftler, beschrieb erstmals Vitamin B6 als den aktiven »Rattenpellagra-Präventionsfaktor« in dem Hefe-Eluat. Einige Jahre später, 1938, isolierten fünf verschiedene Forschergruppen, darunter György, das kristalline Vitamin B6 aus Hefe. Nach der Bestimmung der Struktur von Vitamin B6 im Jahr 1939 nannte György das Vitamin aufgrund seiner strukturellen Ähnlichkeit mit Pyridin Pyridoxin. Im selben Jahr gelang Stanton A. Harris und Karl Folkers die Synthese von Vitamin B6.

---

1 Ohdake, S. Isolation of »Oryzanin« (Antineuritic Vitamin) from Rice-polishings Bull Agri. Chem. Soc. Jpn. 1932, 8, 11 bis 46.

2 Galluzzi, L., Vacchelli, E., Michels, J., Garcia, P., Kepp, O., Senovilla, L., Vitale, I., Kroemer, G. Effects of vitamin B6 metabolism on oncogenesis, tumor progression and therapeutic responses. Oncogene. 2013 Oct 17;32(42):4995-5004. doi: 10.1038/onc.2012.623. Epub 2013 Jan 21. PMID: 23334322.

In weiteren Studien wurde gezeigt, dass Vitamin B6 in anderen chemischen Formen existieren könnte, die sich von Pyridoxin durch eine variable Gruppe an der 4'-Position unterscheiden. Pyridoxin trägt eine Hydroxylgruppe, Pyridoxal eine Aldehydgruppe und Pyridoxamin eine Aminogruppe. Während alle drei Arten phosphoryliert werden können, ist Pyridoxal-5'-Phosphat (P5P) die biologisch aktivste Form und wird als Cofaktor für viele wichtige enzymatische Reaktionen verwendet.[3]

---

3 Mooney, S., Leuendorf, JE., Hendrickson, C., Hellmann, H. Vitamin B6: a long known compound of surprising complexity. Molecules. 2009 Jan 12;14(1):329-51. doi: 10.3390/molecules14010329. PMID: 19145213; PMCID: PMC6253932.

Forschung zu Vitamin B6

Es gibt tatsächlich immer mehr Studien zu Vitamin B6 und man fragt sich vielleicht, »welche Motivation steckt dahinter über Vitamin B6 zu forschen«? Schaut man sich die Studienlage ein bisschen genauer an, stellt man fest, dass geforscht wird, an welchen Stellen man in den Vitamin-B-Stoffwechsel eingreifen kann. Dies ist besonders interessant, wenn es um Erreger geht, weil zum Beispiel Bakterien selbst Vitamin B6 herstellen können (siehe Abschnitt *Vitamin B6 und seine verschiedenen Formen*), aber auch, wenn man bestimmte biochemische Wege unterbinden will, damit die Endprodukte nicht mehr hergestellt werden.

Hier ein paar Beispiele, welche Forschungen angestellt werden:

- Für die Bekämpfung von Malaria forscht man daran, wie man den Lebenszyklus von Plasmodium falciparum, dem Erreger der Malaria, beeinflussen kann. Ein Versuch besteht darin, die P5P-abhängige Biosynthese von Xanthurensäure zu bremsen, die wichtig für die Fertilität von Plasmodium falciparum ist.[4]

4 Tambasco-Studart, M., Titiz, O., Raschle, T., Forster, G., Amrhein, N., Fitzpatrick, TB. Vitamin B6 biosynthesis in higher plants. Proc Natl Acad Sci U S A. 2005 Sep 20;102(38):13687-92. doi: 10.1073/pnas.0506228102. Epub 2005 Sep 12. PMID: 16157873; PMCID: PMC1224648.

- Um den Erreger der Schlafkrankheit, Trypanosoma brucei, auszurotten, sieht man das P5P-abhängige Enzym Ornithindekarboxylase als mögliches Ziel.[5]

- Auch in der Krebsbehandlung möchte man sich die Vitamin-B6-Pfade zu Nutze machen. So gibt es beispielsweise Hinweise darauf, dass Serin in Tumoren mit stark proliferierenden, mitotisch aktiven Zellen bevorzugt für die DNA-Biosynthese verwendet wird.[6]

- Da die P5P-abhängige Serinhydroxymethyltransferase (SHMT; EC 2.1.2.1) eine entscheidende Rolle bei der Serinbildung spielt, versucht man folglich die Proliferation der Tumorzellen über den Weg der Hemmung der SHMT zu erreichen.[7]

- Die Tatsache, dass niedrige GABA-Spiegel bei einer Reihe häufiger ZNS-Erkrankungen und/oder allgemeiner medizinischer Störungen eine Rolle spielen, hat ein intensives Interesse an der Herstellung von GABA-Analoga geweckt. (GABA wird nicht effizient vom Blutstrom ins Gehirn transportiert, das heißt GABA kann die Blut-Hirn-Schranke nicht wirksam überwinden.)[8]

---

5 Macedo, JP., Currier, RB., Wirdnam, C., Horn, D., Alsford, S., Rentsch, D. Ornithine uptake and the modulation of drug sensitivity in Trypanosoma brucei. FASEB J. 2017 Oct;31(10):4649-4660. doi: 10.1096/fj.201700311R. Epub 2017 Jul 5. PMID: 28679527; PMCID: PMC5602898.

6 Snell, K., Natsumeda, Y., Eble, J.N., Glover, J.L., Weber, G. Enzymatisches Ungleichgewicht im Serin-Stoffwechsel in menschlichen Kolonkarzinomen und Ratten-Sarkomen. Br. J. Cancer 1988, 57, 87-90.

7 Chang, SJ. Vitamin B6 antagonists alter the function and ultrastructure of mice endothelial cells. J Nutr Sci Vitaminol (Tokyo). 2000 Aug;46(4):149-53. doi: 10.3177/jnsv.46.149. PMID: 11185649.

8 Yogeeswari, P., Ragavendran, JV., Sriram, D. An update on GABA analogs for CNS drug discovery. Recent Pat CNS Drug Discov. 2006 Jan;1(1):113-8. doi: 10.2174/157488906775245291. PMID: 18221197.

- Ein Vitamin-B6-Analogon, B6PR, unterdrückt in niedrigen Dosen in Kulturen mit der Krebszelllinie HUT78 nachweislich die Zellproliferation und führt in hohen Dosen zum selektiven Zelltod.[9]

- Glykogen kann der Zelle durch Glykogen- oder Stärkephosphorylase zugänglich gemacht werden, ein P5P-abhängiges Enzym, das die α-1,4-glykosidischen Bindungen hydrolysiert, um Glukose-1-Phosphat zu erzeugen. Bei Säugetieren ist die Glykogenphosphorylase vor allem in der Leber, im Muskel und im Gehirn zu finden. Die Hemmung der Glykogenphosphorylase wird als Möglichkeit zur Kontrolle des Blutzuckerspiegels bei betroffenen Patienten und als möglicher Mechanismus zur Behandlung von Typ-2-Diabetes diskutiert.[10]

- Ganz besonders hat mich folgende Studie beeindruckt, bei der es um den Vitamin-B6-Stoffwechsel in Bakterien geht: *Tramonti und andere Knowns and Unknowns of Vitamin B6 Metabolism in Escherichia coli. EcoSal Plus. 2021.* Hier kann man nachlesen, und wenn man die Studie auch nur mal überfliegt, weil sie wirklich komplex ist, in welche Details des Vitamin-B6-Stoffwechsels Forscher bereits hineinschauen. Diese Details sind für dieses Buch viel zu tiefgreifend, aber es ist einfach spannend zu sehen, was man schon alles weiß. Die Ergebnisse lassen sich übrigens zum Teil auf den Menschen übertragen. Sie schlagen Escherichia coli deshalb als Modell für den Menschen vor. Diese, aus meiner Sicht interessanten Teile der Studie, habe ich im Buch aufgeführt. Auch bei dieser Studie wird der Hintergrund der Forschung erwähnt: »The elucidation

---

9 Kesel, AJ., Sonnenbichler, I., Polborn, K., Gürtler, L., Klinkert, WE., Modolell, M., Nüssler, AK., Oberthür, W. A new antioxidative vitamin B6 analogue modulates pathophysiological cell proliferation and damage. Bioorg Med Chem. 1999 Feb;7(2):359-67. doi: 10.1016/s0968-0896(98)00229-6. PMID: 10218829.

10 Parra, M., Stahl, S., Hellmann, H. Vitamin B□ and Its Role in Cell Metabolism and Physiology. Cells. 2018 Jul 22;7(7):84. doi: 10.3390/cells7070084. PMID: 30037155; PMCID: PMC6071262.

of vitamin B6 metabolism in bacteria may also be relevant to human health, since it may indicate novel targets of antimicrobial intervention.«[11]

Diese Studien sind möglicherweise in ihrer Fragestellung nicht wirklich interessant für die Praxis, aber man findet in ihnen unglaublich viel Grundlagenwissen, das wir bei unserer Ausbildung möglicherweise noch gar nicht lernen konnten, weil es noch nicht bestand. Ich möchte dazu ermutigen, solche Studien zu lesen und sie für die eigene Forschung zu nutzen!

---

11 Tramonti, A., Nardella, C., di Salvo, ML., Barile, A., D'Alessio, F., de Crécy-Lagard, V., Contestabile, R. Knowns and Unknowns of Vitamin B6 Metabolism in Escherichia coli. EcoSal Plus. 2021 Apr;9(2):10.1128/ecosalplus.ESP-0004-2021. doi: 10.1128/ecosalplus.ESP-0004-2021. PMID: 33787481; PMCID: PMC8995791.

Der Stoffwechsel von Vitamin B6 im Menschen

Vitamin B6 ist für mehr als 160 verschiedene Reaktionen im Körper zuständig.[12] Pyridoxal-5-Phosphat (P5P), die bioaktive Form von Vitamin B6, fungiert als prosthetische Gruppe bei mehr als 4 Prozent der klassifizierten enzymatischen Aktivitäten der Zelle. Es ist daher nicht überraschend, dass Veränderungen des Vitamin-B6-Stoffwechsels mit zahlreichen menschlichen Krankheiten in Verbindung gebracht werden.[13]

Die Funktionen von Vitamin B6 beim Menschen umfassen unter anderem:

- Umwandlung von Kohlenhydraten, Lipiden, Aminosäuren und Nukleinsäuren.
- Abbau von Glykogen durch die Glykogenphosphorylase.
- P5P-abhängige Enzyme katalysieren Transaminierungen, Racemisierungen, Decarboxylierungen, α-, β- und γ-Substitutionen und Eliminierungen, Transaldolierungen, Claisen-Kondensationen

---

12 Stach, K., Stach, W., Augoff, K. Vitamin B6 in Health and Disease. Nutrients. 2021 Sep 17;13(9):3229. doi: 10.3390/nu13093229. PMID: 34579110; PMCID: PMC8467949.

13 Galluzzi, L., Vacchelli, E., Michels, J., Garcia, P., Kepp, O., Senovilla, L., Vitale, I., Kroemer, G. Effects of vitamin B6 metabolism on oncogenesis, tumor progression and therapeutic responses. Oncogene. 2013 Oct 17;32(42):4995-5004. doi: 10.1038/onc.2012.623. Epub 2013 Jan 21. PMID: 23334322.

und oxidative Deaminierungen in Gegenwart von Aminosäuren. Eine dieser katalytischen Reaktionen ist der Abbau von Cystein zur Bildung von Schwefelwasserstoff (H2S) in Gegenwart von mehrwertigen Metallionen.[14]

- Einfluss auf die Wirkung des Transkriptionsfaktors NF-κB. Nach neuesten Forschungsergebnissen wirkt es entzündungshemmend im Körper, indem es die Aktivität von Inflammasomen und speziell deren Bestandteil, das NLRP3-Sensorprotein, beeinflusst.

- Blutdruckregulierung durch Einfluss auf das Renin-Angiotensin-System und die Blutgerinnung, indem es die Integrität der Endothelien und die Thrombozytenaggregation sicherstellt.[15]

- Umwandlung von Aminosäuren in bioaktive Amine, darunter Histamin (synthetisiert aus Histidin durch Histidin-Decarboxylase), Serotonin (synthetisiert aus dem Tryptophanderivat 5-Hydroxy-L-Tryptophan durch aromatische L-Aminosäure-Decarboxylase), g-Aminobuttersäure (synthetisiert aus Glutamat durch Glutamat-Decarboxylase) und Dopamin (synthetisiert aus dem Tyrosin-Derivat L-3,4-Dihydroxyphenylalanin, DOPA, durch die aromatische L-Aminosäure-2,8-Decarboxylase).

- Synthese und Funktion von Hämoglobin. Zum einen, weil P5P die enzymatische Bildung von d-Aminolävulinsäure-Synthase unterstützt (ein Enzym, das an der Biosynthese von Häm beteiligt ist) und zweitens, da P5P an zwei Stellen an Hämoglobin bindet und damit die Sauerstoffbindung verbessert.

---

14 Mulay, P., Chen, C., Krishna, V. Enzyme-independent catabolism of cysteine with pyridoxal-5'-phosphate. Sci Rep. 2023 Jan 6;13(1):312. doi: 10.1038/s41598-022-26966-6. PMID: 36609609; PMCID: PMC9822980.

15 Stach, K., Stach, W., Augoff, K. Vitamin B6 in Health and Disease. Nutrients. 2021 Sep 17;13(9):3229. doi: 10.3390/nu13093229. PMID: 34579110; PMCID: PMC8467949.

- Sphingolipid-Stoffwechsel, da P5P für die Aktivität von Serin-C-Palmitoyltransferase und Sphingosin-1-phosphat-Lyase erforderlich ist.[16]

Die Formen von Vitamin B6 (auch Vitamere genannt)

Vitamin B6 ist ein Gattungsname, der drei verschiedene Pyridinderivate umfasst, die an ihrer vierten Position modifiziert sind und als Pyridoxal (PL), Pyridoxamin (PM) und Pyridoxin (PN) bezeichnet werden. Sie tragen jeweils eine Aldehyd-, Aminomethyl- und Hydroxymethylgruppe. Alle drei Formen existieren als Derivate, die in der fünften Position phosphoryliert sind. Es handelt sich dabei um Pyridoxal-5-Phosphat (P5P), Pyridoxamin-5-Phosphat (PMP) und Pyridoxin-5-Phosphat (PNP) (Coburn, 1996).[17] Die aktive Vitamin-B6-Form, P5P (Pyridoxal-5'-Phosphat), kommt sowohl in Eukaryoten als auch in Prokaryoten vor.[18]

---

16 Galluzzi, L., Vacchelli, E., Michels, J., Garcia, P., Kepp, O., Senovilla, L., Vitale, I., Kroemer, G. Effects of vitamin B6 metabolism on oncogenesis, tumor progression and therapeutic responses. Oncogene. 2013 Oct 17;32(42):4995-5004. doi: 10.1038/onc.2012.623. Epub 2013 Jan 21. PMID: 23334322.

17 Inflammation, vitamin B6 and related pathways, Per Magne Ueland a b, Adrian McCann c, Øivind Midttun c, Arve Ulvik c, Molecular Aspects of Medicine, Volume 53, February 2017, Pages 10 bis 27.

18 Hellmann, H., Mooney, S. Vitamin B6: a molecule for human health? Molecules. 2010 Jan 20;15(1):442-59. doi: 10.3390/molecules15010442. PMID: 20110903; PMCID: PMC6257116.

Die unterschiedlichen Möglichkeiten der Biosynthese von Vitamin B6

Der Mensch kann Vitamin B6 nicht selbst bilden. Nur Bakterien (und Pilze) können Vitamin B6 aus eigener Kraft herstellen - auf zwei unterschiedlichen Wegen. Der Mensch kann bakteriell hergestelltes aktives Vitamin B6 aufnehmen oder er kann inaktives Vitamin B6, das er mit der Nahrung aufnimmt, in aktives Vitamin B6 umwandeln.

Für die Biosynthese von Vitamin B6 wurden drei verschiedene Wege beschrieben:

1. In Eubakterien wie Escherichia coli kann das Vitamin de novo durch PdxA (EC 1.1.1.262) und PdxJ (EC 2. 6.99.2), die 4-Phospohydroxy-L-Threonin (4HPT; 6) und Desoxyxylose-5'-Phosphat (DXP; 7) zur Synthese von Pyridoxin-5'-phosphat verwenden, gebildet werden.[19,20,21,22]

---

19 Mehta, PK., Christen, P. The molecular evolution of pyridoxal-5'-phosphate-dependent enzymes. Adv Enzymol Relat Areas Mol Biol. 2000;74:129-84. doi: 10.1002/9780470123201.ch4. PMID: 10800595.

20 Drewke, C., Leistner, E. Biosynthesis of vitamin B6 and structurally related derivatives. Vitam Horm. 2001;61:121-55. doi: 10.1016/s0083-6729(01)61004-5. PMID: 11153264.

21 Drewke, C., Klein, M., Clade, D., Arenz, A., Müller, R., Leistner, E. 4-O-phosphoryl-L-threonine, a substrate of the pdxC(serC) gene product involved in vitamin B6 biosynthesis. FEBS Lett. 1996 Jul 22;390(2):179-82. doi: 10.1016/0014-5793(96)00652-7. PMID: 8706854.

22 Notheis, C., Drewke, C., Leistner, E. Purification and characterization of the pyridoxol-5'-phosphate:oxygen oxidoreductase (deaminating) from Escherichia coli. Biochim Biophys Acta. 1995 Mar 15;1247(2):265-71. doi: 10.1016/0167-4838(94)00235-9. PMID: 7696318.

2. In Bakterien wie Archaeen und Eukaryonten ist ein zweiter De-novo-Weg bekannt, der P5P aus Ribose-5'-Phosphat[23] oder Ribulose-5'-Phosphat[24] in Kombination mit entweder Glyceraldehyd-3'-Phosphat[25] oder Dihydroxyacetonphosphat[26] und Glutamin[27] synthetisiert.

3. Neben den beiden De-novo-Wegen verfügen die meisten Organismen auch über einen Salvage Pathway, der die verschiedenen B6-Vitamine in P5P umwandelt. Dies geschieht durch

---

23 Fitzpatrick, TB., Amrhein, N., Kappes, B., Macheroux, P., Tews, I., Raschle, T. Two independent routes of de novo vitamin B6 biosynthesis: not that different after all. Biochem J. 2007 Oct 1;407(1):1-13. doi: 10.1042/BJ20070765. PMID: 17822383.

24 Drewke, C., Leistner, E. Biosynthesis of vitamin B6 and structurally related derivatives. Vitam Horm. 2001;61:121-55. doi: 10.1016/s0083-6729(01)61004-5. PMID: 11153264.

25 Drewke, C., Klein, M., Clade, D., Arenz, A., Müller, R., Leistner E. 4-O-phosphoryl-L-threonine, a substrate of the pdxC(serC) gene product involved in vitamin B6 biosynthesis. FEBS Lett. 1996 Jul 22;390(2):179-82. doi: 10.1016/0014-5793(96)00652-7. PMID: 8706854.

26 Notheis, C., Drewke, C., Leistner, E. Purification and characterization of the pyridoxol-5'-phosphate:oxygen oxidoreductase (deaminating) from Escherichia coli. Biochim Biophys Acta. 1995 Mar 15;1247(2):265-71. doi: 10.1016/0167-4838(94)00235-9. PMID: 7696318.

27 Mittenhuber, G. Phylogenetic analyses and comparative genomics of vitamin B6 (pyridoxine) and pyridoxal phosphate biosynthesis pathways. J Mol Microbiol Biotechnol. 2001 Jan; 3(1):1-20. PMID: 11200221.

das Zusammenspiel von PDXH (EC 1.4.3.5), und PDXK (EC 2.7.1.35).[28,29] Es fehlt ihnen jedoch der enzymatische Apparat für die De-novo-Synthese, weshalb sie auf die externe Aufnahme des Vitamins aus der Nahrung angewiesen sind.[30]

Die Evolution von Vitamin B6

Es sind drei Stoffwechselwege für Pyridoxal-5'-Phosphat bekannt: zwei De-novo-Wege und ein Salvage pathway (hinzu kommt eventuell noch ein Stoffwechselweg, der bei Pilzen vorkommt, dieser ist aber noch nicht analysiert und beschrieben). Die meisten einzelligen Organismen und Pflanzen biosynthetisieren Vitamin B6 über einen oder zwei dieser drei Biosynthesewege. Tiere sowie Insekten und Säugetiere verfügen jedoch über keinen der De-novo-Wege und müssen daher Vitamin B6 mit der Nahrung aufnehmen, um zu überleben. Es ist denkbar, dass diese Wege in den evolutionären Linien der Insekten und Säugetiere unterbrochen wurden. Einer der Hauptgründe dafür wäre der Verlust der entsprechenden Gene. Tsuyoshi Tanaka und andere haben die Evolution der Vitamin-B6-Biosynthese unter dem Gesichtspunkt des Zuwachses und Verlustes von zehn relevanten

---

28 Mooney, S., Leuendorf, JE., Hendrickson, C., Hellmann, H. Vitamin B6: a long known compound of surprising complexity. Molecules. 2009 Jan 12;14(1):329-51. doi: 10.3390/molecules14010329. PMID: 19145213; PMCID: PMC6253932.

29 González, E., Danehower, D., Daub, ME. Vitamer levels, stress response, enzyme activity, and gene regulation of Arabidopsis lines mutant in the pyridoxine/pyridoxamine 5'-phosphate oxidase (PDX3) and the pyridoxal kinase (SOS4) genes involved in the vitamin B6 salvage pathway. Plant Physiol. 2007 Nov;145(3):985-96. doi: 10.1104/pp.107.105189. Epub 2007 Sep 14. PMID: 17873088; PMCID: PMC2048783.

30 Tanaka, T., Tateno, Y., Gojobori, T. Evolution of vitamin B6 (pyridoxine) metabolism by gain and loss of genes. Mol Biol Evol. 2005 Feb;22(2):243-50. doi: 10.1093/molbev/msi011. Epub 2004 Oct 13. PMID: 15483325.

Genen bei 122 Arten untersucht, deren Genomsequenzen vollständig bestimmt wurden. Die Ergebnisse zeigten, dass jedes Gen mehr als einmal in den gesamten evolutionären Linien der 122 Arten verloren ging. Sie fanden auch die folgenden drei Punkte bezüglich der Evolution der P5P-Biosynthese: (1) Der Zusammenbruch der P5P-Biosynthesewege trat unabhängig mindestens dreimal in Tierlinien auf, (2) der De-novo-Weg wurde durch die Bildung von pdxB in Gamma-Proteobakterien gebildet, und (3) die Reihenfolge des Genverlustes im Vitamin-B6-Stoffwechsel war zwischen verschiedenen evolutionären Linien konserviert. Diese Ergebnisse deuten darauf hin, dass die Evolution des Vitamin-B6-Stoffwechsels in den 122 untersuchten Arten von Zuwächsen und häufigen Verlusten verwandter Gene geprägt war. Dieser dynamische Charakter der evolutionären Veränderungen muss für die Unterbrechungen der Stoffwechselwege verantwortlich gewesen sein, die zu einer tiefgreifenden Differenzierung der Heterotrophie unter den Arten geführt haben.[31]

31 Tanaka, T., Tateno, Y., Gojobori, T. Evolution of vitamin B6 (pyridoxine) metabolism by gain and loss of genes. Mol Biol Evol. 2005 Feb;22(2):243-50. doi: 10.1093/molbev/msi011. Epub 2004 Oct 13. PMID: 15483325.

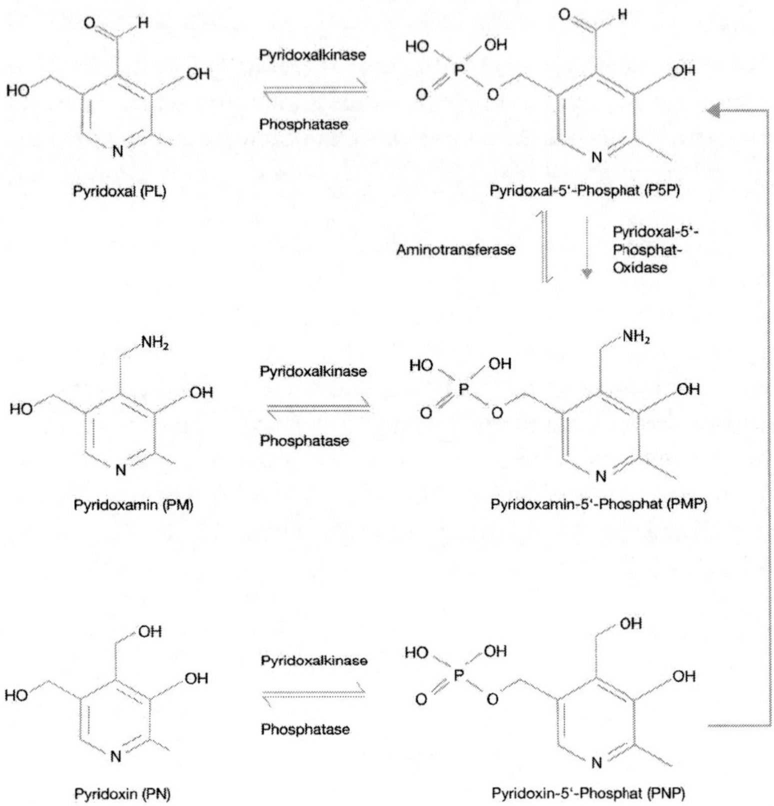

Abbildung 1: Umbau von Vitamin B6[32]

32 In Anlehnung an Abbildung 1 aus: Stach, K., Stach, W., Augoff, K. Vitamin B6 in Health and Disease. Nutrients. 2021 Sep 17;13(9):3229. doi: 10.3390/nu13093229. PMID: 34579110; PMCID: PMC8467949.

P5P-Stoffwechsel beim Menschen

P5P wird weder vom Menschen noch von anderen höheren Organismen hergestellt. Jedoch sind Hefen und Bakterien in der Lage, es auf eine andere Art und Weise zu produzieren: Wenn der Mensch Pyridoxal, Pyridoxin und Pyridoxamin mit der Nahrung aufnimmt, kann er diese Verbindung dank einer spezifischen Pyridoxal-Kinase (PDXK) in aktive Phosphate umwandeln.[33,34]

P5P entsteht intrazellulär durch die Pyridoxalkinase (PDXK), die die Umwandlung von den drei nicht phosphorylierten Vitamin-B6-Vorstufen, das heißt Pyridoxin (PN), Pyridoxamin (PM) und Pyridoxal (PL), in ihre phosphorylierten Gegenstücke, das heißt Pyridoxin-5-Phosphat (PNP), Pyridoxamin-5-Phosphat (PMP) und P5P, katalysiert. Die Dephosphorylierung von PNP, PMP und P5P wird durch das PDXK-antagonistische Enzym Pyridoxalphosphatase (PDXP) vermittelt. Beim Menschen läuft der P5P-Abbau hauptsächlich über die (durch die Aldehydoxidase 1 vermittelte) Bildung von 4-Pyridoxinsäure, das mit dem Urin ausgeschieden wird.[35,36]

---

33 di Salvo, ML., Contestabile, R., Safo, MK. Vitamin B(6) salvage enzymes: mechanism, structure and regulation. Biochim Biophys Acta. 2011 Nov;1814(11):1597-608. doi: 10.1016/j.bbapap.2010.12.006. Epub 2010 Dec 20. PMID: 21182989.

34 Ueland, PM., McCann, A., Midttun, Ø., Ulvik, A. Inflammation, vitamin B6 and related pathways. Mol Aspects Med. 2017 Feb;53:10-27. doi: 10.1016/j.mam.2016.08.001. Epub 2016 Sep 1. PMID: 27593095.

35 Galluzzi, L., Vacchelli. E., Michels, J., Garcia, P., Kepp, O., Senovilla, L., Vitale, I., Kroemer, G. Effects of vitamin B6 metabolism on oncogenesis, tumor progression and therapeutic responses. Oncogene. 2013 Oct 17;32(42):4995-5004. doi: 10.1038/onc.2012.623. Epub 2013 Jan 21. PMID: 23334322.

36 Contestabile, R., di Salvo, ML., Bunik, V., Tramonti, A., Vernì, F. The multifaceted role of vitamin B6 in cancer: Drosophila as a model system to investigate DNA damage. Open Biol. 2020 Mar;10(3):200034. doi: 10.1098/rsob.200034. Epub 2020 Mar 25. PMID: 32208818; PMCID: PMC7125957.

Für die Umwandlung von Pyridoxin-5'-Phosphat (PNP) oder Pyridoxamin-5'-Phosphat (PMP) in P5P steht dem Körper die Pyridoxin-5'-Phosphat-Oxidase (PNPOx) zur Verfügung. Dabei handelt es sich um ein homodimeres FMN-abhängiges Flavoprotein.[37]

Die Expression der mRNA aller drei Enzyme des Salvage Pathways ist ubiquitär, wird aber auf der Ebene der Transkription gewebespezifisch stark reguliert. Während Pyridoxalkinase in allen Geweben exprimiert wird, wenn auch mit dem Vorhandensein von Isoformen, sind die Hauptorte der PNPOx-Expression die Leber, die Skelettmuskulatur und die Nieren; PNPOx ist auch, in geringerem Maße, im Gehirn vorhanden, insbesondere in der Großhirnrinde.[38]

Die Gewebskonzentration von P5P wird durch die Balance zwischen Phosphorylierung und Dephosphorylierung kontrolliert. Die Aktivität der Phosphatase, die auf P5P einwirkt, ist in den meisten Geweben größer als die Aktivität der Kinase. Sofern es sich hierbei nicht um Artefakte handelte, würde das bedeuten, dass Pyridoxalphosphat, das nicht an Enzyme gebunden ist, leicht dephosphoryliert werden könnte.[39]

Mikronährstoffe für P5P

Vitamin B6 ist bioverfügbar, sobald es in P5P umgewandelt ist. Dies erfordert einen guten Gehalt an Cofaktoren wie Magnesium und

---

37 Rivero, M., Boneta, S., Novo, N., Velázquez-Campoy, A., Polo, V., Medina, M. Riboflavin kinase and pyridoxine 5'-phosphate oxidase complex formation envisages transient interactions for FMN cofactor delivery. Front Mol Biosci. 2023 Mar 28;10:1167348. doi: 10.3389/fmolb.2023.1167348. PMID: 37056721; PMCID: PMC10086132.

38 di Salvo, ML., Safo, MK., Contestabile, R. Biomedical aspects of pyridoxal 5'-phosphate availability. Front Biosci (Elite Ed). 2012 Jan 1;4(3):897-913. doi: 10.2741/E428. PMID: 22201923.

39 Bender, D. A. (2009). Nutritional Biochemistry of the Vitamins, Cambridge University Press, Cambridge (second edition), S. 235.

Riboflavin (Vitamin B2). Magnesium wird für die Phosphorylierung aller Formen von Vitamin B6 durch die Pyridoxalkinase als Mg2+-ATP-Komplex benötigt. Riboflavin wird für die Umwandlung von Pyridoxinphosphat (phosphorylierte Form von Pyridoxin - inaktiv) benötigt, das dann zu P5P wird.[40]

Die Pyridoxal-Kinase, ein Schlüsselenzym bei der Bildung der Vitamin-B6-Coenzyme (P5P, Pyridoxin-5'-Phosphat und Pyridoxamin-5'-Phosphat), benötigt einen Zink-ATP-Komplex als Substrat. Neuere Erkenntnisse zeigen, dass Zink-Metallothionein die Bildung des Zink-ATP-Komplexes erleichtert. Somit kann die Konzentration von Zink-Metallothionein in den Geweben bei der Regulierung des Vitamin-B6-Stoffwechsels eine Rolle spielen.[41] Die PNPOx ist abhängig von Riboflavin, also Vitamin B2.[42]

Das Vitamin-B6-Derivat Ginkgotoxin

Es ist bemerkenswert, dass eine Vielzahl verschiedener Pyridoxin-, Pyridoxamin- und Pyridoxal-Derivate beschrieben wurde, deren genaue Funktion nicht bekannt ist. Diese Derivate haben möglicherweise neue Funktionen und könnten entscheidend sein, um die biologische Bedeutung von Vitamin B6 vollständig zu erfassen. Das Bekannteste dieser Derivate ist wahrscheinlich 4'-O-Methylpyridoxin oder Ginkgotoxin aus Ginkgo biloba. Die Verbindung wurde in verschiedenen Geweben gefunden, wobei die höchsten Konzentrationen in den

---

40 Indices of Pyridoxine Levels on Symptoms Associated with Toxicity: A Retrospective Study Aliya N.Chaudary, AdamPorter-Blake, PatrickHolford, Journal of Orthomolecular Medicine Vol. 18, No. 2, 2003.

41 Zinc and the regulation of vitamin B6 metabolism. Nutr Rev. 1990 Jun;48(6):255-8. doi: 10.1111/j.1753-4887.1990.tb02951.x. PMID: 1365753.

42 Rivero, M., Boneta, S., Novo, N., Velázquez-Campoy, A., Polo, V., Medina, M. Riboflavin kinase and pyridoxine 5'-phosphate oxidase complex formation envisages transient interactions for FMN cofactor delivery. Front Mol Biosci. 2023 Mar 28;10:1167348. doi: 10.3389/fmolb.2023.1167348. PMID: 37056721; PMCID: PMC10086132.

Samen vorhanden sind. Obwohl gezeigt wurde, dass die zusätzliche 4'-O-Methylgruppe höchstwahrscheinlich von Methionin stammt und dass sowohl phosphorylierte als auch nicht-phosphorylierte Formen von Pyridoxin methyliert werden, ist der Biosyntheseweg, der zu 4'-O-Methylpyridoxin führt, immer noch nicht geklärt. Die Einnahme des Toxins kann zu Gin-nan-Sitotoxismus, epileptischen Krämpfen und anderen neuronalen Störungen führen. Da die Samen von Ginkgo-Bäumen in China und Japan als Nahrungsmittel verwendet werden und Extrakte aus den Blättern in pharmazeutischen Produkten eingesetzt werden, stellen sie ein potenzielles Gesundheitsrisiko dar. Das P5P-abhängige Enzym Glutamat-Decarboxylase (GAD), das für die Synthese des Neurotransmitters GABA entscheidend ist, wurde als mögliches Ziel von 4'-O-Methylpyridoxin diskutiert. Es gibt jedoch keine eindeutigen Hinweise darauf, dass Ginkgotoxin die GAD-Aktivität signifikant reduziert, wenn es in physiologisch relevanten Konzentrationen vorliegt. Im Gegensatz dazu deuten neuere Arbeiten eher darauf hin, dass das Toxin mit Pyridoxin-, Pyridoxamin- und Pyridoxal um die menschliche Pyridoxinkinase konkurriert. Dies wiederum könnte den Pool an verfügbarem P5P und PMP im Gehirn verringern und die GAD-Aktivität und die GABA-Biosynthese negativ beeinflussen.[43]

43 Mooney, S., Leuendorf, JE., Hendrickson, C., Hellmann, H. Vitamin B6: a long known compound of surprising complexity. Molecules. 2009 Jan 12;14(1):329-51. doi: 10.3390/molecules14010329. PMID: 19145213; PMCID: PMC6253932.

Derivat	Funktion	Organismus, in dem es vorkommt
Vitamin B6	Antioxidant	allgegenwärtig
Vitamin B6-Phosphat	Cofaktor	allgegenwärtig
4›-0-Methyl-Pyridoxin (Ginkgotoxin)	Unbekannt; potenzieller Inhibitor von PN/PM/ PL-Kinase	Ginkgo biloba, Albizia tanganyicensis
5›-0-Acetyl-4›-0-Methylpyridoxin	unbekannt	Albizia tanganyicensis
Julibrin I	unbekannt	Albizia julibrissin
Julibrin II	Unbekannt; kann nachweislich Herzrhythmusstörungen hervorrufen	Albizia julibrissin
5›-0-(B-D-Glucopyranosyl) Pyridoxin	unbekannt	Verschiedene Pflanzenprodukte
N-Hexanoyl-Pyridoxamin (HAPM)	Hemmstoff für fortgeschrittene Glykierungs- und Lipoxidationsreaktionen	Pyridoxymin-behandelte diabetische und fettleibige Ratten
N-Nonanedioyl-Pyridoxamin Monoamid (NDAPM)	Hemmstoff für fortgeschrittene Glykierungs- und Lipoxidationsreaktionen	Pyridoxymin-behandelte diabetische und fettleibige Ratten

Derivat	Funktion	Organismus, in dem es vorkommt
N-Pentandioyl-Pyridoxamin Monoamid (PDAPM)	Hemmstoff für fortgeschrittene Glykierungs- und Lipoxidationsreaktionen	Pyridoxymin-behandelte diabetische und fettleibige Ratten
N-Formyl-Pyridoxamin (FAPM)	Hemmstoff für fortgeschrittene Glykierungs- und Lipoxidationsreaktionen	Pyridoxymin-behandelte diabetische und fettleibige Ratten

Tabelle 1: Beispiele von Vitamin-B6-Vitameren und ihren Derivaten[44]

44 In Anlehnung an Tabelle 2 aus: Mooney, S., Leuendorf, JE., Hendrickson, C., Hellmann, H. Vitamin B6: a long known compound of surprising complexity. Molecules. 2009 Jan 12;14(1):329-51. doi: 10.3390/molecules14010329. PMID: 19145213; PMCID: PMC6253932.

Einfach gesagt

- Vitamin B6 ist für mehr als 160 verschiedene Reaktionen im Körper zuständig. Pyridoxal-5-Phosphat (P5P) ist die bioaktive Form von Vitamin B6 und für ganze vier Prozent der enzymatischen Reaktionen im Körper verantwortlich. Es ist daher nicht überraschend, dass Veränderungen des Vitamin-B6-Stoffwechsels mit zahlreichen menschlichen Krankheiten in Verbindung gebracht werden.

  Die Funktionen von Vitamin B6 umfassen unter anderem:
  - Die Umwandlung von Kohlenhydraten, Fetten, Aminosäuren und Nukleinsäuren,
  - Teile des Zuckerstoffwechsels,
  - Teile des Aminosäurestoffwechsels,
  - Auswirkungen auf das Immunsystem,
  - Einfluss auf die Blutgerinnung und den Blutdruck (zum Beispiel durch Histamin),
  - Beteiligung an der Bildung wichtiger Botenstoffe im Gehirn (zum Beispiel Serotonin, Dopamin, GABA),
  - Die Synthese unseres Sauerstofftransporters Hämoglobin,
  - Einfluss auf den Stoffwechsel von wichtigen Membranlipiden.

- Vitamin B6 ist in drei sogenannte Vitamere unterteilt: Pyridoxal, Pyridoxamin und Pyridoxin. Alle drei können mit einer Phosphatgruppe versehen werden und heißen dann Pyridoxal-5-Phosphat (P5P), Pyridoxamin-5-Phosphat und Pyridoxin-5-Phosphat.

- Für die Bildung von Vitamin B6 existieren drei Wege. Menschen können Vitamin B6 nicht selbst bilden, aber zum Beispiel P5P (das aktive Vitamin) aus anderen Formen wiedergewinnen.

- Die Vitamin-B6-Bildung hat, wie wir alle, eine Evolution hinter sich. Es gingen Gene verloren und wurden neue gebildet. Diese evolutionäre Entwicklung macht man dafür verantwortlich, dass es bei verschiedenen Lebewesen unterschiedliche Wege der Vitamin-B6-Gewinnung gibt.

- P5P wird weder vom Menschen noch von anderen höheren Organismen neu synthetisiert.

- P5P kann beim Menschen aus Pyridoxin, Pyridoxamin und Pyridoxal durch die Enzyme Pyridoxalkinase (PDXK) hergestellt werden.

- Um die Phosphatgruppen wieder zu entfernen, setzt der Körper das Enzym Pyridoxalphosphatase (PDXP) ein.

- Abgebaut wird P5P beim Menschen zu 4-Pyridoxinsäure und dann mit dem Urin ausgeschieden.

- Der Mensch kann P5P aber auch aus Pyridoxin-5'-Phosphat oder Pyridoxamin-5'-Phosphat mittels Pyridoxin-5'-Phosphat-Oxidase (PNPOx) herstellen. Es wird vorwiegend in Leber, Skelettmuskulatur und Nieren gebildet, aber auch in der Großhirnrinde.

- Die Konzentration von P5P im Gewebe wird stark kontrolliert. Hierbei ist das Enzym, das P5P abbaut, aktiver als das Enzym, das die Phosphatgruppe anhängt und es damit aktiviert.

- Der Stoffwechsel von P5P ist abhängig von Magnesium, Vitamin B2, Zink und einer ausreichenden ATP-Bildung.

- Der bekannteste Abkömmling von Vitamin B6 ist Ginkgotoxin aus Ginkgo biloba. Die höchste Konzentration findet sich im Ginkgo-Samen. Die Einnahme des Toxins kann zu epileptischen Krämpfen und anderen neuronalen Störungen führen. Man nimmt an, dass das Toxin mit Pyridoxin, Pyridoxamin und Pyridoxal um die menschliche Pyridoxinkinase konkurriert. Dies wiederum könnte den Pool an verfügbarem P5P im Gehirn verringern und zu den beschriebenen Symptomen führen. Man sollte also keine viel zu hohen Dosierungen an Ginkgopräparaten zu sich nehmen, sondern dem Beipackzettel folgen.

Die Vitamin-B6-Aufnahme

Die Aufnahme von Vitamin B6 in den Körper

Nach der oralen Aufnahme werden P5P, Pyridoxin-5-Phosphat und Pyridoxamin-5-Phosphat durch die gewebespezifische intestinale Phosphatase dephosphoryliert, bevor sie durch ein Carrier-vermitteltes System aus dem oberen Dünndarm aufgenommen werden.[45] Die Mehrheit der diätetischen Vitamine wird im Dünndarm aufgenommen, aber eine gewisse Menge an Vitamin B6, das sowohl aus der Nahrung stammt als auch von Bakterien im Dickdarm synthetisiert wird, wird im Dickdarm absorbiert. Dies liegt daran, dass viele Transporter für Vitamin B6 auch im Dickdarm von Säugetieren vorhanden sind.[46,47]

---

45 di Salvo, ML., Safo, MK., Contestabile, R. Biomedical aspects of pyridoxal 5'-phosphate availability. Front Biosci (Elite Ed). 2012 Jan 1;4(3):897-913. doi: 10.2741/E428. PMID: 22201923.

46 Mooney, S., Leuendorf, JE., Hendrickson, C., Hellmann, H. Vitamin B6: a long known compound of surprising complexity. Molecules. 2009 Jan 12;14(1):329-51. doi: 10.3390/molecules14010329. PMID: 19145213; PMCID: PMC6253932.

47 Uebanso, T., Shimohata, T., Mawatari, K., Takahashi, A. Functional Roles of B-Vitamins in the Gut and Gut Microbiome. Mol Nutr Food Res. 2020 Sep;64(18):e2000426. doi: 10.1002/mnfr.202000426. Epub 2020 Aug 19. PMID: 32761878.

Transporter im Dünndarm

Aufgrund seiner hydrophilen Beschaffenheit als wasserlösliches Vitamin kann Vitamin B6 die Zellmembran nicht ohne weiteres durch einfache Diffusion durchdringen und benötigt daher für die intestinale Absorption ein spezielles Carrier-vermitteltes Transportsystem.

Said und andere zeigten 2003 erstmals, dass es Carrier-vermittelte Transportsystem für Vitamin B6 im Dünndarm geben müsse. Sie stellten fest:

- Die Aufnahme von Pyridoxin wurde als energieabhängig eingestuft. Diese Schlussfolgerung beruht auf der Beobachtung, dass die Vorbehandlung der Zellen (in vitro) mit Stoffwechselgiften zu einer signifikanten Hemmung der anfänglichen Aufnahmerate von Pyridoxin führte.

- Die Aufnahme von Pyridoxin ist pH-abhängig mit höherer Aufnahme bei sauren im Vergleich zu alkalischen pH-Werten.

- Die Aufnahme von Pyridoxin ist sättigbar in Abhängigkeit von der Konzentration.

- Die Aufnahme von Pyridoxin wird durch Pyridoxin-Strukturanaloga (Pyridoxamin, Pyridoxinsäure und 4-Desoxy-Pyridoxin) gehemmt.

- Die Aufnahme von Pyridoxin wird durch Amelorid sowohl im Darm als auch in den Nieren gehemmt.

Said und andere untersuchten weiterhin die mögliche Regulierung der Pyridoxin-Aufnahme durch spezifische intrazelluläre Regulationswege in der Darmzelle. Es zeigte sich, dass der Proteinkinase A-vermittelte Weg eine regulierende Rolle bei der Pyridoxinaufnahme zu spielen scheint. Diese Schlussfolgerung beruht auf der Beobachtung, dass die Vorbehandlung der Caco-2-Zellen mit Verbindungen, die zu einem Anstieg des intrazellulären cAMP-Spiegels und damit zur Aktivierung von Proteinkinase A führen, eine deutliche Hemmung der anfänglichen Pyridoxin-Aufnahmerate bewirkte. Diese Hemmung wurde durch eine Abnahme der Aktivität (und/oder der Anzahl), nicht aber der Affinität des Pyridoxin-Aufnahmeprozesses vermittelt.[48]

2020 weiß man: Die Pyridoxin-Transporter SLC19A2 und SLC19A3, die ursprünglich als Thiamintransporter identifiziert wurden, sind multispezifische Transporter, die auch von Pyridoxin und anderen strukturell nicht verwandten kationischen Verbindungen (wie zum Beispiel Metformin, Fedratinib, Trimethoprim) genutzt werden.

Sowohl SLC19A2 als auch SLC19A3 arbeiten Berichten zufolge beim Thiamintransport bevorzugt unter neutralem bis basischem PH. Für den Transport von Pyridoxin wurde jedoch festgestellt, dass beide in umgekehrter Weise pH-abhängig arbeiten und saure Bedingungen bevorzugen. Die Aufnahme von Pyridoxin wurde stark durch Pyridoxamin gehemmt, aber nur unwesentlich durch P5P. Yamashiro und andere betonen, dass noch nicht klar sei, inwiefern Pyridoxal und Pyridoxamin ebenfalls durch SLC19A2 und SLC19A3 transportiert werden.[49]

---

48 Said, HM., Ortiz, A., Ma, TY. A carrier-mediated mechanism for pyridoxine uptake by human intestinal epithelial Caco-2 cells: regulation by a PKA-mediated pathway. Am J Physiol Cell Physiol. 2003 Nov;285(5):C1219-25. doi: 10.1152/ajpcell.00204.2003. Epub 2003 Jul 16. PMID: 12867360.

49 Yamashiro, T., Yasujima, T., Said, HM., Yuasa, H. pH-dependent pyridoxine transport by SLC19A2 and SLC19A3: Implications for absorption in acidic microclimates. J Biol Chem. 2020 Dec 11;295(50):16998-17008. doi: 10.1074/jbc.RA120.013610. Epub 2020 Oct 2. PMID: 33008889; PMCID: PMC7863892.

Transporter im Dickdarm

Vitamin B6 wird aus zwei exogenen Quellen gewonnen: einer diätetischen Quelle, die im Dünndarm absorbiert wird, und einer bakteriellen Quelle, bei der das Vitamin in erheblichen Mengen von der normalen Mikroflora des Dickdarms synthetisiert wird. Es wurde auch festgestellt, dass die Aufnahme von Pyridoxin durch native menschliche Zellen im Dickdarm über einen Carrier-vermittelten Prozess erfolgt. Said und andere zeigten 2008 zum ersten Mal die funktionelle Existenz eines spezifischen und regulierbaren trägervermittelten Prozesses für die Aufnahme von Pyridoxin durch Säugetierkolonozyten.

Zudem stellten sie fest: Die Pyridoxinaufnahme ist pH-empfindlich, wobei die Aufnahme bei einem pH-Wert von 6,5 und höher zunimmt, während sie bei einem niedrigeren pH-Wert abnimmt. Diese Eigenschaft der Pyridoxinaufnahme im Dickdarm ähnelt den Eigenschaften in Nierenepithelzellen, wo ebenfalls eine höhere Aufnahme bei neutralem/alkalischem pH-Wert im Vergleich zu saurem pH festgestellt wurde. Nicht nur Kolonozyten von Mäusen, sondern auch menschliche Kolonozyten scheinen einen funktionellen Pyridoxin-Aufnahmemechanismus zu besitzen. Der Prozess der Pyridoxinaufnahme im Dickdarm scheint durch extrazelluläre und intrazelluläre Faktoren reguliert zu werden. Der extrazelluläre Pyridoxinspiegel scheint einen deutlichen Einfluss auf die Pyridoxinaufnahme auszuüben. Je niedriger er ist, desto mehr Pyridoxin wird aufgenommen. Dieser Anstieg der Pyridoxinaufnahme bei fehlender Pyridoxinüber-supplementierung scheint über transkriptionelle/translationale Mechanismen vermittelt zu werden.[50]

---

50 Said ZM, Subramanian VS, Vaziri ND, Said HM. Pyridoxine uptake by colonocytes: a specific and regulated carrier-mediated process. Am J Physiol Cell Physiol. 2008 May;294(5):C1192-7. doi: 10.1152/ajpcell.00015.2008. Epub 2008 Mar 19. PMID: 18353902.

Umwandlung der Vitamere in der Leber und auf dem Weg bis in die Zelle

Über den portalen Kreislauf gelangen Pyridoxal, Pyridoxin und Pyridoxamin in die Leber, wo sie durch die ATP-abhängige Pyridoxalkinase zu P5P, Pyridoxin-5-Phosphat und Pyridoxamin-5-Phosphat phosphoryliert werden. Pyridoxin-5-Phosphat und Pyridoxamin-5-Phosphat werden dann beide durch die FMN-abhängigen Pyridoxin(/Pyridoxamin)-5'-Phosphat-Oxidase (PNPOx) zu P5P oxidiert. P5P muss in den Blutkreislauf zurückkehren, um alle Gewebe zu erreichen.[51]

In der Leber von Säugetieren wird P5P in Form einer Schiff'schen Base fest an Serumalbumin gebunden, bevor es in den Blutkreislauf abgegeben wird, um in die verschiedenen Gewebe und Organe zu gelangen. Die Bindung an Albumin wird als Schutzmaßnahme gegen eine frühe Dephosphorylierung des Vitamins gesehen.[52] Albumin-gebundenes P5P macht etwa 60 Prozent des zirkulierenden Vitamins B6 aus, während Pyridoxal, Pyridoxin und Pyridoxamin den restlichen Teil ausmachen. Während die dephosphorylierten B6-Vitamere in die Zellen gelangen und die Blut-Hirn-Schranke passieren können, muss P5P dafür erneut dephosphoryliert werden. Gewebespezifische Phosphatasen, die in der Plazenta und in Keimzellen exprimiert werden, und die gewebeunspezifische alkalische Phosphatase sind membranassoziierte Enzyme, die für diesen Schritt verantwortlich sind. Pyridoxal ist die vitamere Form, die hauptsächlich von Neuronen aufgenommen wird. Sobald es von der alkalischen Phosphatase im Plexus choroideus gebildet wurde, wird Pyridoxal durch einen aktiven Transportmechanismus in die Zerebrospinalflüssigkeit transportiert

---

51 di Salvo, ML., Safo, MK., Contestabile, R. Biomedical aspects of pyridoxal 5'-phosphate availability. Front Biosci (Elite Ed). 2012 Jan 1;4(3):897-913. doi: 10.2741/E428. PMID: 22201923.

52 Parra, M., Stahl, S., Hellmann, H. Vitamin B□ and Its Role in Cell Metabolism and Physiology. Cells. 2018 Jul 22;7(7):84. doi: 10.3390/cells7070084. PMID: 30037155; PMCID: PMC6071262.

und durchquert die Plasmamembranen der Neuronen, um in den Zellen rephosphoryliert zu werden. Im Zytoplasma werden Pyridoxal, Pyridoxin und Pyridoxamin durch die Pyridoxalkinase in die 5'-phosphorylierten Vitamere umgewandelt, während PNPOx Pyridoxin-5-Phosphat und Pyridoxamin-5-Phosphat in P5P umwandelt. Sobald das P5P verfügbar ist, wird es zu den Dutzenden verschiedener Apo-B6-Enzyme geleitet, die in der Zelle synthetisiert werden.[53]

Die möglichen Auswirkungen auf Menschen oder Tiere werden in den späteren Kapiteln noch beschrieben.

Die Bindung von P5P an Apoenzyme

Die Bindung von P5P an Apoenzyme ist für die katalytische Funktion des Enzyms wesentlich, kann aber auch für die korrekte Faltung des Proteins und seine Ausrichtung auf die richtige Organelle wichtig sein. P5P kann sowohl als Chaperon wirken als auch selbst ein Chaperon (Bindungsprotein PROSC) benötigen.[54]

Man geht davon aus, dass die niedrige Konzentration an freiem P5P in der Zelle nicht ausreicht, um eine spontane Bildung von Holo-B6-Enzymen zu ermöglichen, und es stellt sich die interessante Frage, wie P5P tatsächlich zu den Apoenzymen gelangt, die es als Cofaktor verwenden. Studien über PNPOx und Pyridoxalkinase deuten darauf hin, dass P5P, sobald es von diesen Enzymen gebildet wird, wahrscheinlich nicht in der Lösung freigesetzt wird, wo es sequestriert werden könnte, sondern dass es vielmehr direkt zu den Apo-B6-Enzymen geleitet werden könnte. Das aktive Zentrum der Pyridoxalkinase bindet ATP und P5P eng und es entsteht ein stabiler ternären

---

53 di Salvo, ML., Safo, MK., Contestabile, R. Biomedical aspects of pyridoxal 5'-phosphate availability. Front Biosci (Elite Ed). 2012 Jan 1;4(3):897-913. doi: 10.2741/E428. PMID: 22201923.

54 Wilson, MP., Plecko, B., Mills, PB., Clayton, PT. Disorders affecting vitamin B6 metabolism. J Inherit Metab Dis. 2019 Jul;42(4):629-646. doi: 10.1002/jimd.12060. Epub 2019 Mar 20. PMID: 30671974.

Komplex, sodass dieses P5P leicht auf Apo-B6-Enzyme übertragen wird, um die aktiven Holoenzyme zu bilden.[55]

Ähnlich beschreiben es Al Mughram und andere 2022: Eine Möglichkeit ist, dass die Salvage- und die B6-Enzyme einen Komplex bilden, der das P5P sequestriert, um zu verhindern, dass es mit anderen zellulären Proteinen oder Molekülen in Kontakt kommt, und der einen produktiven Transfer von P5P von den Salvage-Enzymen zu den Apo-B6-Enzymen ermöglicht.[56]

2016 schrieben Niklas Darin und andere bereits: Es wurden mehrere Mechanismen vorgeschlagen, um zu erklären, wie die Zelle sicherstellt, dass P5P zu Apo-B6-Enzymen geleitet wird und nicht in unangemessener Weise mit kleinen Molekülen und Proteinen reagiert. Es wurde vorgeschlagen, dass PNPOx und Pyridoxalkinase, die durch P5P-Rückkopplungshemmung reguliert werden, P5P zu bestimmten Apo-B6-Enzymen leiten. Die Daten von Niklas Darin und anderen legen nahe, dass PROSC an der zellulären P5P-Homöostase beim Menschen beteiligt ist. Obwohl die genauen Mechanismen noch unklar sind, postulieren sie, dass PROSC ein P5P-Träger ist, der die Reaktion von P5P mit anderen reaktiven Molekülen verhindert, es an Apo-Enzyme weiterleitet und es vor intrazellulären Phosphatasen schützt.[57]

---

55 di Salvo, ML., Safo, MK., Contestabile, R. Biomedical aspects of pyridoxal 5'-phosphate availability. Front Biosci (Elite Ed). 2012 Jan 1;4(3):897-913. doi: 10.2741/E428. PMID: 22201923.

56 Al Mughram, MH., Ghatge, MS., Kellogg, GE., Safo, MK. Elucidating the Interaction between Pyridoxine 5'-Phosphate Oxidase and Dopa Decarboxylase: Activation of B6-Dependent Enzyme. Int J Mol Sci. 2022 Dec 30;24(1):642. doi: 10.3390/ijms24010642. PMID: 36614085; PMCID: PMC9820991.

57 Darin, N., Reid, E., Prunetti, L., Samuelsson, L., Husain, RA., Wilson, M., El Yacoubi, B., Footitt, E., Chong, WK., Wilson, LC., Prunty, H., Pope, S., Heales, S., Lascelles, K., Champion, M., Wassmer, E., Veggiotti, P., de Crécy-Lagard, V., Mills, PB., Clayton, PT. Mutations in PROSC Disrupt Cellular Pyridoxal Phosphate Homeostasis and Cause Vitamin B6-Dependent Epilepsy. Am J Hum Genet. 2016 Dec 1;99(6):1325-1337. doi: 10.1016/j.ajhg.2016.10.011. PMID: 27912044; PMCID: PMC5142116.

2021 schließlich weiß man: PdxH bindet P5P fest an sich. Dieser, wie auch alle anderen P5P-Träger, können als proteingebundenes Reservoir von P5P fungieren, das es vor der zellulären Umgebung schützt, aber gleichzeitig leicht auf P5P-abhängige Apoenzyme übertragbar macht. In vitro wurde bereits gezeigt, dass sowohl PdxH als auch PdxK in der Lage sind, das fest gebundene P5P auf Apoenzyme zu übertragen.[58]

Transport von Zelle zu Zelle - Carrier in der Plasma-Membran

»Für Organismen, die nicht über einen De-novo-Biosyntheseweg verfügen, ist es wichtig, dass sie über ein effizientes extrazelluläres Aufnahmesystem verfügen. Es sind jedoch nur sehr wenige Transporter bekannt, die an der Plasmamembran lokalisiert sind, und noch weniger Transporter, die an den Membranen intrazellulärer Kompartimente vorhanden sind«[59], schreiben Parra und andere 2018, und Contestabile und andere bestätigen 2020: »Membrantransporter der B6-Vitamere sind noch nicht identifiziert.«[60]

58 Tramonti, A., Nardella, C., di Salvo, ML., Barile, A., D'Alessio, F., de Crécy-Lagard, V., Contestabile, R. Knowns and Unknowns of Vitamin B6 Metabolism in Escherichia coli. EcoSal Plus. 2021 Apr;9(2):10.1128/ecosalplus.ESP-0004-2021. doi: 10.1128/ecosalplus.ESP-0004-2021. PMID: 33787481; PMCID: PMC8995791.

59 Parra, M., Stahl, S., Hellmann, H. Vitamin B□ and Its Role in Cell Metabolism and Physiology. Cells. 2018 Jul 22;7(7):84. doi: 10.3390/cells7070084. PMID: 30037155; PMCID: PMC6071262.

60 Contestabile, R., di Salvo, ML., Bunik, V., Tramonti, A., Vernì, F. The multifaceted role of vitamin B6 in cancer: Drosophila as a model system to investigate DNA damage. Open Biol. 2020 Mar;10(3):200034. doi: 10.1098/rsob.200034. Epub 2020 Mar 25. PMID: 32208818; PMCID: PMC7125957.

Aufnahme in Organellen und die Frage nach Transportern (Carriern)

Die Bildung von P5P ist in der eukaryontischen Zelle eine ausschließlich zytoplasmatische Funktion, da die an diesen Wegen beteiligten Enzyme ausschließlich im Zytoplasma lokalisiert sind. Dieses Lokalisierungsmuster stimmt mit der Beobachtung überein, dass die meisten, aber nicht alle P5P-abhängigen Enzyme in der Zelle ebenfalls im Zytoplasma lokalisiert sind. Einige P5P-abhängige Enzyme befinden sich jedoch in anderen Kompartimenten, und da P5P nicht membrangängig ist, müssen interne P5P-Transportwege vorhanden sein, um diese Enzyme mit dem Cofaktor zu versorgen. Das Vorhandensein von P5P-abhängigen Enzymen sowohl im Mitochondrium als auch im Peroxisom lässt darauf schließen, dass es einen Mechanismus geben muss, um den Cofaktor zu den Enzymen in diesen Kompartimenten zu bringen.

Das Peroxisom ist durch eine einschichtige Doppelmembran begrenzt, die membranübergreifende Poren (porinartige Kanäle) enthält, die die Diffusion kleiner Metaboliten durch die Membran ermöglichen. Diese Poren scheinen den Diffusionstransport einer Vielzahl kleiner gelöster Stoffe zu ermöglichen, aber es ist unklar, ob Poren oder spezifische Carrier den Transport von Cofaktoren (einschließlich Coenzym A, Nukleotiden und NAD+) ermöglichen.

Die Organisation des Mitochondriums ist komplexer und besteht aus zwei konzentrischen Doppelschichtmembranen. Die äußere Mitochondrienmembran enthält wie die Peroxisomenmembran Poren, die eine freie Diffusion von Molekülen bis zu etwa 5 kDa ermöglichen und die Verfügbarkeit von zytoplasmatischem P5P für Proteine im mitochondrialen Intermembranraum gewährleisten. Im Gegensatz dazu bildet die innere Mitochondrienmembran eine strenge Permeabilitätsbarriere, die die freie Diffusion von anderen Molekülen als O_2 und CO_2 verhindert.

Der Transport von B6 in das Mitochondrium wurde erstmals vor mehr als 30 Jahren mithilfe von Radiotracer-Methoden zur Überwachung der Aufnahme von Pyridoxin und P5P in isolierten Rattenlebermitochondrien untersucht. Es wurde festgestellt, dass Pyridoxin die Mitochondrienmembranen durch einfache Diffusion durchdringt, was durch eine nicht sättigende Aufnahmekinetik und ein Gleichgewicht über die Membran und nicht durch eine Konzentration gegen einen Gradienten angezeigt wurde. Es ist jedoch unwahrscheinlich, dass dieser Diffusionsprozess biologisch wichtig ist, sowohl wegen der begrenzten Verfügbarkeit von freiem Pyridoxin in der Zelle als auch wegen des Fehlens von Pyridoxin-verarbeitenden Salvage-Enzymen in der mitochondrialen Matrix.

Eine andere Art von Transportverhalten wurde für P5P beobachtet, das von den isolierten Mitochondrien schnell aufgenommen wurde. P5P reicherte sich zunächst im mitochondrialen Intermembranraum an und gelangte anschließend in einem konzentrativen Prozess in die mitochondriale Matrix. Die mitochondriale Aufnahme von P5P erwies sich als »passiv«, das heißt unempfindlich gegenüber Inhibitoren und Entkopplern der oxidativen Phosphorylierung, was ein Beweis für einen Carrier-vermittelten P5P-Transport ist, der von der ATP-Synthese abgekoppelt ist.[61]

2015 veröffentlichten Whittaker und andere ihre Erkenntnisse zu Transportern in Mitochondrien in Hefezellen. Sie schreiben: »Die biochemische Kommunikation zwischen dem zytoplasmatischen und den mitochondrialen Bereichen der Zelle hängt von löslichen Transportern in der inneren Membran der Mitochondrien ab, die Stoffwechselprodukte zwischen den beiden Kompartimenten transportieren. Während die äußere Mitochondrienmembran permanent offene, nicht-selektive Poren enthält, die den meisten Biomolekülen unter etwa 5 kDa freien Durchgang gewähren, wird der Transport durch die innere Mitochondrienmembran von Carriern vermittelt, deren Substratselektivität das Austreten von Protonen durch die

---

61 Whittaker, JW. Intracellular trafficking of the pyridoxal cofactor. Implications for health and metabolic disease. Arch Biochem Biophys. 2016 Feb 15;592:20-6. doi: 10.1016/j.abb.2015.11.031. Epub 2015 Nov 24. PMID: 26619753; PMCID: PMC4753123.

Atmungsmembran verhindert und den biochemischen Austausch zwischen Zytoplasma- und Mitochondrienmatrixräumen kontrolliert. Wir haben molekulare Ansätze zur Charakterisierung des gereinigten rekombinanten mitochondrialen Mtm1p-Carriers verwendet und eine hohe Affinität und spezifische Bindung des Pyridoxal-5'-Phosphat-Cofaktors nachgewiesen, was für einen P5P-Carrier zu erwarten wäre. Eine Ausweitung dieser Zuordnung auf Homologe in anderen Organismen, einschließlich des Menschen (SLC25A39p), dürfte neue Erkenntnisse über die Bedeutung des mitochondrialen P5P-Transports für die Gesundheit der eukaryontischen Zelle liefern.«[62]

Interessant für die Praxis

Nelson und andere haben eine verminderte Absorption von Vitamin B6 in Orangensaft nachgewiesen, was auf die Bindung des Vitamins an einen Bestandteil des Saftes mit einem Molekulargewicht von ~3500 zurückzuführen ist. Eine andere Studie aus demselben Labor deutet darauf hin, dass das Vorhandensein von Ballaststoffen (rohe Karotten) im Lumen die Aufnahme von Vitamin B6 verringern kann.[63]

---

62 Whittaker, MM., Penmatsa, A., Whittaker, JW. The Mtm1p carrier and pyridoxal 5'-phosphate cofactor trafficking in yeast mitochondria. Arch Biochem Biophys. 2015 Feb 15;568:64-70. doi: 10.1016/j.abb.2015.01.021. Epub 2015 Jan 28. PMID: 25637770; PMCID: PMC4723269.

63 Middleton, HM 3rd. Intestinal hydrolysis of pyridoxal 5'-phosphate in vitro and in vivo in the rat. Effect of protein binding and pH. Gastroenterology. 1986 Aug;91(2):343-50. doi: 10.1016/0016-5085(86)90567-6. PMID: 3721120.

Einfach gesagt

- P5P, Pyridoxin-5-Phosphat und Pyridoxamin-5-Phosphat verlieren, nachdem sie im Darm angekommen sind, eine Phosphatgruppe. Dafür ist ein Enzym verantwortlich. Dann werden Pyridoxal, Pyridoxin und Pyridoxamin durch spezielle Transporter in die Darmzelle aufgenommen.

- Diese Transporter ...
  - verbrauchen Energie.
  - sind PH-abhängig mit höherer Aufnahme bei sauren im Vergleich zu alkalischen pH-Werten.
  - können nur eine gewisse Menge Vitamin B6 aufnehmen.
  - können durch das Medikament Amilorid in ihrer Tätigkeit gehemmt werden.
  - werden in ihrer Aktivität von der Zelle reguliert.

- Die Pyridoxin-Transporter SLC19A2 und SLC19A3 wurden früher nur für Thiamintransporter (Thiamin ist Vitamin B1) gehalten. Interessanterweise transportieren sie Thiamin besser im basischen Milieu, während sie Pyridoxin besser im sauren Milieu transportieren. Die Medikamente Metformin, Fedratinib und Trimethoprim können Pyridoxin aus diesen Transportern verdrängen. Die Aufnahme von Pyridoxin wird durch Pyridoxamin stark gehemmt, aber nur unwesentlich durch P5P. 2020 ist noch nicht klar, inwiefern Pyridoxal und Pyridoxamin ebenfalls durch SLC19A2 und SLC19A3 transportiert werden.

- Vitamin B6 wird aus zwei Quellen gewonnen: aus der Nahrung, die im Dünndarm absorbiert wird, und aus Bakterien, bei der das Vitamin in erheblichen Mengen von der normalen Mikroflora des Dickdarms gebildet wird. Es wurde auch festgestellt, dass die Aufnahme von Pyridoxin durch Zellen im Dickdarm über einen Transporter erfolgt. Der Pyridoxinspiegel scheint einen deutlichen

Einfluss auf die Pyridoxinaufnahme auszuüben. Je niedriger er ist, desto mehr Pyridoxin wird aufgenommen.

- Wenn Vitamin B6 im Dünndarm aufgenommen wurde, wird es von dort in die Leber transportiert. In der Leber wird die Phosphatgruppe wieder angehängt. Pyridoxin-5-Phosphat und Pyridoxamin-5-Phosphat werden dort energieabhängig zu P5P umgebaut, der aktiven Form von Vitamin B6. Dieses P5P wird in der Leber an Albumin gebunden, damit die Phosphatgruppe geschützt wird. Dann wird es zu den Zielorganen transportiert. 60 Prozent des Vitamins B6 im Blut ist als P5P an Albumin gebunden, der Rest ist freies Pyridoxal, Pyridoxin und Pyridoxamin. Während Pyridoxal, Pyridoxin und Pyridoxamin in die Zellen gelangen und die Blut-Hirn-Schranke passieren können, muss die Phosphatgruppe von P5P wieder entfernt werden, um diese Hürden zu überwinden.

- In der Zelle werden Pyridoxal, Pyridoxin und Pyridoxamin durch die Pyridoxalkinase in die 5'-phosphorylierten Vitamere umgewandelt, während das Enzym PNPOx Pyridoxin-5-Phosphat und Pyridoxamin-5-Phosphat in P5P umwandelt.

- Sobald P5P in der Zelle verfügbar ist, wird es zu den Dutzenden verschiedener Enzyme geleitet, die P5P als Cofaktor brauchen und in der Zelle synthetisiert werden.

- Diese Enzyme nennt man Apoenzyme. Sobald sich Apoenzym und Cofaktor zusammengeschlossen haben, spricht man von einem Holoenzym. Es ist das voll funktionsfähige Enzym, inklusive Cofaktor.

- Die Bindung von P5P an Apoenzyme ist für die Funktion des Enzyms wesentlich, kann aber auch für die korrekte Faltung des Proteins und seine Ausrichtung auf die richtige Organelle wichtig sein.

- Man geht davon aus, dass die niedrige Konzentration an freiem P5P in der Zelle nicht ausreicht, um eine spontane Bildung von Holo-B6-Enzymen zu ermöglichen, und es stellt sich die interessante Frage, wie P5P tatsächlich zu den Apoenzymen gelangt, die es als Cofaktor verwenden. Studien deuten darauf hin, dass P5P, sobald es von diesen Enzymen gebildet wird, wahrscheinlich nicht in Lösung freigesetzt wird, wo es zersetzt werden könnte, sondern dass es vielmehr direkt zu den Apo-B6-Enzymen geleitet werden könnte. Das aktive Zentrum der Pyridoxalkinase bindet ATP (Energie) und P5P eng an sich und es entsteht ein stabiler Komplex, sodass dieses P5P leicht auf Apo-B6-Enzyme übertragen wird, um die aktiven Holoenzyme zu bilden. Man nimmt an, dass jegliche P5P-Träger als proteingebundenes Reservoir von P5P fungieren, das sie vor der zellulären Umgebung schützen, aber gleichzeitig leicht auf P5P-abhängige Apoenzyme übertragbar machen.

- Die meisten, aber nicht alle P5P-abhängigen Enzyme in der Zelle sind in der Zellflüssigkeit lokalisiert. Einige P5P-abhängige Enzyme befinden sich jedoch in anderen Zellbereichen, und da P5P nicht membrangängig ist, müssen P5P-Transportwege vorhanden sein, um diese Enzyme mit dem Cofaktor zu versorgen. Von Peroxisomen, die zu den sogenannten Organellen (kleinen Organen) der Zelle gehören, weiß man noch nicht, ob sie Transporter haben. Bezüglich der Mitochondrien (Kraftwerken der Zelle) hat man schon lange den Verdacht, dass sie Transporter haben. 2015 wurde mittels einer Studie an Hefezellen immerhin gezeigt, dass diese in ihren Mitochondrien Transporter für P5P haben.

- Die Frage nach Transportern für P5P treibt interessierte Laien und Therapeuten schon lange um. Es scheint offensichtlich, dass P5P, nachdem es eingenommen wurde, erst einmal »auseinander gebaut« wird, bevor es vom Darm aufgenommen wird. Dann kommt die berechtigte Frage auf, weshalb man überhaupt aktiviertes Vitamin B6 nehmen soll. Eine Antwort bekommen wir als Therapeuten von unseren Patienten. Die Erfahrung zeigt: Es funktioniert! Aber natürlich soll uns das als Antwort nicht reichen, weshalb wir weiter auf der Suche nach Erklärungen sind. Eines ist schon mal klar: Wenn man P5P einnimmt, hat man im Darm die Komponenten Pyridoxal und Phosphat schon einmal beisammen und kann in der Zelle sofort wieder P5P herstellen. Das spräche schon für den größeren Nutzen von P5P. Andererseits zeigt die Studienlage noch große Unklarheiten bezüglich der Transporter. Wir wissen noch nicht wirklich viel. Und gerade, wenn wir die Studie über P5P-Transporter in Hefezellen aus dem Jahr 2015 lesen, lässt dies den Gedanken aufkommen, ob es nicht doch auch P5P-Transporter im Darm gibt, die nur noch gefunden werden wollen.

Vitamin-B6-Mangel

Die Verfügbarkeit von Vitamin B6 aus der Ernährung und die damit verbundenen Herausforderungen werden durch verschiedene Faktoren beeinflusst. Die Studienergebnisse zeigen, dass nährstoffreiche Lebensmittel allein möglicherweise nicht ausreichen, um den Bedarf an Vitamin B6 zu decken. Zudem können Ursachen wie angeborene Störungen, Arzneimittel, Erkrankungen und Lebensgewohnheiten zu einem verringerten Vitamin-B6-Status führen.

Vitamin-B6-Versorgung über die Ernährung

Die Daten einer Studie aus dem Jahr 2008 deuten darauf hin, dass nährstoffreiche Lebensmittel allein nicht ausreichen, um den Bedarf an vielen Nährstoffen (darunter auch Vitamin B6) bei älteren Bewohnern von Pflegeeinrichtungen zu decken.[64]

Abgesehen von Stoffwechselstörungen oder Arzneimittelinteraktionen ist es auch möglich, dass ein B6-Mangel entsteht, weil zu wenig Vitamin B6 aufgenommen wird. Hierzu haben Barbara Troesch und andere 2012 ein Papier vorgelegt[65], in dem sie auf die Nationale Verzehrstudie 2008 verweisen, in der sich zeigte, dass in Deutschland 5

---

64 Lengyel, CO., Whiting, SJ., Zello, GA. Nutrient inadequacies among elderly residents of long-term care facilities. Can J Diet Pract Res. 2008 Summer;69(2):82-8. doi: 10.3148/69.2.2008.82. PMID: 18538061.

65 Troesch, B. et al. 2012, Dietary surveys indicate vitamin intakes below recommendations are common in representative Western countries, British Journal of Nutrition 108, 692–698.

bis 25 Prozent der Bevölkerung in Bezug auf Vitamin B6 unter den Empfehlungen der Behörden[66] liegen.

Die Ergebnisse einer norwegischen Studie aus dem Jahr 2013 mit 61 Bewohnern eines Pflegeheims zeigten, dass 50 Prozent der Bewohner einen Mangel an Vitamin B6 hatten. Es wurde festgestellt, dass ein höheres Alter, Inaktivität, niedrige Albumin- und ALT-Werte (früher GPT genannt) sowie hohe Homocysteinwerte mit einem Vitamin-B6-Mangel in Verbindung standen. Obwohl ein schlechter Ernährungszustand mit niedrigen Vitamin-B6-Werten assoziiert war, trat ein Vitamin-B6-Mangel auch bei Personen ohne Unterernährung auf. Die Autoren schlugen vor, dass Vitaminsupplemente allen älteren Menschen in Pflegeheimen empfohlen werden, um einen Vitamin-B6-Mangel zu verhindern.[67]

Vitamin-B6-Bildung im Darm

Die im Darm produzierte Menge an Vitamin B6 reicht nicht aus, um den täglichen Bedarf des Wirts zu decken. Ein Mangel an Vitamin B6 führt zu einer Verringerung der mikrobiellen β-Diversität und verändert signifikant die intestinalen Metaboliten im Vergleich zu den Kontrollgruppen bei Ratten.[68] Mehr dazu im Kapitel *Vitamin-B6-Quellen.*

---

66 Deutsche Gesellschaft für Ernährung, Österreichische Gesellschaft für Ernährung, Schweizerische Gesellschaft für Ernährung, et al. (2008) Referenzwerte für die Nährstoffzufuhr (Reference Values for Nutrient Intake). Umschau Verlag, Frankfurt am Main.

67 Kjeldby IK, Fosnes GS, Ligaarden SC, Farup PG. Vitamin B6 deficiency and diseases in elderly people--a study in nursing homes. BMC Geriatr. 2013 Feb 8;13:13. doi: 10.1186/1471-2318-13-13. PMID: 23394203; PMCID: PMC3579689.

68 Mayengbam S, Chleilat F, Reimer RA. Dietary Vitamin B6 Deficiency Impairs Gut Microbiota and Host and Microbial Metabolites in Rats. Biomedicines. 2020 Nov 2;8(11):469. doi: 10.3390/biomedicines8110469. PMID: 33147768; PMCID: PMC7693528.

Ursachen für verringerte Verfügbarkeit von Vitamin B6 sind:

- Angeborene Störungen des B6-Vitamer-Stoffwechsels.
- Angeborene Störungen, die dazu führen, dass sich kleine Moleküle ansammeln, die mit Pyidoxalphosphat reagieren und es inaktivieren.
- Arzneimittel, die den B6-Vitamer-Stoffwechsel beeinflussen.[69]
- Sich gegenseitig inaktivierende Wechselwirkungen mit Isoniazid, einem Medikament, das zur Vorbeugung und Behandlung von Tuberkulose eingesetzt wird.
- Zöliakie, die zu einer intestinalen Malabsorption von Vitamin B6 aus der Nahrung führt.
- Nierendialyse, die Berichten zufolge zu einem erhöhten Verlust von Vitamin-B6-Vitameren aus dem Blutkreislauf führt.
- Alkoholismus, da Alkohol die Ausscheidung von Vitamin B6 mit dem Urin fördert.[70] Ueland und andere äußern sich differenziert: Mäßiger Alkoholkonsum wird in mehreren Querschnittsstudien mit einem erhöhten Vitamin-B6-Status in Verbindung gebracht. Dies wird auf den Vitamin-B6-Gehalt in Bier zurückgeführt. Bemerkenswert ist, dass sowohl die Vitamin-B6-Aufnahme als auch das Plasma-P5P in Interventionsstudien, die den Bierkonsum untersuchten, zunahmen. Chronischer Alkoholismus wurde

69 Peter T. Clayton, (2005), B6-responsive disorders: A model of vitamin dependency, Journal Of Inherited Metabolic Disease

70 Galluzzi, L., Vacchelli, E., Michels, J., Garcia, P., Kepp, O., Senovilla, L., Vitale, I., Kroemer, G. Effects of vitamin B6 metabolism on oncogenesis, tumor progression and therapeutic responses. Oncogene. 2013 Oct 17;32(42):4995-5004. doi: 10.1038/onc.2012.623. Epub 2013 Jan 21. PMID: 23334322.

durchweg mit einem verminderten P5P-Gehalt im Plasma in Verbindung gebracht. Der Zusammenhang zwischen niedrigem Plasma-P5P und Alkoholkonsum lässt sich zum Teil durch die Verdrängung von P5P aus der Proteinbindung durch Acetaldehyd erklären.[71]

- Eine der Hauptursachen für den Vitamin-B6-Mangel in den Industrieländern könnte die Verwendung von Verhütungsmitteln sein.
- Rauchen.
- Diabetes.[72]
- Kaffeekonsum.
- Der Lebensmittelfarbstoff Tartrazin.
- Ein hoher Aminosäurekonsum.
- Strahlung.
- Luftverschmutzung.[73]

---

71 Ueland, PM., Ulvik, A., Rios-Avila, L., Midttun, Ø., Gregory, JF. Direct and Functional Biomarkers of Vitamin B6 Status. Annu Rev Nutr. 2015;35:33-70. doi: 10.1146/annurev-nutr-071714-034330. Epub 2015 May 13. PMID: 25974692; PMCID: PMC5988249.

72 di Salvo, ML., Safo, MK., Contestabile, R. Biomedical aspects of pyridoxal 5'-phosphate availability. Front Biosci (Elite Ed). 2012 Jan 1;4(3):897-913. doi: 10.2741/E428. PMID: 22201923.

73 Lebensmittelfarbstoff Tartrazin.

Zeichen eines Vitamin-B6-Mangels

Neben Schwäche, Reizbarkeit, Schlaflosigkeit und Gehschwierigkeiten wurde beobachtet, dass eine unzureichende Vitamin-B6-Zufuhr bei Säuglingen zu Krampfanfällen und bei Erwachsenen zu EEG-Veränderungen führt und auch mit einer Hyperhomocysteinämie in Verbindung gebracht wurde. Ein ernährungsbedingter Mangel an Vitamin B6 wurde auch mit zerebrovaskulären Erkrankungen und Krebs in Verbindung gebracht. Eine Untersuchung an Wistar-Ratten hat ergeben, dass ein Vitamin-B6-Mangel zu einer Erhöhung der Eisenkonzentration in der Leber und zu einer Verringerung der Eisenkonzentration in den Muskeln führt. Wahrscheinlich sind diese Veränderungen der Gewebeeisenkonzentration das Ergebnis einer Beeinträchtigung der Häm-Synthese. 5-Aminolävulinat, der universelle Vorläufer von Tetrapyrrolverbindungen, entsteht aus einer Reaktion, die von der P5P-abhängigen Aminolävulinat-Synthase katalysiert wird, das heißt der Kondensation von Glycin und Succinyl-CoA. Die Leber ist einer der größten Produzenten von Häm im Körper. Daher wurde die Hypothese aufgestellt, dass eine mangelhafte Häm-Biosynthese die Anhäufung von überschüssigem Eisen in diesem Organ verursacht. Makrozytäre und mikrozytäre Anämie wurden tatsächlich mit einem Mangel an Vitamin B6 in der Nahrung in Verbindung gebracht. Ein verminderter Pyridoxal-Plasmaspiegel, Appetitlosigkeit und eine verminderte Nahrungsaufnahme waren weitere Folgen eines Vitamin-B6-Mangels bei Wistar-Ratten. Eine andere Untersuchung an der Wistar-Ratte hat gezeigt, dass Magnesiummangel den Vitamin-B6-Status beeinträchtigt, indem er die intrazelluläre Mg2+-Konzentration verringert und damit die Aktivität der alkalischen Phosphatase hemmt, eines Metalloenzyms, das für die Aufnahme von P5P in das Gewebe erforderlich ist.[74]

74 di Salvo, ML., Safo, MK., Contestabile, R. Biomedical aspects of pyridoxal 5'-phosphate availability. Front Biosci (Elite Ed). 2012 Jan 1;4(3):897-913. doi: 10.2741/E428. PMID: 22201923.

Sportliche Betätigung

Ein 24-wöchiges Fitness-Trainingsprogramm hatte keinen nennenswerten Einfluss auf den Vitamin-B6-Status bei jungen Frauen, ebenso wenig zeigte dies eine Studie über trainingsinduziertes Laktat bei jungen Erwachsenen oder moderates Training bei Frauen. Bei drei Gruppen von Frauen (jung, jung/untrainiert, postmenopausal/untrainiert) wurde während der Belastung ein vorübergehender Anstieg des P5P im Plasma beobachtet, der nach einer Stunde wieder abnahm.

Akut erhöhtes P5P kann in 4-Pyridoxinsäure umgewandelt werden, wie die übereinstimmenden Beobachtungen einer erhöhten 4-Pyridoxinsäure-Ausscheidung bei aktiven Personen oder während des Trainings zeigen, was auf einen erhöhten Verlust oder eine erhöhte Verwertung von Vitamin B6 schließen lässt. Ein Teil der Sportler hat einen niedrigeren funktionellen Vitamin-B6-Status, was zu der Vermutung führt, dass Sport den Bedarf an Vitamin B6 erhöhen kann.[75]

Einfach gesagt

- Forschungsdaten deuten darauf hin, dass nährstoffreiche Lebensmittel allein nicht ausreichen, um den Bedarf an vielen Nährstoffen (darunter auch Vitamin B6) bei älteren Bewohnern von Pflegeeinrichtungen zu decken.

- In Deutschland liegen fünf bis 25 Prozent der Bevölkerung in Bezug auf Vitamin B6 unter den Empfehlungen der Behörden.

---

75 Ueland PM, Ulvik A, Rios-Avila L, Midttun Ø, Gregory JF. Direct and Functional Biomarkers of Vitamin B6 Status. Annu Rev Nutr. 2015;35:33-70. doi: 10.1146/annurev-nutr-071714-034330. Epub 2015 May 13. PMID: 25974692; PMCID: PMC5988249.

- Die Ergebnisse einer norwegischen Studie eines Pflegeheims zeigten, dass 50 Prozent der Bewohner einen Mangel an Vitamin B6 hatten. Obwohl ein schlechter Ernährungszustand mit niedrigen Vitamin-B6-Werten verbunden war, trat ein Vitamin-B6-Mangel auch bei Personen ohne Unterernährung auf. Die Autoren schlugen vor, dass allen älteren Menschen in Pflegeheimen Vitaminsupplemente empfohlen werden, um einen Vitamin-B6-Mangel zu verhindern.

- Die im Darm produzierte Menge an Vitamin B6 reicht nicht aus, um den täglichen Bedarf des Menschen zu decken.

- Ursachen für verringerte Verfügbarkeit von Vitamin B6:
  - Angeborene Störungen des Stoffwechsels des Vitamin-B6-Stoffwechsels
  - Arzneimittel
  - Zöliakie
  - Nierendialyse
  - Alkoholismus
  - Verwendung von Verhütungsmitteln
  - Rauchen
  - Diabetes
  - Kaffeekonsum
  - Der Lebensmittelfarbstoff Tartrazin
  - Ein hoher Aminosäurekonsum
  - Strahlung
  - Luftverschmutzung

- Zeichen eines Vitamin-B6-Mangels (unter anderem):
  - Schwäche, Reizbarkeit, Schlaflosigkeit und Gehschwierigkeiten
  - Neigung zu Krampfanfällen bei Säuglingen
  - EEG-Veränderungen bei Erwachsenen
  - Hyperhomocysteinämie
  - Erkrankungen der Blutgefäße im Gehirn

- Krebs
- Beeinträchtigung der Häm-Bildung (Häm ist ein Bestandteil des Hämoglobins, unseres Blutfarbstoffs, der für den Sauerstofftransport im Blut zuständig ist)
- Anämie
- Appetitlosigkeit

- Magnesiummangel beeinträchtigt den Vitamin-B6-Status, indem er die Aktivität der alkalischen Phosphatase hemmt, die für die Aufnahme von P5P in das Gewebe erforderlich ist.

- Sport kann den Bedarf an Vitamin B6 erhöhen.

Vitamin-B6-Quellen

Vitamin B6 bekommen wir aus pflanzlichen und tierischen Lebensmitteln sowie aus unserem Mikrobiom. Die Bioverfügbarkeit, also die Aufnahmefähigkeit des Körpers aus den unterschiedlichen Quellen, ist verschieden. Unterschiede gibt es auch bei den verschiedenen Ernährungsformen und durch Lagerung, Zubereitung et cetera.

Aufnahme aus Pflanzen oder tierischen Produkten sowie aus Nahrungsergänzungsmitteln

Viele pflanzliche Lebensmittel enthalten eine einzigartige Form von Vitamin B6 namens Pyridoxin-5'-β-D-Glucosid. Diese Form von Vitamin B6 scheint nur etwa halb so bioverfügbar zu sein wie Vitamin B6 aus anderen Nahrungsquellen oder Nahrungsergänzungsmitteln.

In tierischen Lebensmitteln liegt Vitamin B6 hauptsächlich als P5P vor, das mit der Glykogenphosphorylase assoziiert ist, und in geringeren Mengen als PMP, während es in Pflanzen als Pyridoxin und Pyridoxin-5'-β-D-Glucosid vorkommt. PN-5'-β-D-Glucosid scheint weniger verfügbar zu sein, da es durch eine intestinale Glucosidase hydrolysiert werden muss. In der menschlichen Muttermilch liegt Vitamin B6 in Form von P5P und Pyridoxal vor. Die zur Anreicherung von Lebensmitteln üblicherweise verwendete Form von Vitamin B6 ist Pyridoxinhydrochlorid, da dies die kommerziell günstigste ist.[76,77] Die EFSA stellt 2016 fest: »Die Aufnahme von Pyridoxin aus Nahrungsergänzungsmitteln in Form von Pyridoxin-Hydrochlorid, der am weitesten verbreiteten Form von Vitamin B6 in Nahrungsergänzungsmitteln, ist mit 95 [Prozent] nahezu vollständig.«[78,79]

Laut der National Academies of Sciences, 1998, sei Vitamin B6 in einer gemischten Ernährung zu etwa 75 Prozent bioverfügbar.[80] David A. Bender schreibt, dass etwa die Hälfte der Pyridoxin-5'-β-D-Glucoside biologisch verfügbar seien. Hinzu käme, dass ein Teil des Vitamins B6 durch Erhitzen verloren ginge und sich dadurch ein Aldimin bilde, das wiederum als Vitamin-B6-Antimetabolit gilt und selbst in relativ niedrigen Konzentrationen die Entwicklung eines

---

76 Clayton, PT. B6-responsive disorders: a model of vitamin dependency. J Inherit Metab Dis. 2006 Apr-Jun;29(2-3):317-26. doi: 10.1007/s10545-005-0243-2. PMID: 16763894.

77 di Salvo, ML., Safo, MK., Contestabile, R. Biomedical aspects of pyridoxal 5'-phosphate availability. Front Biosci (Elite Ed). 2012 Jan 1;4(3):897-913. doi: 10.2741/E428. PMID: 22201923.

78 EFSA NDA Panel (EFSA-Gremium für diätetische Produkte, Ernährung und Allergien), 2016. Wissenschaftliches Gutachten zu den Referenzwerten für Vitamin B6 in der Ernährung. EFSA Journal 2016;14(6):4485, S. 79 pp.

79 EFSA NDA Panel (EFSA-Gremium für diätetische Produkte, Ernährung und Allergien), 2016. Wissenschaftliches Gutachten zu den Referenzwerten für Vitamin B6 in der Ernährung. EFSA Journal 2016;14(6):4485, S. 79 pp.

80 Dietary Reference Intakes for Thiamin, Riboflavin, Niacin, Vitamin B6, Folate, Vitamin B12, Pantothenic Acid, Biotin, and Choline (1998), Chapter: 7 Vitamin B6, National Academies of Sciences, Engineering, and Medicine. 1998. Dietary Reference Intakes for Thiamin, Riboflavin, Niacin, Vitamin B6, Folate, Vitamin B12, Pantothenic Acid, Biotin, and Choline. Washington, DC: The National Academies Press. https://doi.org/10.17226/6015.
https://nap.nationalacademies.org/read/6015/chapter/9#177; besucht am 12.08.2023

Vitamin-B6-Mangels fördern könne, wenn die Ernährung schon defizitär wäre.[81]

Matthew P. Wilson und andere schreiben 2019: »Vitamin B6 wird dem Menschen über die Ernährung und die Darmmikrobiota zugeführt. In Obst und Gemüse ist Vitamin B6 vor allem in Form von Pyridoxin, dessen Phosphat und Glucosid enthalten. In Fleisch und Fisch ist es hauptsächlich in Form von P5P und PMP enthalten. Die Synthese von Vitamin B6 durch die Darmflora könne einen bedeutenden Beitrag zu unserer Vitamin-B6-Aufnahme leisten und erklären, warum Vitamin-B6-Mangel durch die Ernährung selten vorkomme. Er kann im ersten Lebensjahr auftreten, wenn die Darmflora noch nicht vollständig ausgebildet ist; in den 1950er-Jahren entwickelten Säuglinge, die mit einer bei der Herstellung überhitzten Milchnahrung gefüttert wurden, Krampfanfälle aufgrund von B6-Mangel.«[82]

Die ESFA stellte 2023 fest: »Der Beitrag der Vitamin-B6-produzierenden Kolonbakterien zu den P5P-Konzentrationen im Plasma ist unbekannt.«[83,84]

---

81 Bender, D. A. (2009). Nutritional Biochemistry of the Vitamins, Cambridge University Press, Cambridge (second edition). S. 234.

82 Wilson, MP., Plecko, B., Mills, PB., Clayton, PT. Disorders affecting vitamin B6 metabolism. J Inherit Metab Dis. 2019 Jul;42(4):629-646. doi: 10.1002/jimd.12060. Epub 2019 Mar 20. PMID: 30671974.

83 EFSA Panel on Nutrition, Novel Foods and Food Allergens (NDA); Turck, D., Bohn, T., Castenmiller, J., de Henauw, S., Hirsch-Ernst, KI., Knutsen, HK., Maciuk, A., Mangelsdorf, I., McArdle, HJ., Pelaez, C., Pentieva, K., Siani, A., Thies, F., Tsabouri, S., Vinceti, M., Fairweather-Tait, S., Vrolijk, M., Fabiani, L., Titz, A., Naska, A. Scientific opinion on the tolerable upper intake level for vitamin B6. EFSA J. 2023 May 17;21(5):e08006. doi: 10.2903/j.efsa.2023.8006. PMID: 37207271; PMCID: PMC10189633.

84 EFSA Panel on Nutrition, Novel Foods and Food Allergens (NDA); Turck, D., Bohn, T., Castenmiller, J., de Henauw, S., Hirsch-Ernst, KI., Knutsen, HK., Maciuk, A., Mangelsdorf, I., McArdle, HJ., Pelaez, C., Pentieva, K., Siani, A., Thies, F., Tsabouri, S., Vinceti, M., Fairweather-Tait, S., Vrolijk, M., Fabiani, L., Titz, A., Naska, A. Scientific opinion on the tolerable upper intake level for vitamin B6. EFSA J. 2023 May 17;21(5):e08006. doi: 10.2903/j.efsa.2023.8006. PMID: 37207271; PMCID: PMC10189633.

Die wichtigsten Faktoren, die sich auf die Bioverfügbarkeit von Vitamin B6 auswirken, sind die Bildung von Reaktionsprodukten bei der Lebensmittelverarbeitung, die Art und der Gehalt an Ballaststoffen sowie das Vorhandensein von konjugiertem Pyridoxinglucosid. Die Bioverfügbarkeit von Vitamin B6 aus tierischen Produkten ist recht hoch und erreicht bei vielen Lebensmitteln 100 Prozent. Im Allgemeinen ist die Bioverfügbarkeit von pflanzlichen Lebensmitteln geringer. Das Vorhandensein von Ballaststoffen verringert die Bioverfügbarkeit um fünf bis 10 Prozent, während das Vorhandensein von Pyridoxinglucosid die Bioverfügbarkeit um 75 bis 80 Prozent verringert. Dieses Glucosid ist in einer Vielzahl von pflanzlichen Lebensmitteln enthalten, wobei der höchste Gehalt in Kreuzblütlern zu finden ist. Der prozentuale Anteil des gesamten Vitamins B6, der als Glucosid vorliegt, gilt als bester Indikator für die Bioverfügbarkeit.

Durch thermische Verarbeitung wird die Verfügbarkeit jedoch um 25 bis 30 Prozent verringert, da Pyridoxal und P5P mit Lysin zu PL-e-Lysin reagieren.[85]

Vitamin B6 kommt vor in:

- Fisch,
- Geflügel,
- Nüssen,
- Hülsenfrüchten,
- Kartoffeln,
- Bananen,[86]
- Eier,

85 Reynolds, RD. Bioavailability of vitamin B-6 from plant foods. Am J Clin Nutr. 1988 Sep;48(3 Suppl):863-7. doi: 10.1093/ajcn/48.3.863. PMID: 2843032.

86 https://lpi.oregonstate.edu/mic/vitamins/Vitamin B6; besucht am 08.08.2023.

- Fleisch,[87]
- Bierhefe,
- Karotten,
- Weizenkeime,[88]
- Geflügel (Huhn und Pute),
- Rindfleisch,
- Organfleisch (insbesondere Rinderleber), wobei Leber mit 0,76 bis 0,88 mg/100 g den höchsten Gehalt aufweist,
- Eigelb und Fisch (insbesondere frischer Thunfisch, Lachs und Forelle),
- Getreide (Vollkornmais, brauner Reis, Sorghum, Quinoa, Weizenkeime, Buchweizen, Gerste, Roggen),
- Samen,
- Weiße Kartoffeln und andere stärkehaltige Gemüse (Wegerich, Maniok, Yam und Taro),
- Nicht-Zitrusfrüchte (zum Beispiel Banane, Avocado, Aprikose, Pfirsich, Birne, Beeren, Wassermelone),
- Gemüse (zum Beispiel Artischocken, Spargel, Erbsen, grüne Bohnen, Rote Beete, Kohl, Blumenkohl, Brokkoli, Auberginen, Pilze, Zwiebeln, Knoblauch)und
- Kräuter und Gewürze wie Basilikum, Curry und Ingwer.[89]

---

87 Parra, M., Stahl, S., Hellmann, H. Vitamin B□ and Its Role in Cell Metabolism and Physiology. Cells. 2018 Jul 22;7(7):84. doi: 10.3390/cells7070084. PMID: 30037155; PMCID: PMC6071262.

88 Indices of Pyridoxine Levels on Symptoms Associated with Toxicity: A Retrospective Study; Chaudary, AN., Porter-Blake, A., Holford, P., Journal of Orthomolecular Medicine Vol. 18, No. 2, 2003.

89 EFSA Panel on Nutrition, Novel Foods and Food Allergens (NDA); Turck, D., Bohn, T., Castenmiller, J., de Henauw, S., Hirsch-Ernst, KI., Knutsen, HK., Maciuk, A., Mangelsdorf, I., McArdle, HJ., Pelaez, C., Pentieva, K., Siani, A., Thies, F., Tsabouri, S., Vinceti, M., Fairweather-Tait, S., Vrolijk, M., Fabiani, L., Titz, A., Naska, A. Scientific opinion on the tolerable upper intake level for vitamin B6. EFSA J. 2023 May 17;21(5):e08006. doi: 10.2903/j.efsa.2023.8006. PMID: 37207271; PMCID: PMC10189633.

Vegetarismus und Veganismus

Es wurde berichtet, dass Vegetarier trotz einer ähnlichen oder nur geringfügig niedrigeren Vitamin-B6-Aufnahme ähnliche oder niedrigere Plasma-P5P-Werte haben als Omnivoren. Die weniger effektive metabolische Verwertung von Pyridoxin-5'-β-D-Glucosid ist wahrscheinlich für die niedrigeren P5P-Werte verantwortlich, die mit dem langwierigen Verzehr von pflanzlichen B6-Quellen verbunden sind. Es wurde nicht bestätigt, dass Ballaststoffe in Verbindung mit vegetarischer Ernährung die Bioverfügbarkeit von Vitamin B6 negativ beeinflussen. In einer österreichischen Studie mit Omnivoren, Vegetariern und Veganern wiesen 30 Prozent der Teilnehmer einen Vitamin-B6-Mangel auf, aber der Vitamin-B6-Status war unabhängig von der Ernährungsform. Eine Untersuchung an Veganern zeigte einen hohen Prozentsatz an marginalem bis niedrigem Vitamin-B6-Status trotz hoher Vitamin-B6-Zufuhr (circa 2,8 mg/Tag), wobei strenge Veganer stärker betroffen waren als moderate Veganer.[90]

Saisonale Schwankungen

In Gebieten, in denen die Vitamin-B6-Aufnahme die saisonale Verfügbarkeit bestimmter Lebensmittel und Nährstoffe widerspiegelt, scheint es saisonale Schwankungen in der Vitamin-B6-Versorgung zu geben.[91]

---

90 Ueland, PM., Ulvik, A., Rios-Avila, L., Midttun, Ø., Gregory, JF. Direct and Functional Biomarkers of Vitamin B6 Status. Annu Rev Nutr. 2015;35:33-70. doi: 10.1146/annurev-nutr-071714-034330. Epub 2015 May 13. PMID: 25974692; PMCID: PMC5988249.

91 Ueland, PM., Ulvik, A., Rios-Avila, L., Midttun, Ø., Gregory, JF. Direct and Functional Biomarkers of Vitamin B6 Status. Annu Rev Nutr. 2015;35:33-70. doi: 10.1146/annurev-nutr-071714-034330. Epub 2015 May 13. PMID: 25974692; PMCID: PMC5988249.

Stabilität von Vitamin B6 bezüglich der Zubereitung

Interessanterweise steht in einer Arbeit von Parra und anderen, 2018, folgender Hinweis, der oben genannter Aussage widerspricht: »Darüber hinaus ist das Vitamin (B6) hitzestabil, und Verarbeitungsschritte wie Kochen oder Braten beeinträchtigen seinen Gehalt nicht.«[92]

Aliya N. Chaudary und andere schreiben dazu 2003: »Vitamin B6 ist sehr anfällig und geht bei der Lebensmittelverarbeitung leicht verloren. Zum Beispiel bei Konservierung, da Pyridoxal und Pyridoxamin bei Hitzebehandlungen oxidationsempfindlich sind. Beim Mahlen und Verfeinern von Getreide geht fast das gesamte ursprüngliche Vitamin B6 verloren. Auch das Einfrieren und Auftauen kann zu einem erheblichen Verlust des Vitamins führen.«[93]

Einfach gesagt

- Vitamin B6 aus Pflanzen (es handelt sich dort um PN-5'-β-D-Glucosid) ist nur halb so gut aufzunehmen wie aus anderen Nahrungsquellen oder Nahrungsergänzungsmitteln. In tierischen Lebensmitteln liegt Vitamin B6 hauptsächlich als P5P vor.

- Die Aufnahme von Pyridoxin aus Nahrungsergänzungsmitteln in Form von Pyridoxin-Hydrochlorid soll mit 95 Prozent nahezu vollständig erfolgen.

- Laut National Academies of Sciences, 1998, sei Vitamin B6 in einer gemischten Ernährung zu etwa 75 Prozent aufnehmbar.

---

92 Parra, M., Stahl, S., Hellmann, H. Vitamin B6 and Its Role in Cell Metabolism and Physiology. Cells. 2018 Jul 22;7(7):84. doi: 10.3390/cells7070084. PMID: 30037155; PMCID: PMC6071262.

93 Indices of Pyridoxine Levels on Symptoms Associated with Toxicity: A Retrospective Study; Chaudary, AN., Porter-Blake, A., Holford, P. Journal of Orthomolecular Medicine Vol. 18, No. 2, 2003.

- Die Synthese von Vitamin B6 durch die Darmflora könne einen bedeutenden Beitrag zu unserer Vitamin-B6-Aufnahme leisten und erklären, warum Vitamin-B6-Mangel in der Ernährung selten sei. Vitamin-B6-Mangel kann im ersten Lebensjahr auftreten, wenn die Darmflora noch nicht vollständig ausgebildet ist; in den 1950er-Jahren entwickelten Säuglinge, die mit einer bei der Herstellung überhitzten Milchnahrung gefüttert wurden, Krampfanfälle aufgrund von Vitamin-B6-Mangel.

- Der Beitrag der Vitamin-B6-produzierenden Kolonbakterien zu den P5P-Konzentrationen im Plasma sei unbekannt.

- Vitamin B6 kommt vor in:
  - Fisch,
  - Geflügel,
  - Nüssen,
  - Hülsenfrüchten,
  - Kartoffeln
  - Bananen,
  - Eiern,
  - Fleisch,
  - Bierhefe,
  - Karotten,
  - Weizenkeimen,
  - Geflügel (Huhn und Pute),
  - Rindfleisch,
  - Organfleisch (insbesondere Rinderleber), wobei Leber mit 0,76 bis 0,88 mg/100 g den höchsten Gehalt aufweist,
  - Eigelb und Fisch (insbesondere frischer Thunfisch, Lachs und Forelle),
  - Getreide (Vollkornmais, brauner Reis, Sorghum, Quinoa, Weizenkeime, Buchweizen, Gerste, Roggen),
  - Samen,
  - Weißen Kartoffeln und andere stärkehaltige Gemüse (Wegerich, Maniok, Yam und Taro),

    - Nicht-Zitrusfrüchte (zum Beispiel Banane, Avocado, Aprikose, Pfirsich, Birne, Beeren, Wassermelone),
    - Gemüse (zum Beispiel Artischocken, Spargel, Erbsen, grüne Bohnen, Rote Beete, Kohl, Blumenkohl, Brokkoli, Auberginen, Pilze, Zwiebeln, Knoblauch),
    - Kräuter und Gewürze wie Basilikum, Curry und Ingwer.

- Einerseits zeigte sich in einer Studie, dass unabhängig von der Ernährungsform 30 Prozent einen Vitamin-B6-Mangel aufwiesen, andererseits zeigten sich bei Vegetariern und noch stärker bei Veganern mehr Mangelerscheinungen als bei Allesessern.

- In Gebieten, in denen die Vitamin-B6-Aufnahme die saisonale Verfügbarkeit bestimmter Lebensmittel und Nährstoffe widerspiegelt, scheint es saisonale Schwankungen in der Vitamin-B6-Versorgung zu geben.

- Bezüglich der Verarbeitung gibt es laut derzeitiger Studienlage keinen Konsens. Einerseits wird behauptet, Vitamin B6 ginge durch Erhitzen verloren, würde gar zum Antimetabolit, also zu einem Stoff, der die Aufnahme von Vitamin B6 zusätzlich behindere, andererseits heißt es, Vitamin B6 sei hitzestabil und Verarbeitungsschritte wie Kochen oder Braten beeinträchtigten seinen Gehalt nicht. Bezüglich anderer Verarbeitungsschritte erfahren wir: Beim Mahlen und Verfeinern von Getreide gehe fast das gesamte ursprüngliche Vitamin B6 verloren. Auch das Einfrieren und Auftauen könne zu einem erheblichen Verlust des Vitamins führen.

Toxizität von Vitamin B6

Die Symptome einer »Vitamin-B6-Vergiftung« können vielfältig sein und reichen von Kribbeln in Händen und Füßen über einen stolpernden Gang bis hin zu lebhaften Träumen. Die zugrunde liegende Ursache für diese scheinbare Überdosierung liegt in einem komplexen Zusammenspiel von Pyridoxin und seiner aktiven Form, P5P. Die Dosierung, ab der sich Anzeichen einer »Vergiftung« zeigen, variiert von Person zu Person. Ein kritischer Blick auf Empfehlungen des Bundesinstituts für Risikobewertung wirft Fragen auf, insbesondere bezüglich der einzigen zitierten Quelle und ihrer möglichen Kritikpunkte. Während die Europäische Behörde für Lebensmittelsicherheit eine reduzierte tägliche Aufnahmemenge für Vitamin B6 empfiehlt, gibt es Uneinigkeit zwischen verschiedenen Ländern. Fallbeispiele und aktuelle Forschungsergebnisse verdeutlichen die Komplexität dieses Themas.

Symptome der Vitamin-B6-Toxizität

Symptome der Vitamin-B6-Toxizität sind Kribbeln in Händen und Füßen, ein stolpernder Gang, periorale Taubheit, Gefühlsverlust, mangelnde Muskelkoordination, nächtliche Unruhe, lebhafte Träume, Sonnenempfindlichkeit und ein akneartiger Ausschlag. Das wichtigste Anzeichen für eine Pyridoxin-Toxizität ist die periphere oder sensorische Neuropathie.[94]

---

94 Indices of Pyridoxine Levels on Symptoms Associated with Toxicity: A Retrospective Study; Chaudary, AN., Porter-Blake, A., Holford, P. Journal of Orthomolecular Medicine Vol. 18, No. 2, 2003.

Toxische Dosierungen von Vitamin B6

Über sensorische Neuropathie wurde bei sieben Erwachsenen berichtet, die über einen Zeitraum von zwei bis 14 Monaten täglich 2000 bis 6000 mg Pyridoxin zu sich nahmen. Obwohl bei einigen Patienten Restschäden auftraten, führte das Absetzen dieser hohen Dosen zu einer beträchtlichen Erholung der sensorischen Nervenfunktion. Leklem zeigte, dass Neuropathie bei Dosen von mehr als 1000 mg pro Tag auftrat. Er stellte auch einige Fallberichte von Personen vor, die bei Dosen von weniger als 500 mg pro Tag eine Neuropathie entwickelten. Er stellte jedoch fest, dass in keiner der Studien, in denen eine objektive neurologische Untersuchung durchgeführt wurde, Anzeichen für eine Schädigung der sensorischen Nerven bei einer Pyridoxinzufuhr von weniger als 200 mg pro Tag gefunden wurden.

Cohen und Bendich führten 1986 eine Literaturübersicht über die unerwünschten Wirkungen im Zusammenhang mit der Verabreichung hoher oraler Pyridoxin-Dosen an Tieren und Menschen durch. Den Daten für Menschen zufolge verursachten Dosen von mehr als 500 mg pro Tag über einen längeren Zeitraum Schäden an den sensorischen Nerven. Dosen von weniger als 500 mg pro Tag schienen jedoch sicher zu sein, wenn sie zwischen sechs Monaten und sechs Jahren verabreicht wurden. Obwohl die Belege im Bereich von 500 bis 1000 mg nicht überzeugend waren, wurden Dosen von mehr als 500 mg pro Tag als potenziell neurotoxisch angesehen. Andere Forscher haben ebenfalls berichtet, dass Dosen von mehr als 500 mg pro Tag neurologische Schäden verursacht haben. Darüber hinaus kam Bender 1989 zu dem Schluss, dass selbst bescheidene Pyridoxin-Dosen von 50 bis 100 mg pro Tag potenziell gefährlich wären.

Die niedrigste Dosis, die in einer klinischen Studie als Ursache für neurologische Schäden beim Menschen ermittelt wurde, betrug 10 mg pro Tag. Diese von Dalton und Dalton durchgeführte Studie wurde von vielen Medizinern heftig kritisiert und sogar in Misskredit gebracht. Ungeachtet dessen wurde die Studie regelmäßig als zuverlässiger Beweis für die Empfehlung einer niedrigen Dosis von Vitamin B6 in Nahrungsergänzungsmitteln herangezogen.[95]

Interessant ist, dass in der Dalton-Studie bei Dosierungen von 50 bis 100 mg der Anteil der Frauen mit neurologischen Symptomen zuzunehmen scheint, aber bei Dosierungen von 100 bis 500 mg nimmt der prozentuale Anteil von Frauen, die neurologische Symptome haben, wieder ab. Hier kann also der Zusammenhang von Vitamin-B6-Gaben und Toxizität nicht gegeben sein.[96]

Das Bundesinstitut für Risikobewertung empfiehlt eine Höchstmenge von 3,5 mg Vitamin B6 pro Tagesverzehrempfehlung eines Nahrungsergänzungsmittels. Sie schreiben: »Die Ableitung basiert unter anderem auf den Daten einer Studie von Dalton und Dalton (1987) mit mittleren Dosierungen an Vitamin B6 in der Größenordnung um 100 mg pro Tag.«[97]

Di Salvo und andere schrieben 2012: »Eine Toxizität wird in der Regel bei einer Aufnahme von mehr als 200 mg/Tag beobachtet. Die derzeit empfohlene Tagesdosis an Vitamin B6 beträgt 2 mg/Tag. Anzeichen einer Toxizität treten meist im peripheren Nervensystem auf und umfassen Veränderungen des Gangs und der peripheren Empfindungen. Anomalien des zentralen Nervensystems werden bei übermäßiger Vitamin-B6-Zufuhr seltener beobachtet und es wurde vermutet, dass das Gehirn vor hohen Vitamin-B6-Dosen geschützt ist.«[98]

---

95 Indices of Pyridoxine Levels on Symptoms Associated with Toxicity: A Retrospective Study; Chaudary, AN., Porter-Blake, A., Holford, P. Journal of Orthomolecular Medicine Vol. 18, No. 2, 2003.

96 Dalton, K., Dalton, MJT. Characteristics of pyridoxine overdose neuropathy syndrome. Acta Neurol Scand, 1987; 79: 8-11.

97 https://www.bfr.bund.de/cm/343/hoechstmengenvorschlaege-fuer-vitamin-b6-in-lebensmitteln-inklusive-nahrungsergaenzungsmitteln.pdf; besucht am 04.11.2023.

98 di Salvo, ML., Safo, MK., Contestabile, R. Biomedical aspects of pyridoxal 5'-phosphate availability. Front Biosci (Elite Ed). 2012 Jan 1;4(3):897-913. doi: 10.2741/E428. PMID: 22201923.

Eine 1978 von Haskell durchgeführte Literaturübersicht ergab, dass bei Patienten, die über einen Zeitraum von drei bis vier Jahren mit Tagesdosen von 20 bis 100 mg behandelt wurden, keine unerwünschten Wirkungen auftraten. Weitere Studien haben gezeigt, dass Dosen von 100 mg oder weniger sicher seien, um jegliches Risiko einer Neuropathie zu vermeiden. Darüber hinaus zeigten Studien, die große Bevölkerungsgruppen mit Karpaltunnelsyndrom untersuchten, bei allen Erwachsenen, die 100 bis 150 mg pro Tag einnahmen, nur minimale oder keine Toxizität, insbesondere in Studien über fünf bis zehn Jahre.

Ellis und McCully haben Hinweise vorgelegt, dass kardiovaskuläre Ereignisse bei Patienten, die langfristig hochdosiertes zusätzliches Pyridoxin einnehmen, verhindert oder hinausgezögert werden können. Ellis empfahl 100 bis 300 mg zusätzliches Pyridoxin pro Tag und behauptete, dass diese bei Erwachsenen gut verträglich seien. Er stellte fest, dass hochdosiertes Pyridoxin sowohl schwangerschaftsbedingte Ödeme als auch das schwangerschaftsbedingte Karpaltunnelsyndrom lindern könne, und verschrieb standardmäßig 200 bis 300 mg pro Tag.

Viele Studien liefern Hinweise darauf, dass die sichere Obergrenze für die Verabreichung von Pyridoxin bei 200 mg liegen sollte. Einige Studien deuten sogar darauf hin, dass 200 mg pro Tag sicher genug sind, um einen NOAEL-Wert (No Observable Adverse Effect Level) zu erreichen.[99]

Bezüglich Dosierungen bei Vorliegen eines CBS-Defektes schreiben Sacharow und andere: »Säuglinge sollten nicht mehr als 300 mg Pyridoxin erhalten. Mehrere Säuglinge, die tägliche Dosen von 500 mg Pyridoxin erhielten, entwickelten eine Atemstörung und mussten beatmet werden. Die respiratorischen Symptome verschwanden nach Absetzen von Pyridoxin. Periphere Neuropathie wurde als

99 Indices of Pyridoxine Levels on Symptoms Associated with Toxicity: A Retrospective Study; Chaudary, AN., Porter-Blake, A., Holford, P. Journal of Orthomolecular Medicine Vol. 18, No. 2, 2003.

unerwünschte Wirkung von Pyridoxin-Dosen von mehr als 900 mg pro Tag beobachtet.«[100]

Pathophysiologische Hintergründe der Vitamin-B6-induzierten Polyneuropathie

Bereits 1987 wurde über einen Fall von Polyneuropathie nach Einnahme einer hohen Dosis von Vitamin B6 berichtet. Seit 2014 wurden über 50 Fälle von sensorischen Nervenschmerzen aufgrund von Vitamin B6 gemeldet. Die Dosis von Vitamin B6 lag zwischen 1,5 und 100 mg. In diesen Fällen wurden hohe Plasmaspiegel von Pyridoxalphosphat zwischen 183 nM und 4338 nM festgestellt. Die Plasmaspiegel von Pyridoxin wurden nicht bestimmt. Alle Nahrungsergänzungsmittel, die unerwünschte Wirkungen verursachten, enthielten Pyridoxin. Die Hypothese von Misha F. Vrolijk und anderen (2017) ist, dass Pyridoxin das Vitamin ist, das hauptsächlich für die Vitamin-B6-induzierte Toxizität verantwortlich ist. Sie testeten die Neurotoxizität der verschiedenen Formen von Vitamin B6 an Neuroblastomzellen. In Übereinstimmung mit ihrer Hypothese zeigte Pyridoxin die höchste Toxizität. Pyridoxalphosphat konnte den durch Pyridoxin induzierten Zelltod verhindern, was darauf hindeutet, dass die Toxizität von Pyridoxin durch Konkurrenz mit Pyridoxalphosphat verursacht wird, was ihrer Hypothese entspräche. Die toxischen Wirkungen von Pyridoxin scheinen darüber hinaus neuronenspezifisch zu sein, da Pyridoxin in der Darmzelllinie CaCo-2 keinen Zelltod auslöste. Das Paradoxon, dass das Vitamin-B6-Vitamer Pyridoxin in hohen Konzentrationen Vitamin-B6-abhängige Prozesse hemmt, wurde anhand der Vitamin-B6-abhängigen Enzyme Tyrosindecarboxylase und Alanintransaminase nachgewiesen. Die Tyrosindecarboxylase katalysiert

100 Sacharow, SJ., Picker, JD., Levy, HL. Homocystinuria Caused by Cystathionine Beta-Synthase Deficiency. 2004 Jan 15 [updated 2017 May 18]. In: Adam MP, Feldman J, Mirzaa GM, Pagon RA, Wallace SE, Bean LJH, Gripp KW, Amemiya A, editors. GeneReviews® [Internet]. Seattle (WA): University of Washington, Seattle; 1993–2023. PMID: 20301697.

die Decarboxylierung von Tyrosin zur Bildung von Tyramin. Die Alanin-Aminotransferase katalysiert die Übertragung der Aminogruppe von L-Alanin auf Alpha-Ketoglutarat. Es wurde gezeigt, dass die Aktivität beider Enzyme durch Pyridoxin kompetitiv gehemmt wird. Die anderen Vitamere steigerten entweder die Enzymaktivitäten oder hatten keinen Einfluss auf die Enzymaktivitäten.

Man kam zu dem Schluss, dass Pyridoxin tatsächlich mit dem aktiven Pyridoxalphosphat konkurriert, was zur Hemmung von Vitamin-B6-abhängigen Enzymen führt. Bei Vitamin-B6-Mangel werden Enzyme, die von Pyridoxalphosphat als Cofaktor abhängig sind, (teilweise) gehemmt. Die Vitamin-B6-Supplementierung betrifft üblicherweise vor allem Pyridoxin, das durch Pyridoxalkinase und Pyridoxinphosphat-Oxidase in Pyridoxalphosphat umgewandelt wird. In hohen Dosen sättigt Pyridoxin diese Enzyme. Infolgedessen sammelt sich das inaktive Vitamer Pyridoxin an. In der Tat wurden hohe Pyridoxinwerte (bis zu 18 mikroM) im Liquor und (bis zu 200 nM) im Plasma von zwei Personen gefunden, die Pyridoxinpräparate einnahmen. In der Studie lösten bereits 200 nM Pyridoxin den Zelltod aus, was die Relevanz der Ergebnisse zusätzlich unterstreicht. Bei solch hohen Konzentrationen konkurriert Pyridoxin elektiv mit Pyridoxalphosphat, was zu einer Hemmung von Vitamin-B6-abhängigen Enzymen führt. Dies erklärt, dass diese Wirkungen paradoxerweise denen eines Mangels an Vitamin B6 ähneln.

Einer der Stoffwechselwege, bei denen Pyridoxalphosphat eine wichtige Rolle spielt, ist der Kynurenin-Weg. Der Kynurenin-Stoffwechselweg wurde mit mehreren Erkrankungen des zentralen Nervensystems in Verbindung gebracht, wie zum Beispiel der Huntington-Krankheit und der Alzheimer-Krankheit. Im Hirngewebe von Patienten mit Huntington-Krankheit wurden signifikant erhöhte 3-Hydroxykynurenin-Werte festgestellt. Es wurde bereits gezeigt, dass die Exposition von SHSY5Y-Zellen gegenüber relativ hohen 3-HK-Konzentrationen den Zelltod verstärkt. Die Zugabe von 3-Hydroxykynurenin zu striatalen neuronalen Zellkulturen führte zu vermehrtem Zelltod durch Apoptose. Bei diesem Prozess spielen die Bildung von Wasserstoffperoxid und Hydroxylradikalen eine wichtige

Rolle, da das antioxidative Enzym Katalase den 3-Hydroxykynurenin-induzierten Zelltod reduziert. In der vorliegenden Studie wurde die Expression von Bax und Caspase-8 zur Überwachung der Apoptose in der neuronalen Zelllinie verwendet. Von den Vitameren erhöhte nur Pyridoxin die Expression von Bax und Caspase-8. Dies deutet darauf hin, dass die Anhäufung von 3-Hydroxykynurenin, die durch die Hemmung des Pyridoxalphosphat-abhängigen Metabolismus von 3-Hydroxykynurenin durch Pyridoxin verursacht wird, eine Rolle bei der Polyneuropathie spielen könnte, die während der Vitamin-B6-Toxizität beobachtet wird.

Die Ergebnisse von Vrolijk und andere deuten darauf hin, dass Vitamin B6 zu Polyneuropathie führen könnte, indem es nach einer 24-stündigen Exposition den Zelltod induziert.[101] Die EFSA formuliert den Zusammenhang 2023 folgendermaßen: »Bei hoher Vitamin-B6-Zufuhr wird Pyridoxal zum vorherrschenden Vitamer im Plasma, da nur eine begrenzte Menge P5P an Protein gebunden werden kann und ungebundenes P5P durch alkalische Phosphatase zu Pyridoxal dephosphoryliert wird (Vrolijk und andere, 2020).« Bei hoher Pyridoxin-Zufuhr werden sowohl die Pyridoxalkinase als auch die Pyridoxin-5-phosphat-Oxidase gesättigt, was die Umwandlung von Pyridoxin in Pyridoxinphosphat und in P5P behindert. Daher beginnt Pyridoxin, das sich in Experimenten an kultivierten Nervenzellen als zytotoxisch erwiesen hat und normalerweise nicht im Plasma

101 Vrolijk, MF., Opperhuizen, A., Jansen, EHJM., Hageman, GJ., Bast, A., Haenen GRMM. The vitamin B6 paradox: Supplementation with high concentrations of pyridoxine leads to decreased vitamin B6 function. Toxicol In Vitro. 2017 Oct;44:206-212. doi: 10.1016/j.tiv.2017.07.009. Epub 2017 Jul 14. PMID: 28716455.

vorhanden ist, im Blutkreislauf aufzutauchen, und eine langfristige Supplementierung kann zur Akkumulation dieses Vitamers führen.[102]

2003 schrieben Chaudary und andere: »Die sensorische Neuropathie könnte durch einen Verlust des Aktionspotenzials und eine verlangsamte Konduktion in den sensorischen Na+-Kanälen verursacht werden, die durch eine Fehlfunktion der Ganglioside hervorgerufen wird.« Es wird vorgeschlagen, dass ein P5P-Mangel die Gangliosid-Synthese stört. Ein anderer Mechanismus, der die Vitamin-B6-Toxizität verursacht haben könnte, wurde durch Helen Fullerton vorgeschlagen. Sie postulierte, dass Aldosteron, ein Metabolit von Progesteron, der einen Verlust von Riboflavin und Magnesium durch Urinsteigerung verursacht, eine Unteraktivierung von Enzymen verursacht, die von Flavin-Mononukleotid (FMN), Flavin-Adenin-Dinukleotid (FAD) und Magnesium abhängig sind. Dies wiederum führte zu einer Anhäufung von Pyridoxal im Blutkreislauf. Dieser Anstieg von Pyridoxal führte zu einer Runterregulierung der Pyridoxalkinase-mRNA, wodurch der Gehalt an P5P über diesen Weg eingeschränkt wurde. Der kombinierte Mangel an P5P, Magnesium und Riboflavin könnte die sensorische Neuropathie verursacht haben. Der alternative Weg von Pyridoxin und Pyridoxinphosphat ermöglichte jedoch die Synthese von P5P über den FMN-Pyridoxinphosphat-Oxidase-Weg. Es wird angenommen, dass Gewebe des peripheren sensorischen Nervensystems keine Pyridoxinphosphat-Oxidase enthalten. Es wird auch vermutet, dass die mit der Vitamin-B6-Toxizität verbundenen Symptome, insbesondere die Neurotoxizität, auf eine Überschreitung der Fähigkeit der Leber zur Phosphorylierung von Pyridoxin zu P5P zurückzuführen sind. Die daraus resultierenden hohen Pyridoxin-Blutspiegel könnten direkt zu Neurotoxizität führen oder es kann

---

102 EFSA Panel on Nutrition, Novel Foods and Food Allergens (NDA); Turck, D., Bohn, T., Castenmiller, J., de Henauw, S., Hirsch-Ernst, KI., Knutsen, HK., Maciuk, A., Mangelsdorf, I., McArdle, HJ., Pelaez, C., Pentieva, K., Siani, A., Thies, F., Tsabouri, S., Vinceti, M., Fairweather-Tait, S., Vrolijk, M., Fabiani, L., Titz, A., Naska, A. Scientific opinion on the tolerable upper intake level for vitamin B6. EFSA J. 2023 May 17;21(5):e08006. doi: 10.2903/j.efsa.2023.8006. PMID: 37207271; PMCID: PMC10189633.

mit P5P um die Bindungsstellen konkurrieren. Folglich führt dies zu einem relativen Mangel an P5P. Somit können sich die Symptome der Vitamin-B6-Toxizität auch in Symptomen äußern, die denen eines Mangels sehr ähnlich sind (wobei eine Überdosis Pyridoxin zu einem P5P-Mangel führt). Einige dieser Mechanismen wurden 1964 auch von Snell vermutet.[103]

Physiologische Aufrechterhaltung eines niedrigen Niveaus an P5P

P5P ist das einzige B6-Vitamer, das als Cofaktor für Enzyme fungiert, eine Rolle, die durch seine reaktive Aldehydgruppe ermöglicht wird. Es kondensiert mit der Aminogruppe von Aminosäuren zu einer Schiff´schen Base, die die Grundlage für die meisten enzymkatalysierten Reaktionen bildet, für die P5P benötigt wird. Aufgrund der Reaktivität seiner Aldehydgruppe kann P5P jedoch an anderen, unerwünschten Reaktionen mit Makromolekülen innerhalb der Zelle beteiligt sein (eine Form von Aldehyd- oder Carbonylstress), die den unerwünschten Reaktionen reaktiver Sauerstoffspezies entsprechen. Reaktionen von P5P mit Aminogruppen von Proteinen können deren Struktur verändern und bei Konzentrationen von 10 bis 100 μM die Enzymaktivität hemmen. Aldehyde können die DNA schädigen, was zu Mutagenese führt. P5P kann auch mit kleinen Molekülen reagieren, darunter mit Sulfhydrylverbindungen wie Cystein, was zur Bildung von Thiazoliodinen führt, und mit Sulfiten, wobei ein Sulfonat entsteht. Daher hält die Zelle den intrazellulären Gehalt an freiem P5P bei etwa 1 μM, um unerwünschte Reaktionen zu vermeiden.[104]

---

103 Indices of Pyridoxine Levels on Symptoms Associated with Toxicity: A Retrospective Study; Chaudary, AN., Porter-Blake, A., Holford, P. Journal of Orthomolecular Medicine Vol. 18, No. 2, 2003 .

104 Wilson, MP., Plecko, B., Mills, PB., Clayton, PT. Disorders affecting vitamin B6 metabolism. J Inherit Metab Dis. 2019 Jul;42(4):629-646. doi: 10.1002/jimd.12060. Epub 2019 Mar 20. PMID: 30671974.

P5P muss in vivo auf einem sehr niedrigen Niveau im Körper gehalten werden, um eine toxische Anreicherung zu verhindern. Da P5P ein sehr reaktives Aldehyd ist, verbindet es sich leicht mit Aminen und Thiolen in der Zelle. Diese Eigenschaft wurde mit der neurotoxischen Wirkung einer übermäßigen Zufuhr von Vitamin B6 in Verbindung gebracht. In eukaryotischen Zellen wird die Konzentration von freiem P5P auf einem Wert von 1 mikroM gehalten. Ein Mechanismus, der an der P5P-Homöostase beteiligt ist, ist die Regulierung seiner Produktionsrate durch Pyridoxalkinase und PNPOx. Interessanterweise hat sich gezeigt, dass beide Enzyme in der Lage sind, ihr Reaktionsprodukt, P5P, zu binden, sodass ihre Aktivität durch dieses fein reguliert wird. Ein übereinstimmender Mechanismus zur Aufrechterhaltung niedriger Konzentrationen von freiem P5P dürfte seine Dephosphorylierung durch Phosphatasen sein. Die katalytische Umwandlung von Pyridoxal in 4-Pyridoxinsäure durch Aldehydoxidasen und NAD-abhängige Dehydrogenasen hält den P5P-Spiegel ebenfalls niedrig.[105]

An der Aufrechterhaltung niedriger Konzentrationen sind mehrere Mechanismen beteiligt. Zu den Proteinen, die P5P binden und zur Aufrechterhaltung niedriger freier P5P-Konzentrationen beitragen, gehören Glykogenphosphorylase im Muskel, Hämoglobin in Erythrozyten und Albumin im Plasma. Die Enzyme, die P5P produzieren (Pyridoxalkinase und PNPO), werden durch P5P gehemmt. In-vitro-Studien legen nahe, dass P5P intrazellulär geschützt wird, indem es von diesen Enzymen direkt auf einige P5P-abhängige Enzyme übertragen wird. Freies P5P kann durch Phosphatasen wie die Pyridoxalphosphatase abgebaut werden.[106]

---

105 di Salvo, ML., Safo, MK., Contestabile, R. Biomedical aspects of pyridoxal 5'-phosphate availability. Front Biosci (Elite Ed). 2012 Jan 1;4(3):897-913. doi: 10.2741/E428. PMID: 22201923.

106 Wilson, MP., Plecko, B., Mills, PB., Clayton, PT. Disorders affecting vitamin B6 metabolism. J Inherit Metab Dis. 2019 Jul;42(4):629-646. doi: 10.1002/jimd.12060. Epub 2019 Mar 20. PMID: 30671974.

Pyridoxal-Reduktase(n) könnte(n) dazu dienen, die intrazelluläre Anhäufung der reaktiven Aldehyde Pyridoxal und P5P zu begrenzen und die Zelle vor unerwünschten Reaktionen zu schützen.[107]

Die EFSA schreibt zu dem Thema Aldehyde 2023: »Das Gremium ist der Ansicht, dass es unwahrscheinlich ist, dass die Aldehydgruppen von Pyridoxal oder P5P für die neurotoxischen Wirkungen von Vitamin B6 verantwortlich sind.«[108]

Die Produktion von P5P in der Leber wird reguliert, sodass P5P in der Leber auch bei sehr hoher Pyridoxin-Aufnahme relativ konstant bleibt. Die Leber ist das Organ, das für die Bildung von P5P im Plasma verantwortlich ist, das neben P5P (etwa 70 bis 90 Prozent) auch Pyridoxal (8 bis 30 Prozent) und 4-Pyridoxinsäure, einen Vitamin-B6-Kataboliten, enthält, der mit dem Urin ausgeschieden wird. Die Plasma-P5P-Konzentration einer Person steigt mit zunehmender Vitamin-B6-Zufuhr in einem breiten Bereich an.[109]

---

107 Ramos, RJ., Albersen, M., Vringer, E., Bosma, M., Zwakenberg, S., Zwartkruis, F., Jans, JJM., Verhoeven-Duif, NM. Discovery of pyridoxal reductase activity as part of human vitamin B6 metabolism. Biochim Biophys Acta Gen Subj. 2019 Jun;1863(6):1088-1097. doi: 10.1016/j.bbagen.2019.03.019. Epub 2019 Mar 27. PMID: 30928491.

108 EFSA Panel on Nutrition, Novel Foods and Food Allergens (NDA); Turck, D., Bohn, T., Castenmiller, J., de Henauw, S., Hirsch-Ernst, KI., Knutsen, HK., Maciuk, A., Mangelsdorf, I., McArdle, HJ., Pelaez, C., Pentieva, K., Siani, A., Thies, F., Tsabouri, S., Vinceti, M., Fairweather-Tait, S., Vrolijk, M., Fabiani, L., Titz, A., Naska, A. Scientific opinion on the tolerable upper intake level for vitamin B6. EFSA J. 2023 May 17;21(5):e08006. doi: 10.2903/j.efsa.2023.8006. PMID: 37207271; PMCID: PMC10189633.

109 Ueland, PM., Ulvik, A., Rios-Avila, L., Midttun, Ø., Gregory, JF. Direct and Functional Biomarkers of Vitamin B6 Status. Annu Rev Nutr. 2015;35:33-70. doi: 10.1146/annurev-nutr-071714-034330. Epub 2015 May 13. PMID: 25974692; PMCID: PMC5988249.

Fallbeispiele von Pyridoxinüberdosierung

Ein bemerkenswerter Fall ist der eines 75-jährigen männlichen Patienten, der sich drei Jahre lang 9600 mg Pyridoxin/Tag selbst verabreichte. Bei der Aufnahme war dieser Patient an den Rollstuhl gefesselt, wies eine auffallend gelblich-braune Haut und schwere neurologische Symptome auf, einschließlich, aber nicht beschränkt auf symmetrische Tetraparese, ausgeprägte Muskelschwäche und verminderte/abwesende tiefe Sehnenreflexe. Elektrophysiologische Untersuchungen zeigten eine sensomotorische, gemischt axonal-demyelinisierende Polyneuropathie. Die zirkulierenden Pyridoxin-Spiegel lagen bei 1850 mg/l (Normalbereich: 40 bis 120 mg/l). Nach Absetzen des Pyridoxins verbesserte sich der klinische und elektrophysiologische Zustand des Patienten sehr schnell. Die Hautfarbe normalisierte sich allmählich, und er konnte nach etwa einem Jahr selbständig gehen, was darlegt, dass die Symptome tatsächlich durch die hohe Vitamin-B6-Dosis ausgelöst wurden. Dieser Bericht zeigt, dass die langfristige Einnahme sehr hoher Dosen von Vitamin B6 keine dauerhaften und lebensbedrohlichen negativen Auswirkungen hat.[110]

Es gibt einen Bericht aus dem Jahr 2014 über einen achtjährigen Jungen mit Pyridoxamin-5'-Phosphat-Oxidase(PNPO)-Mangel. Im Alter von 24 Stunden entwickelte er Krampfanfälle, die auf die Standardtherapie mit Antikonvulsiva und einen Versuch mit Pyridoxin nicht ansprachen, aber nach 28 Lebenstagen auf Pyridoxalphosphat (P5P) reagierten. Genetische Tests ergaben heterozygote Mutationen im PNPO-Gen. Die Behandlung der enzephalopathischen Episoden erforderte eine Eskalation der P5P-Dosis auf 100 mg/kg/Tag bis zum Alter von zwei Jahren. Routinemäßige Bluttests zeigten zu diesem Zeitpunkt signifikant gestörte Leberfunktionstests. Eine Biopsie zeigte eine frühe Leberzirrhose mit deutlich erhöhten Pyridoxal- und

110 Galluzzi, L., Vacchelli, E., Michels, J., Garcia, P., Kepp, O., Senovilla, L., Vitale, I., Kroemer, G. Effects of vitamin B6 metabolism on oncogenesis, tumor progression and therapeutic responses. Oncogene. 2013 Oct 17;32(42):4995-5004. doi: 10.1038/onc.2012.623. Epub 2013 Jan 21. PMID: 23334322.

Pyridoxinsäurewerten in der Leberprobe. Trotz umfangreicher Untersuchungen konnte keine andere Ursache als die P5P-Therapie für die Zirrhose gefunden werden. Die P5P-Dosis wurde auf 50 mg/kg am Tag reduziert, bevor die Enzephalopathie erneut auftrat. Gleichzeitig mit der Reduzierung der P5P-Dosis verbesserten sich die Leberfunktionstest-Werte. Im Alter von acht Jahren gibt es jedoch weiterhin Anzeichen einer Leberfibrose und einer frühen portalen Hypertension. Es wurde die Hypothese aufgestellt, dass eine hepatische Toxizität durch P5P oder seine Abbauprodukte die Ursache der Zirrhose bei diesem Jungen war.

Vorher wurde nur ein einziger Fall von Lebertoxizität als Folge von hochdosiertem P5P berichtet, und zwar bei einem siebenjährigen Jungen mit Homocystinurie, der innerhalb von vier Tagen nach einer Erhöhung seiner P5P-Dosis auf 1.000 mg/Tag eine Hepatitis mit erhöhten Leberfunktionstest-Werten entwickelte. Die Ursache dieser Toxizität ist nicht bekannt. Es ist möglich, dass Abbauprodukte von P5P in Lösung zu der Lebertoxizität dieses Jungen beigetragen haben. P5P wurde als Pulver verabreicht, das in Milch/Joghurt/Wasser aufgelöst und vor der Verabreichung in Lösung gelassen wurde. Die Lösung veränderte ihre Farbe, was Bedenken hinsichtlich der chemischen Stabilität des Präparats aufkommen ließ. In wässriger Lösung ist P5P anfällig für den Abbau, der durch Licht und Sauerstoff ausgelöst wird. Unter aeroben Bedingungen gehören zu den wichtigsten Abbauprodukten 4-Pyridoxinsäure-5'-Phosphat und das Dipyridyl-α-Diketon. Unter anaeroben Bedingungen wird Acyloin gebildet.

In Anbetracht der obigen Ausführungen wurde von den Autoren empfohlen, P5P möglichst als ganze Kapsel zu verzehren und jede Suspension oder Lösung sofort einzunehmen.[111] Wilson und andere schreiben dazu: »P5P kann in Lösung schnell durch Licht und/oder Sauerstoff unter Bildung von Dimeren oder

111 Sudarsanam, A., Singh, H., Wilcken, B., Stormon, M., Arbuckle, S., Schmitt, B., Clayton, P., Earl, J., Webster, R. Cirrhosis associated with pyridoxal 5'-phosphate treatment of pyridoxamine 5'-phosphate oxidase deficiency. JIMD Rep. 2014;17:67-70. doi: 10.1007/8904_2014_338. Epub 2014 Sep 26. PMID: 25256445; PMCID: PMC4241198.

Pyridoxinsäure-5'-Phosphat und anderen Produkten abgebaut werden. Wenn eine flüssige Formulierung erforderlich ist, sollte daher jede P5P-Dosis aus einer Tablette oder Kapsel zubereitet und ohne Verzögerung verabreicht werden.«[112]

Therapie einer Pyridoxinüberdosierung

Hass schlug vor, dass zur Verringerung des Risikos einer durch eine Vitamin-B6-Toxizität ausgelösten Neuropathie eine Supplementierung in Form von P5P erfolgen kann, insbesondere bei Dosen von mehr als 200 mg. Dies wird auch von anderen Autoren unterstützt. Darüber hinaus schlägt Hass vor, die Magnesiummengen bei höheren Vitamin-B6-Spiegeln zu erhöhen, um das Auftreten einer peripheren Neuropathie zu verringern.[113]

Aktuelle Hinweise zur tolerierbaren oberen Aufnahmemenge für Vitamin B6 durch die EFSA

2023: Ganz aktuell gibt es eine »Wissenschaftliche Stellungnahme zur tolerierbaren oberen Aufnahmemenge für Vitamin B6« von der Europäischen Behörde für Lebensmittelsicherheit (EFSA), in der sie diese von 25 mg/Tag reduziert hat auf 12 mg/Tag.

Es ist interessant, wie die Behörde auf diesen Wert kommt. Es sind nämlich nicht klinische Untersuchungen oder Erfahrungen, die zu dem Wert führen, sondern im Prinzip handelt es sich um Berechnungen, die aufgrund theoretischer Überlegungen vorgenommen

---

112 Wilson, MP., Plecko, B., Mills, PB., Clayton, PT. Disorders affecting vitamin B6 metabolism. J Inherit Metab Dis. 2019 Jul;42(4):629-646. doi: 10.1002/jimd.12060. Epub 2019 Mar 20. PMID: 30671974.

113 Indices of Pyridoxine Levels on Symptoms Associated with Toxicity: A Retrospective Study; Chaudary, AN., Porter-Blake, A., Holford, P. Journal of Orthomolecular Medicine Vol. 18, No. 2, 2003.

werden. So schreibt die EFSA: »Ein LOAEL-Wert (Lowest Observed Effect Level; laut Definition die niedrigste Dosierung, bei der Symptome auftreten können und somit hier die Toxizität) konnte auf der Grundlage von Humandaten nicht ermittelt werden. Das Gremium hat auf der Grundlage einer Fall-Kontroll-Studie einen Referenzwert (RP) von 50 mg/Tag ermittelt, der durch Daten aus Fallberichten und Vigilanzdaten gestützt wird. Auf den RP wird ein Unsicherheitsfaktor (UF) von 4 angewandt, um dem umgekehrten Verhältnis zwischen Dosis und Zeit bis zum Auftreten von Symptomen sowie den begrenzten verfügbaren Daten Rechnung zu tragen.« Und weiter schreiben sie: »Aus einer Studie zur subchronischen Toxizität an Beagle-Hunden lässt sich ein LOAEL von 50 mg/kg Körpergewicht (KG) pro Tag ableiten. Unter Verwendung einer UF von 300 und einem Standardgewicht von 70 kg kann ein zulässige obere Aufnahmemenge (UL) von 11,7 mg/Tag berechnet werden.«

ULs sollten für alle Mitglieder der Allgemeinbevölkerung innerhalb einer bestimmten Alters- und Geschlechtskategorie, einschließlich empfindlicher Personen, während ihres gesamten Lebens schützend sein. Die Gründe für die Auswahl der RP und UF sind in dem wissenschaftlichen Gutachten dokumentiert.

Ausgehend von der Mitte des Bereichs dieser beiden ULs und nach Abrundung wird vom Gremium ein UL von 12 mg/Tag für Vitamin B6 für Erwachsene (einschließlich schwangerer und stillender Frauen) festgelegt. »Die ULs für Säuglinge und Kinder werden von den ULs für Erwachsene unter Verwendung allometrischer Skalierung abgeleitet: 2,2-2,5 mg/Tag (4-11 Monate), 3,2-4,5 mg/Tag (1-6 Jahre), 6,1-10,7 mg/Tag (7-17 Jahre).«

Schaut man sich das Papier der ESFA genauer an, stellt man fest, dass sie tatsächlich eine große Studienrecherche betreiben ließen. Es gibt extrem unterschiedliche Einschätzungen zur Toxizität in unterschiedlichen Ländern.

Die Studie von Dalton und Dalton, die vom BfR weiterhin als wichtigste Untersuchung angeführt wird, wurde schon um das Jahr 2000 vom US-amerikanische Institute of Medicine (IOM) und von WHO/FAO nicht mehr herangezogen, weil »diese Studie nicht heranzuziehen (sei), da es (IOM und WHO/FAO) sie in Bezug auf die verabreichten Vitamin-B6-Dosen für nicht ausreichend zuverlässig hielt.«

Das australische und neuseeländische National Health and Medical Research Council (NHMRC, 2006) gibt einen NOAEL von 200 mg/Tag an. Hier findet man auch wieder die rechnerische Begründung für den resultierenden UL: »Da die Vitamin-B6-Exposition in diesen Studien 5 bis 6 Monate oder weniger betrug und davon ausgegangen wurde, dass die Symptome möglicherweise erst nach einer längeren Zeit auftreten, wurde ein UF von 4 verwendet und ein UL von 50 mg/Tag abgeleitet.«

In Großbritannien wurde es dagegen folgendermaßen gehandhabt: »Die britische Expertengruppe für Vitamine und Mineralien (EVM, 2003) leitete den UL auf der Grundlage einer Studie an Beagle-Hunden (Phillips und andere, 1978) ab, aus der ein LOAEL-Wert (lowest-observed-adverse-effect-level) von 50 mg/kg Körpergewicht pro Tag ermittelt wurde, auf den ein UF von 300 angewandt wurde.«

Interessant ist, wie die Ernährungsrichtlinien bezüglich Vitamin B6 in unterschiedlichen Ländern aussehen: »Die Ernährungsrichtlinien oder -empfehlungen auf nationaler Ebene in der EU raten nicht zu einer Supplementierung mit Vitamin B6. Von den 27 kontaktierten EU-Mitgliedstaaten und Norwegen gaben vier die maximale Tagesdosis von Vitamin B6 an, die für den Zusatz zu Nahrungsergänzungsmitteln vorgeschrieben ist:

- 4,2 mg/Tag in Luxemburg,
- 10 mg/Tag in Italien,
- 18 mg/Tag in Polen und
- 21 mg/Tag in den Niederlanden.

Die von den Lebensmittelunternehmern empfohlenen und den nationalen Behörden gemeldeten Tageshöchstdosen wurden von einigen wenigen Ländern geteilt:

- Norwegen (4,2 mg/Tag),
- Dänemark (50 mg/Tag) und
- Finnland (400 mg/Tag) (unveröffentlichte Daten der finnischen Behörde für Lebensmittelsicherheit).«

Bezüglich der Versuche mit Beageln ist zu sagen, »dass in allen Studien mit Ausnahme einer Studie (Phillips und andere, 1978) keine Kontrollgruppe vorhanden war« und sehr hohe Dosen Pyridoxin gegeben wurden. Man arbeitete mit 50 bis 300 mg/kg pro Tag. Daraus konnte man Schlüsse bezüglich der toxischen Folgen ziehen. Wie wir allerdings weiter oben in diesem Kapitel gesehen haben, können diese histologischen Befunde durchaus mit einem Mangel an P5P gleichgesetzt werden. »Die histologischen Befunde zeigten einen ausgeprägten Verlust von Myelin und Axonen in den dorsalen Fasciculi über die gesamte Länge des Rückenmarks sowie einen Verlust von Myelin und eine Degeneration der Nervenfasern in den dorsalen sensorischen Nervenwurzeln.«

Die Auswertungen zum Einfluss von Vitamin B6 auf Schwangerschaften und Entwicklungstoxizität zeigten keinerlei Gefährdung. Sie schreiben: »Insgesamt kommt das Gremium zu dem Schluss, dass die vorliegenden Erkenntnisse nicht auf einen Zusammenhang zwischen einer hohen Vitamin-B6-Zufuhr und Ergebnissen hindeuten, die auf Entwicklungstoxizität hindeuten.«

Insgesamt folgern sie in ihrem Gutachten: »Der Wert von 50 mg/Tag stellt die niedrigste Vitamin-B6-Aufnahme dar, die mit Sicherheit mit der Entwicklung von Neuropathie in Verbindung gebracht wird, wenn sie über mehr als 6 Monate eingenommen wird; allerdings wurden auch geringere, aber unbestätigte Vitamin-B6-Dosen mit dieser schädlichen Wirkung in Verbindung gebracht.« Allerdings: »Ein

LOAEL und ein NOAEL können auf der Grundlage der verfügbaren Daten aus Humanstudien nicht ermittelt werden.«[114]

Einfach gesagt

- Symptome der »Vitamin-B6-Vergiftung«:
  - Kribbeln in Händen und Füßen
  - Stolpernder Gang
  - Taubheitsgefühle um den Mund herum
  - Gefühlsverlust
  - Mangelnde Muskelkoordination
  - Nächtliche Unruhe
  - Lebhafte Träume
  - Sonnenempfindlichkeit
  - Akneartiger Ausschlag
  - Das wichtigste Anzeichen für eine »Pyridoxin-Vergiftung« ist die periphere oder sensorische Neuropathie (äußert sich durch Empfindungsstörungen wie Kribbeln, Taubheit oder Schmerzen in den Extremitäten).

Ab welchen Dosierungen Zeichen einer »Vitamin-B6-Vergiftung« auftreten, ist nicht für jede Person zu definieren. Es scheint Unterschiede zu geben. Bei manchen Menschen scheinen Symptome schon bei 10 mg Pyridoxin aufzutreten, bei manchen erst bei Dosierungen von mehr als 1000 mg, über längere Zeit gegeben. Manche Therapeuten setzen regelmäßig 100 bis 300 mg Pyridoxin am Tage ein, ohne jemals Probleme zu sehen.

---

114 EFSA Panel on Nutrition, Novel Foods and Food Allergens (NDA); Turck, D., Bohn, T., Castenmiller, J., de Henauw, S., Hirsch-Ernst, KI., Knutsen, HK., Maciuk, A., Mangelsdorf, I., McArdle, HJ., Pelaez, C., Pentieva, K., Siani, A., Thies, F., Tsabouri, S., Vinceti, M., Fairweather-Tait, S., Vrolijk, M., Fabiani, L., Titz, A., Naska, A. Scientific opinion on the tolerable upper intake level for vitamin B6. EFSA J. 2023 May 17;21(5):e08006. doi: 10.2903/j.efsa.2023.8006. PMID: 37207271; PMCID: PMC10189633.

Wichtig ist, dass es sich bei den »Vergiftungsfällen« immer um Pyridoxin handelte und nicht um die aktive Form - P5P (außer in weiter unten genannten besonderen Einzelfällen).

Weiterhin ist wichtig, dass sich die »Vergiftungszeichen« wieder zurückbilden, wenn Pyridoxin abgesetzt wird.

Wer sich »schlau machen« will, wenn es um Vergiftungsmöglichkeiten geht, wendet sich gerne an das Bundesinstitut für Risikobewertung (BfR) und vertraut darauf, gut beraten zu werden. Das Bundesinstitut für Risikobewertung empfiehlt eine Höchstmenge von 3,5 Milligramm (mg) Vitamin B6 pro Tagesverzehrempfehlung eines Nahrungsergänzungsmittels.

Sie schreiben: »Die Ableitung basiert unter anderem auf den Daten einer Studie von Dalton und Dalton (1987) mit mittleren Dosierungen an Vitamin B6 in der Größenordnung um 100 mg pro Tag«. Man fragt sich, wie das Amt dazu kommt als weitere Quellen »und andere« zu nennen. Weitere Recherchen zu Vitamin B6 schienen nicht von Interesse gewesen zu sein. In anderen Worten ausgedrückt: Nur eine Quelle zu nennen, um eine Risikobewertung zu begründen, ist dürftig. Zudem ist die Quelle, nämlich Dalton und Dalton (1987), von vielen Seiten kritisiert worden. Ein wichtiger Kritikpunkt ist, dass in der Dalton-Studie bei Dosierungen von 50 bis 100 mg der Anteil der Frauen mit neurologischen Symptomen zuzunehmen scheint, aber bei Dosierungen von 100 bis 500 mg nimmt der prozentuale Anteil von Frauen, die neurologische Symptome haben, wieder ab. Hier kann also der Zusammenhang von Vitamin-B6-Gaben und Toxizität nicht gegeben sein.

Der Hauptmechanismus, der als Ursache für die »Pyridoxin-Vergiftung« gesehen wird, ist der, dass das übermäßig vorhandene Pyridoxin das aktive P5P verdrängt. Dadurch entstehen Symptome, die wir vom Vitamin-B6-Mangel kennen. Deshalb steht die »Vergiftung« auch in Anführungszeichen.

P5P kann theoretisch möglicherweise auch schädigend für den Körper sein, weil es eine Aldehydgruppe trägt, die zu Schäden zum Beispiel an der DNS führen könnten. Deshalb hat die Zelle Mechanismen entwickelt, die dafür sorgen, dass freies P5P nur in bestimmtem

Rahmen im Körper unterwegs ist. Die Europäische Behörde für Lebensmittelsicherheit schreibt 2023, dass sie es für unwahrscheinlich hält, dass P5P wegen der Aldehydgruppe Nervenschäden machen könne.

Fallbeispiel: Ein 75-jähriger Mann, der drei Jahre lang 9600 mg Pyridoxin am Tag einnahm, war dadurch auf einen Rollstuhl angewiesen, hatte auffallend gelblich-braune Haut und schwere neurologische Symptome sowie ausgeprägte Muskelschwäche und abgeschwächte Sehnenreflexe. Nach Absetzen des Pyridoxins bildeten sich die Symptome zurück und er konnte auch wieder gehen.

Derzeit sind zwei Berichte von Problemen mit P5P bei Kindern bekannt. Sie entwickelten in Verbindung mit hohe Dosen P5P (100 mg/kg/Tag - bei 10 bis 15 kg können das 1000 bis 1500 mg pro Tag sein) Leberprobleme. Ob diese Leberprobleme aber wirklich auf das P5P zurückzuführen sind, ist fraglich. Die Kinder hatten eine genetische Stoffwechselstörung bezüglich P5P und so müsste man untersuchen, ob nicht vielleicht auch diese Störung für die Leberproblematik verantwortlich war (Weiteres dazu in Kapitel *Genetische Erkrankungen des Vitamin-B6-Stoffwechsels*).

Vitamin B6 sollte nicht aufgelöst und stehengelassen, sondern möglichst als Kapsel eingenommen werden. Ist dies nicht möglich, sollte es nach dem Auflösen sofort verabreicht werden.

Therapie einer »Pyridoxin-Vergiftung«

Die Therapie der Wahl bei einer »Pyridoxin-Vergiftung« ist die Gabe von P5P, insbesondere bei vorherigen Pyridoxin-Dosen von mehr als 200 mg. Darüber hinaus sollte man die Magnesiummengen bei höheren Vitamin-B6-Spiegeln erhöhen, um das Auftreten einer peripheren Neuropathie zu verringern.

Aktuell hat die EFSA (Europäische Behörde für Lebensmittelsicherheit) die »Wissenschaftliche Stellungnahme zur tolerierbaren oberen Aufnahmemenge für Vitamin B6« veröffentlicht. Hierbei hat sie die Dosis von 25 mg/Tag auf 12 mg/Tag reduziert.

Es ist interessant, wie die Behörde auf diesen Wert kommt. Es sind nämlich nicht klinische Untersuchungen oder Erfahrungen, die zu dem Wert führen, sondern im Prinzip handelt es sich um Berechnungen, die aufgrund theoretischer Überlegungen vorgenommen werden. In England hat man sich bezüglich der tolerierbaren oberen Aufnahmemenge für Vitamin B6 übrigens an Untersuchungen an Beaglen (Hunde) **ohne** Kontrollgruppe orientiert. Die Dosierungen von Pyridoxin waren extrem hoch (50 bis 300mg/kg pro Tag, bei einem Gewicht von 10 bis 15 kg sind das 500 bis 4500 mg Pyridoxin am Tag).

Die EFSA begründen den Wert der tolerierbaren oberen Aufnahmemenge für Vitamin B6 auch damit, dass sie für alle Mitglieder der Allgemeinbevölkerung innerhalb einer bestimmten Alters- und Geschlechtskategorie, einschließlich empfindlicher Personen, während ihres gesamten Lebens schützend sein sollen.

Zu begrüßen ist, dass sie die Studie von Dalton und Dalton kritisch sehen.

Unterschiedliche Länder geben übrigens deutlich unterschiedliche Werte für die tolerierbare oberen Aufnahmemenge für Vitamin B6 an:

- Norwegen (4,2 mg/Tag),
- Dänemark (50 mg/Tag) und
- Finnland (400 mg/Tag) (unveröffentlichte Daten der finnischen Behörde für Lebensmittelsicherheit).

Interessant ist, was sie zu einer sehr sensiblen Gruppe der Bevölkerung bezüglich Vitamin B6 sagen: »Die Auswertungen zum Einfluss von Vitamin B6 auf Schwangerschaften und Entwicklungstoxizität zeigten keinerlei Gefährdung.« Sie schreiben: »Insgesamt kommt das Gremium zu dem Schluss, dass die vorliegenden Erkenntnisse nicht auf einen Zusammenhang zwischen einer hohen Vitamin-B6-Zufuhr und Ergebnissen hindeuten, die auf Entwicklungstoxizität hindeuten.«

Sehr wichtig ist in diesem Zusammenhang, und darauf geht das EFSA in keinem Punkt ein, dass Neuropathien, die reversibel sind, wenn man Pyridoxin weglässt, ausschließlich bei hohen Dosierungen mit Pyridoxin auftreten. Es sind keine Neuropathien für die Gabe von P5P beschrieben und ich war in meiner Praxis mit diesem Thema bisher nie konfrontiert, obgleich wir HPUlern P5P in Dosen von 60 mg pro Tag geben und die Erfahrung machen, dass es ihnen, wenn sie weniger nehmen, schlechter geht.

Bei dem EFSA-Gutachten scheint es aus meiner Perspektive eher darum zu gehen, dass juristisch sicher ist, dass zum Beispiel auch Menschen mit kleinen genetischen Veränderungen (SNPs) im Vitamin-B6-Stoffwechsel keine negativen Folgen durch die Einnahme von Pyridoxin haben sollen. Ob dies allerdings sinnvoll ist und man damit nicht andere Menschen mit Stoffwechselschwächen wie HPU gefährdet, steht auf einem anderen Blatt.

Genetische Erkrankungen des Vitamin-B6-Stoffwechsels

In den letzten zwei Jahrzehnten hat sich das Gebiet der Vitamin-B6-abhängigen Epilepsien durch die Anerkennung einer wachsenden Zahl von Gendefekten (ALDH7A1, PNPO, ALPL, ALDH4A1, PLPBP sowie Defekte der Glykosylphosphatidylnositol-Ankerproteine) weiterentwickelt, die alle zu einer verminderten Verfügbarkeit von P5P führen.[115] Die Häufigkeit dieser genetischen Störungen in Deutschland ist nicht genau bekannt, da sie relativ selten sind. Die Pyridoxin-abhängige Epilepsie (PDE) tritt bei etwa 1 zu 30.000 bis 1 zu 100.000 Neugeborenen auf.

Der Pyridoxamin-5'-Phosphat-Oxidase-Mangel (PNPO) ist eine sehr seltene Störung und seine Prävalenz in Deutschland ist nicht gut dokumentiert. Hyperprolinämie Typ II ist ebenfalls selten, und die genaue Prävalenz in Deutschland ist nicht bekannt. Hypophosphatasie ist ebenfalls eine seltene genetische Störung, ihre Prävalenz in Deutschland beträgt schätzungsweise etwa 1 zu 100.000 bis 1 zu 300.000 Menschen.

---

115 Plecko, B. On pathways and blind alleys-The importance of biomarkers in vitamin B6 -dependent epilepsies. J Inherit Metab Dis. 2023 Sep;46(5):839-847. doi: 10.1002/jimd.12655. Epub 2023 Jul 27. PMID: 37428623.

Pyridoxin-abhängige Epilepsie (PDE)

Es handelt sich um eine autosomal rezessiv vererbte Krankheit mit wahrscheinlich unterschätzter Häufigkeit, die erstmals 1954 beschrieben wurde und in der Regel mit einer neonatalen epileptischen Enzephalopathie einhergeht. Die betroffenen Personen sind auf tägliche pharmakologische Dosen von Pyridoxin angewiesen und sterben unbehandelt an einem Status epilepticus. Spätere Ausbrüche der Krankheit und atypische Reaktionen auf Pyridoxin wurden beobachtet. Die Anhäufung von Pipecolsäure, einem Zwischenprodukt des Lysinabbaus, in Plasma und Liquor ist ein diagnostischer Marker für pyridoxinabhängige Epilepsie. Der Stoffwechseldefekt geht nachweislich auf Mutationen der Alpha-Aminoadipin-Aldehyd-Dehydrogenase (oder Antiquitin, kodiert durch das ALDH7A1-Gen) zurück, die die Oxidation von Alpha-Aminoadipin-Semialdehyd, das sich von Pipecolsäure ableitet, zu Alpha-Aminoadipinsäure katalysiert. Der durch die Krankheit hervorgerufene sekundäre P5P-Mangel ist auf die Anhäufung von Alpha-Aminoadipinsäurealdehyd zurückzuführen, das bei Bildung einer schiffintramolekularen Schiff´schen Base (L-dελτα-Piperidein-6-Carbonsäure) mit P5P in einer Knoevenagel-Kondensation reagiert.[116]

116 di Salvo, ML., Safo, MK., Contestabile, R. Biomedical aspects of pyridoxal 5'-phosphate availability. Front Biosci (Elite Ed). 2012 Jan 1;4(3):897-913. doi: 10.2741/E428. PMID: 22201923.

Pyridoxamin-5'-Phosphatoxidase(PNPO)-Mangel

Seit etwa 2005 ist der PNPO-Mangel in den Fokus der Forschung geraten. Mehrere Gruppen machten auf dieses Phänomen aufmerksam.[117,118]

2005 beschrieben Niklas Darin und andere eine Kohorte von Säuglingen mit neonataler epileptischer Enzephalopathie und Veränderungen in der Liquorkonzentration von Neurotransmitter-Aminvorläufern und -Metaboliten, was auf eine mangelnde Aktivität der aromatischen L-Aminosäure-Decarboxylase, dem P5P-abhängigen Enzym, das für die Synthese von Dopamin und Serotonin erforderlich ist, hinweist. Erhöhte Threonin- und Glycinwerte im Liquor deuteten darauf hin, dass ein allgemeiner Defekt von B6-abhängigen Enzymen vorliegen könnte. Die Anfälle der Säuglinge sprechen kaum auf eine Behandlung mit Pyridoxin an, reagierten allerdings sehr gut auf P5P. Später konnten Niklas Darin und andere zeigen, dass diese Gruppe von Personen homozygote Mutationen im PNPO-Gen (MIM: 603287) aufwiesen, das für die Pyridox(am)in-5-Phosphat-Oxidase kodiert, die die katalytische Effizienz des Enzyms erheblich reduzierten. Ein Mangel an PNPO (MIM: 610090) beeinträchtigt die P5P-Synthese und -Aufbereitung.

---

117 Mills, PB., Surtees, RA., Champion, MP., Beesley, CE., Dalton, N., Scambler, PJ., Heales, SJ., Briddon, A., Scheimberg, I., Hoffmann, GF., Zschocke, J., Clayton PT. Neonatal epileptic encephalopathy caused by mutations in the PNPO gene encoding pyridox(am)ine 5'-phosphate oxidase. Hum Mol Genet. 2005 Apr 15;14(8):1077-86. doi: 10.1093/hmg/ddi120. Epub 2005 Mar 16. PMID: 15772097.

118 Ormazabal, A., Oppenheim, M., Serrano, M., García-Cazorla, A., Campistol, J., Ribes, A., Ruiz, A., Moreno, J., Hyland, K., Clayton, P., Heales, S., Artuch, R. Pyridoxal 5'-phosphate values in cerebrospinal fluid: reference values and diagnosis of PNPO deficiency in paediatric patients. Mol Genet Metab. 2008 Jun;94(2):173-7. doi: 10.1016/j.ymgme.2008.01.004. Epub 2008 Feb 21. PMID: 18294893.

Später konnten sie zeigen, dass Personen mit PNPO-Mangel auch eher pyridoxinsensitiv sein können statt P5P-sensitiv.[119]

PLPHP/PROSC-Mangel

In einer Studie aus dem Jahr 2016 schreiben Niklas Darin und andere: »In diesem Beitrag werden die Ergebnisse der Untersuchung einer blutsverwandten syrischen Familie beschrieben, in der drei Kinder von pyridoxinabhängiger Epilepsie betroffen waren. Dies führte zur Entdeckung eines Gens mit bisher unbekannter Funktion, PROSC (proline synthetase co-transcribed homolog [bacterial]) (GenBank: NM_007198.3). Bei einer Untersuchung einer Kohorte von 29 Kindern und jungen Erwachsenen mit Vitamin-B6-abhängiger Epilepsie wurden bei vier Personen biallelische Mutationen in PROSC festgestellt. Die Analyse von Körperflüssigkeiten und Fibroblasten von Personen mit PROSC-Mangel deutet darauf hin, dass es sich um ein intrazelluläres Bindungsprotein handelt, das an der homöostatischen Regulierung des freien P5P-Spiegels beteiligt ist. PROSC wird in menschlichen Geweben ubiquitär exprimiert und ist im Laufe der Evolution hoch konserviert, was auf wichtige zelluläre Funktionen hinweist.

Im Gegensatz zum PNPO-Mangel gab es keine Anreicherung von Pyridoxin, Pyridoxamin, Pyridoxinphosphat oder Pyridoxaminphosphat im Plasma der Personen mit PROSC-Mangel. Daher könnte das Vitamin-B6-Profil im Plasma bei der Diagnostik ein Hinweis auf einen PROSC-Mangel sein.

119 Darin, N., Reid, E., Prunetti, L., Samuelsson, L., Husain, RA., Wilson, M., El Yacoubi, B., Footitt, E., Chong, WK., Wilson, LC., Prunty, H., Pope, S., Heales, S., Lascelles, K., Champion, M., Wassmer, E., Veggiotti, P., de Crécy-Lagard, V., Mills, PB., Clayton, PT. Mutations in PROSC Disrupt Cellular Pyridoxal Phosphate Homeostasis and Cause Vitamin B6-Dependent Epilepsy. Am J Hum Genet. 2016 Dec 1;99(6):1325-1337. doi: 10.1016/j.ajhg.2016.10.011. PMID: 27912044; PMCID: PMC5142116.

Die Behandlung von Personen mit PROSC-Mangel mit P5P führte zu einer besseren Anfallskontrolle als die Behandlung mit Pyridoxin. Das Plasma-Vitamin-B6-Profil eines Probanden, der Pyridoxin erhielt, zeigte sehr hohe Konzentrationen von Pyridoxal und Pyridoxinsäure. Dies deutet darauf hin, dass das P5P, das in der Leber aus der Pyridoxinzufuhr durch die sequentielle Wirkung von Pyridoxalkinase und PNPO gebildet wird, in Abwesenheit von PROSC leicht durch intrazelluläre Phosphatasen und Aldehydoxidase abgebaut werden kann.«[120]

Seit 2016 haben sich Änderungen in der Nomenklatur ergeben und es gibt neue Erkenntnisse: Das PROSC-Gen und -Protein wurden inzwischen in P5P-bindendes Protein-Gen, PLPBP, umbenannt, das für das P5P-Homöostase-Protein (PLPHP) kodiert. Inzwischen sind etwa 40 Patienten mit einem breiteren klinischen Spektrum einschließlich abgeschwächter Formen beschrieben worden. Etwa 60 Prozent der Patienten mit PLPHP-Mangel sprechen auf Pyridoxin an, während 40 Prozent von einer Umstellung auf P5P profitieren. Die Prävalenz der kognitiven Beeinträchtigung liegt bei etwa 75 Prozent, und die Sterblichkeitsrate beträgt 15 Prozent, wobei das Risiko höher ist, wenn die Behandlung mit Vitamin B6 verzögert oder gar versäumt wird.[121]

120 Darin, N., Reid, E., Prunetti, L., Samuelsson, L., Husain, RA., Wilson, M., El Yacoubi, B., Footitt, E., Chong, WK., Wilson, LC., Prunty, H., Pope, S., Heales, S., Lascelles, K., Champion, M., Wassmer, E., Veggiotti, P., de Crécy-Lagard, V., Mills, PB., Clayton, PT. Mutations in PROSC Disrupt Cellular Pyridoxal Phosphate Homeostasis and Cause Vitamin B6-Dependent Epilepsy. Am J Hum Genet. 2016 Dec 1;99(6):1325-1337. doi: 10.1016/j.ajhg.2016.10.011. PMID: 27912044; PMCID: PMC5142116.

121 Plecko, B. On pathways and blind alleys-The importance of biomarkers in vitamin B6 -dependent epilepsies. J Inherit Metab Dis. 2023 Sep;46(5):839-847. doi: 10.1002/jimd.12655. Epub 2023 Jul 27. PMID: 37428623.

Hyperprolinämie Typ II

Diese seltene Störung, die sich in der Regel in der Kindheit mit Anfällen und Enzephalopathie bemerkbar macht, wird durch den Mangel des Enzyms dελτα1-Pyrrolin-5-Carboxylat-Dehydrogenase verursacht, das am Prolinabbau beteiligt ist und durch das ALDH4A1-Gen kodiert wird.

Dieser Mangel führt zu einer Anhäufung von Prolin und L-dελτα1-Pyrrolin-5-Carbonsäure im Plasma und der daraus resultierenden übermäßigen Ausscheidung der letzteren Verbindung in den Urin. Es wurde gezeigt, dass L-dελτα-Pyrrolin-5-Carbonsäure in einer Knoevenagel-Kondensation des aktivierten C4-Kohlenstoffs des Pyrrolinrings mit dem Aldehydkohlenstoff von P5P reagiert. Die Krampfanfälle, die bei etwa der Hälfte der Betroffenen auftreten, sprechen gut auf eine Behandlung mit Pyridoxin an.[122]

Mangel an Cystathionin-β-Synthase (CBS)

Vitamin B6 wird auch bei der Vitamin-B6-abhängigen Homocystinurie eingesetzt, die durch einen Mangel an Cystathionin-ß-Synthase entsteht.[123] Die durch einen Mangel an Cystathionin-β-Synthase (CBS) verursachte Homocystinurie ist gekennzeichnet durch eine Beteiligung des Auges (Ektopia lentis und/oder schwere Myopie), des Skelettsystems (übermäßige Körpergröße, lange Gliedmaßen, Skoliose und Pectus excavatum), des Gefäßsystems (Thromboembolien) und des ZNS (Entwicklungsverzögerung / intellektuelle Behinderung).

122 di Salvo, ML., Safo, MK., Contestabile, R. Biomedical aspects of pyridoxal 5'-phosphate availability. Front Biosci (Elite Ed). 2012 Jan 1;4(3):897-913. doi: 10.2741/E428. PMID: 22201923.

123 Sacharow, SJ., Picker, JD., Levy, HL. Homocystinuria Caused by Cystathionine Beta-Synthase Deficiency. 2004 Jan 15 [updated 2017 May 18]. In: Adam MP, Mirzaa GM, Pagon RA, Wallace SE, Bean LJH, Gripp KW, Amemiya A, editors. GeneReviews® [Internet]. Seattle (WA): University of Washington, Seattle; 1993–2023. PMID: 20301697.

Es ist nicht ungewöhnlich, dass eine zuvor asymptomatische Person im Erwachsenenalter nur ein thromboembolisches Ereignis aufweist, das häufig zerebrovaskulär ist. Es werden zwei phänotypische Varianten unterschieden, die Vitamin-B6-responsive Homocystinurie und die Vitamin-B6-nicht-responsive Homocystinurie. Die Vitamin-B6-responsive Homocystinurie ist in der Regel milder als die nicht-responsive Variante.

Weitere Merkmale können sein:

- Krampfanfälle,
- Psychiatrische Probleme,
- Extrapyramidale Anzeichen (zum Beispiel Dystonie),
- Hypopigmentierung von Haut und Haaren,
- Mundwinkelrötung,
- Livedo reticularis und
- Pankreatitis.

Zu den wichtigsten biochemischen Merkmalen der Homocystinurie gehören deutlich erhöhte Konzentrationen von Gesamthomocystein und Methionin im Plasma. Die Diagnose kann durch den Nachweis biallelischer pathogener Varianten im CBS-Gen, das für die Cystathionin-β-Synthase kodiert, gesichert werden. Die Homocystinurie wird autosomal rezessiv vererbt.[124]

Hyperphosphatasie

Hyperphosphatasie geht mit mentaler Retardierung aufgrund pathogener Varianten in PIGV, einem Gen, das an der Biosynthese von

124 Sacharow, SJ., Picker, JD., Levy, HL. Homocystinuria Caused by Cystathionine Beta-Synthase Deficiency. 2004 Jan 15 [updated 2017 May 18]. In: Adam MP, Feldman J, Mirzaa GM, Pagon RA, Wallace SE, Bean LJH, Gripp KW, Amemiya A, editors. GeneReviews® [Internet]. Seattle (WA): University of Washington, Seattle; 1993–2023. PMID: 20301697.

Glykosylphosphidylinositol (GPI)-Ankern beteiligt ist, einher. Sie manifestiert sich in höherem Alter und die Patienten sprechen weniger gut auf Pyridoxin an.[125] Die alkalische Phosphatasekonzentration ist zu hoch.[126]

Hypophosphatasie

Die unverzichtbare Rolle, die die gewebeunspezifische alkalische Phosphatase (ALPL) bei der zellulären Aufnahme von B6-Vitameren spielt, zeigt sich beim Auftreten von Hypophosphatasie, einer seltenen genetischen Erkrankung, deren schwere Formen durch eine erhöhte Plasmakonzentration von P5P und eine verminderte Plasmakonzentration von Pyridoxal gekennzeichnet sind. Das erste Auftreten der Hypophosphatasie wurde von Rathbun berichtet, der den Fall eines Kindes beschrieb, das an Epilepsie und Rachitis starb und eine sehr niedrige Aktivität der alkalischen Phosphatase im Blut und im Gewebe aufwies. Die Krankheit entsteht durch Mutationen im Gen, das für das gewebeunspezifische Isoenzym der alkalischen Phosphatase (ALPL; OMIM 171760) kodiert. Die meisten beschriebenen Mutationen sind Missense-Mutationen, die zu variablen klinischen Manifestationen führen. Abhängig vom Alter zur Zeit der Diagnose können sechs klinische Untergruppen unterschieden werden: perinatal tödliche, pränatal gutartige, kindliche und erwachsene Formen sowie Odontohypophosphatasie. In allen Untergruppen wurde

125 Plecko, B. On pathways and blind alleys-The importance of biomarkers in vitamin B6 -dependent epilepsies. J Inherit Metab Dis. 2023 Sep;46(5):839-847. doi: 10.1002/jimd.12655. Epub 2023 Jul 27. PMID: 37428623.

126 Darin, N., Reid, E., Prunetti, L., Samuelsson, L., Husain, RA., Wilson, M., El Yacoubi, B., Footitt, E., Chong, WK., Wilson, LC., Prunty, H., Pope, S., Heales, S., Lascelles, K., Champion, M., Wassmer, E., Veggiotti, P., de Crécy-Lagard, V., Mills, PB., Clayton, PT. Mutations in PROSC Disrupt Cellular Pyridoxal Phosphate Homeostasis and Cause Vitamin B6-Dependent Epilepsy. Am J Hum Genet. 2016 Dec 1;99(6):1325-1337. doi: 10.1016/j.ajhg.2016.10.011. PMID: 27912044; PMCID: PMC5142116.

über klinische Variabilität berichtet; daher kann Hypophosphatasie als eine Spektrumstörung betrachtet werden.

Die gewebeunspezifische alkalische Phosphatase, die in Osteoblasten und Chondrozyten reichlich vorhanden ist, katalysiert die Hydrolyse anorganischer Pyrophosphate, die das Wachstum der entstehenden Hydroxylapatitkristalle verzögern. Die intrazelluläre Anhäufung von anorganischen Pyrophosphaten, die sich aus der fehlenden gewebeunspezifische alkalischen Phosphatase-Aktivität ergibt, ist der Grund für die beeinträchtigte Mineralisierung des Skeletts, die bei den von Hypophosphatasie betroffenen Personen beobachtet wird. Darüber hinaus zeigen die betroffenen Personen eine epileptische Enzephalopathie und einen abnormen Neurotransmitter-Stoffwechsel. Das Pyridoxal, das die Nervenzellen erreicht, wird durch Dephosphorylierung von P5P durch die gewebeunspezifische alkalische Phosphatase im Plexus choroideus gewonnen. Die Deaktivierung der gewebeunspezifischen alkalischen Phosphatase führt daher zu einem Mangel an Pyridoxal in den Nervenzellen und damit zu einer fehlenden Aktivierung von P5P-abhängigen Enzymen. Tatsächlich werden bei Hypophosphatasie-Patienten erhöhte Vanillactat-Spiegel beobachtet, was auf einen funktionellen Mangel an aromatischer Aminosäure-Decarboxylase hinweist, die für die Dopamin- und Serotoninproduktion erforderlich ist. Verminderte GABA-Spiegel im Gehirn wurden bei TNAP (gewebeunspezifische alkalischen Phosphatase)-Knockout-Mäusen nachgewiesen, die kurz nach der Geburt Anfälle entwickelten, die durch die Verabreichung von Pyridoxal verhindert werden konnten. Bei menschlichen Säuglingen wurden auch mit Pyridoxin gute Behandlungserfolge erzielt.[127]

Das Spektrum der durch alkalische Phosphatase-Mutationen verursachten Erkrankungen (Hypophosphatasie) ist sehr breit und reicht von einer Skeletthypomineralisierung und -deformität, die bereits im Mutterleib festgestellt wird, bis hin zum vorzeitigen Verlust von

127 di Salvo, ML., Safo, MK., Contestabile, R. Biomedical aspects of pyridoxal 5'-phosphate availability. Front Biosci (Elite Ed). 2012 Jan 1;4(3):897-913. doi: 10.2741/E428. PMID: 22201923.

Milchzähnen und/oder bleibenden Zähnen. Nur bei Patienten mit der schwersten neonatalen Form treten in der Neugeborenenperiode Krampfanfälle auf, die der Feststellung einer Knochenerkrankung vorausgehen können.

Die Röntgenaufnahmen des Knochens zeigen Merkmale, die einer Rachitis ähneln. Die alkalische Phosphatase im Plasma liegt unter dem Normalbereich, aber es ist wichtig, sie mit dem richtigen Altersbereich zu vergleichen. Phosphoethanolamin im Urin ist erhöht. Plasma-P5P und das P5P/Pyridoxal-Verhältnis sind erhöht (sogar vor einer Pyridoxin-Supplementierung). Es kann biochemische Hinweise geben auf intrazellulären P5P-Mangel, zum Beispiel erhöhte Ausscheidung von Vanillinmilchsäure.[128]

Bei gesunden Erwachsenen beeinflussen häufige Varianten der alkalischen Phosphatase die P5P-Konzentration im Plasma, den am häufigsten verwendeten Biomarker für den Vitamin-B6-Status.[129]

2018 wurde ein Patient mit Mutationen in GOT2, das für die mitochondriale Glutamat-Oxaloacetat-Transaminase kodiert, beschrieben. Der Patient stellte sich mit einer auf Serin und Vitamin B6 reagierenden epileptischen Enzephalopathie, tiefgreifender psychomotorischer Verzögerung und spastischer Paraparese vor.[130]

Darüber hinaus wurde eine positive Reaktion auf Pyridoxin bei anderen monogenen Defekten wie MOCS2-Mangel oder KCNQ2

---

128 Wilson, MP., Plecko, B., Mills, PB., Clayton, PT. Disorders affecting vitamin B6 metabolism. J Inherit Metab Dis. 2019 Jul;42(4):629-646. doi: 10.1002/jimd.12060. Epub 2019 Mar 20. PMID: 30671974.

129 Carter, TC., Pangilinan, F., Molloy, AM., Fan, R., Wang, Y., Shane, B., Gibney, ER., Midttun, Ø., Ueland, PM., Cropp, CD., Kim, Y., Wilson, A.F, Bailey-Wilson, JE., Brody, LC., Mills, JL. Common Variants at Putative Regulatory Sites of the Tissue Nonspecific Alkaline Phosphatase Gene Influence Circulating Pyridoxal 5'-Phosphate Concentration in Healthy Adults. J Nutr. 2015 Jul;145(7):1386-93. doi: 10.3945/jn.114.208769. Epub 2015 May 13. PMID: 25972531; PMCID: PMC4478949.

130 Wilson, MP., Plecko, B., Mills, PB., Clayton PT. Disorders affecting vitamin B6 metabolism. J Inherit Metab Dis. 2019 Jul;42(4):629-646. doi: 10.1002/jimd.12060. Epub 2019 Mar 20. PMID: 30671974.

beobachtet, und es gibt möglicherweise noch weitere Defekte, die entdeckt werden könnten.[131]

Dosierungen der B6-Vitamere bei genetischen Veränderungen

Die empfohlene Dosis für Neugeborene beträgt 100 mg Pyridoxin/Tag, während Säuglinge 30 mg/kg/Tag mit einem Maximum von 300 mg/Tag und Kinder, Jugendliche und Erwachsene 30 mg/kg/Tag bis zu einem Maximum von 500 mg/Tag erhalten. Die übliche Gesamttagesdosis zur Behandlung von Patienten mit PDE-ALDH7A1 beträgt 200 bis 300 mg Pyridoxin, aufgeteilt in zwei tägliche Dosen. Bei Anfällen kann erwogen werden, die Pyridoxin-Dosis vorübergehend über drei bis fünf Tage zu verdoppeln. Bei PNPO-Mangel-Patienten können häufigere Dosierungen erforderlich sein, aber die Dosis sollte nicht mehr als 40 bis 60 mg/kg/Tag betragen, da Lebertoxizität bei einzelnen Patienten bei höheren P5P-Dosen aufgetreten ist. Es gibt Diskussionen unter Klinikern darüber, welcher Vitamer bei der Testung auf Vitamin-B6-abhängige Epilepsien verwendet werden soll, da P5P alle bekannten genetischen Störungen mit Vitamin-B6-abhängiger Epilepsie behandeln könnte, während Pyridoxin typischerweise bei Patienten mit klassischem PNPO-Mangel versagt. Während Pyridoxin bei täglichen Gesamtdosen von mehr als 200 bis 300 mg/Tag das Risiko einer reversiblen sensorischen Neuropathie und bei ungewöhnlich hohen Dosen um 1 g/Tag auch eine motorische Neuropathie birgt, hat P5P bei einzelnen Patienten mit PNPO-Mangel, die Dosen von 60 bis 100 mg/kg/Tag erhielten, um anfallsfrei zu

131 Plecko, B. On pathways and blind alleys-The importance of biomarkers in vitamin B6 -dependent epilepsies. J Inherit Metab Dis. 2023 Sep;46(5):839-847. doi: 10.1002/jimd.12655. Epub 2023 Jul 27. PMID: 37428623.

bleiben, eine Leberzirrhose und sogar ein hepatozelluläres Karzinom verursacht.[132]

Einfach gesagt

- Es gibt einige genetische Störungen des Vitamin-B6-Stoffwechsels. Die meisten von ihnen gehen mit Epilepsie einher, weil P5P für die Bildung von Gammaaminobuttersäure (GABA) fehlt, die eine dämpfende Wirkung auf das Gehirn hat.

- Die Pyridoxin-abhängige Epilepsie (PDE) ist eine Erbkrankheit mit wahrscheinlich unterschätzter Häufigkeit, die erstmals 1954 beschrieben wurde und in der Regel mit Epilepsie direkt nach der Geburt einhergeht. Die betroffenen Personen sind auf tägliche pharmakologische Dosen von Pyridoxin angewiesen und sterben unbehandelt an einer epileptischen Anfallsserie. Spätere Ausbrüche der Krankheit und atypische Reaktionen auf Pyridoxin wurden beobachtet. Die Krankheit geht auf Mutationen der alpha-Aminoadipin-Aldehyd-Dehydrogenase (oder Antiquitin, kodiert durch das ALDH7A1-Gen) zurück.

- Der Pyridoxamin-5'-Phosphatoxidase(PNPO)-Mangel ist seit etwa 2005 in den Fokus der Forschung geraten. Zuerst hat man die mangelnde Aktivität eines P5P-abhängigen Enzyms, das für die Bildung von Dopamin und Serotonin erforderlich ist, entdeckt. Später konnten Niklas Darin und andere zeigen, dass es sich um Mutationen im PNPO-Gen handelte. Das Enzym PNPO ist für die Umwandlung von Pyridoxin-5'-Phosphat in P5P verantwortlich. Die Anfälle der Säuglinge sprachen kaum auf eine Behandlung mit Pyridoxin an, reagierten aber sehr gut auf P5P.

---

132 Plecko, B. On pathways and blind alleys-The importance of biomarkers in vitamin B6 -dependent epilepsies. J Inherit Metab Dis. 2023 Sep;46(5):839-847. doi: 10.1002/jimd.12655. Epub 2023 Jul 27. PMID: 37428623.

Später konnten die Forscher allerdings zeigen, dass Personen mit PNPO-Mangel auch eher pyridoxinsensitiv sein können statt P5P-sensitiv. Es gibt also beide Formen.

- PLPHP, früher PROSC genannt, ist ein intrazelluläres Bindungsprotein, das an der Regulierung des freien P5P-Spiegels beteiligt ist. Es schützt P5P vor dem Abbau in der Zelle. Die Patienten haben eine Vitamin-B6-abhängige Epilepsie, zu etwa 75 Prozent geistige Beeinträchtigungen und die Sterblichkeitsrate beträgt 15 Prozent, wobei das Risiko höher ist, wenn die Behandlung mit Vitamin B6 verzögert oder gar versäumt wird.

- Die seltene Hyperprolinämie Typ II, die sich in der Regel in der Kindheit mit Anfällen und einer Schädigung des Gehirns bemerkbar macht, wird durch den Mangel des Enzyms dελτα1-Pyrrolin-5-Carboxylat-Dehydrogenase verursacht, das am Abbau der Aminosäure Prolin beteiligt ist und durch das ALDH4A1-Gen kodiert wird. Die fehlerhaften Produkte binden P5P und führen so zu einem Mangel. Die Krampfanfälle, die bei etwa der Hälfte der Betroffenen auftreten, sprechen gut auf eine Behandlung mit Pyridoxin an.

- Die durch einen Mangel an Cystathionin-β-Synthase (CBS) verursachte Homocystinurie ist gekennzeichnet durch eine Beteiligung des Auges (Linsenluxation, im Volksmund »Linsenausrenkung« und/oder schwere Kurzsichtigkeit), des Skelettsystems (übermäßige Körpergröße, lange Gliedmaßen, Skoliose und Trichterbrust), des Gefäßsystems (Blutgerinnsel) und des Gehirns (Entwicklungsverzögerung / intellektuelle Behinderung). Es ist nicht ungewöhnlich, dass eine zuvor asymptomatische Person im Erwachsenenalter nur ein Blutgerinnsel entwickelt, was dann aber häufig im Gehirn passiert.

- Hyperphosphatasie geht mit geistiger Behinderung aufgrund von Störungen des Gens PIGV einher. Die alkalische

Phosphatasekonzentration ist zu hoch. Die Patienten sprechen weniger gut auf Pyridoxin an.

- Bei der Hypophosphatasie kann der Körper nicht so gut die Phosphatgruppe von P5P abtrennen. Dadurch kommt es nicht in die Zelle, kann dort nicht aus Pyridoxal zu P5P umgebaut werden. P5P steht den Enzymen in der Zelle dann nicht zur Verfügung. Da das fehlende Enzym, die alkalische Phosphatase, unter anderem in Zellen, die Knochen aufbauen und in Knorpelzellen vorkommt, können die Patienten eventuell kein gutes Skelett aufbauen und zeigen Zeichen von Rachitis. Zudem können sie unter epileptischen Anfällen und veränderten Hirn-Botenstoffen leiden. Diese Patienten kann man gut mit Pyridoxin behandeln, weil der Körper mit einem anderen Enzym, der Pyridoxalkinase, aus Pyridoxin-5-Phosphat P5P machen kann und so wird die Schwachstelle umgangen. Es gibt sehr viele verschiedene Mutationen des Gens für die alkalische Phosphatase, die zu unterschiedlich starken Ausprägungen der Störungen führen können. Somit kann man hier von einer Spektrumstörung sprechen. Das Spektrum reicht von einer Skelettuntermineralisierung und -deformität, die bereits im Mutterleib festgestellt wird, bis hin zum vorzeitigen Verlust von Milchzähnen und/oder bleibenden Zähnen. Nur bei Patienten mit der schwersten Form treten in der Neugeborenenperiode Krampfanfälle auf, die der Feststellung einer Knochenerkrankung vorausgehen können. Die Röntgenaufnahmen des Knochens zeigen Merkmale, die einer Rachitis ähneln. Die alkalische Phosphatase im Plasma liegt unter dem Normalbereich, aber es ist wichtig, sie mit dem richtigen Altersbereich zu vergleichen. Bei gesunden Erwachsenen beeinflussen häufige Varianten der alkalischen Phosphatase zum Beispiel nur die P5P-Konzentration im Plasma und es kommt zu keinen weiteren Symptomen.

- Neben weiteren Genveränderungen, wie zum Beispiel bei GOT2, MOCS2 oder KCNQ2 gibt möglicherweise noch weitere Defekte, die in der Zukunft entdeckt werden könnten.

- Die Dosierungen von Vitamin B6 bei den Patienten sind interessant, weil sie das »normale Maß« deutlich überschreiten. Deshalb habe ich sie hier aufgeführt. Die übliche Gesamttagesdosis zur Behandlung von Patienten mit PDE beträgt dann schon mal 200 bis 300 mg Pyridoxin. Während Pyridoxin bei täglichen Gesamtdosen von mehr als 200 bis 300 mg/Tag das Risiko von Taubheitsgefühlen, die wieder weggehen, wenn man Pyridoxin absetzt, und bei ungewöhnlich hohen Dosen um 1 g/Tag von Lähmungserscheinungen (die nach Absetzen wieder weggehen) birgt, hat P5P bei einzelnen Patienten mit PNPO-Mangel, die Dosen von 60 bis 100 mg/kg/Tag erhielten, um anfallsfrei zu bleiben, eine Leberzirrhose und sogar ein hepatozelluläres Karzinom verursacht. Hier möchte ich darauf hinweisen, dass es in den Literaturquellen zwei unterschiedliche Annahmen gibt. Im ersten Fall von Leberzirrhose nahmen die Autoren das P5P als ursächlich an[133], während die Autoren der zweiten Literaturquelle annehmen, dass die PNPO-Erkrankung möglicherweise mit Zirrhose einherginge.[134] Die dritte Literaturangabe war für mich nicht auffindbar[135] und den Hinweis auf die Entwicklung eines Leberkrebses konnte ich in den beiden anderen Quellen nicht finden. Leberkrebs wird vermeintlich in Einzelfällen in Verbindung mit hohen Dosen an Vitamin B6 genannt. Ein ursächlicher Zusammenhang ist allerdings definitiv nicht bewiesen.

133 Sudarsanam, A., Singh, H., Wilcken, B. et al. Cirrhosis associated with pyridoxal 5 -phosphate treatment of pyridoxamine 5-phosphate oxidase deficiency. JIMD Rep. 2014;17:67-70.

134 Coman, D., Lewindon, P., Clayton, P., Riney, K. PNPO Deficiency and Cirrhosis: Expanding the Clinical Phenotype? JIMD Rep. 2016;25:71-75. doi: 10.1007/8904_2015_456. Epub 2015 Jun 25. PMID: 26108646; PMCID: PMC5059209.

135 Webster, R., Sankaran, BP., Stormon, M. et al. Liver transplanta- tion in PNPO deficiency: management challenges and biologi- cal lessons. J Inherited Metab Dis. 2021;44.

Vitamin B6 und Aminosäuren

Aminosäuren sind organische Verbindungen, die als Bausteine von Proteinen (Eiweißen) dienen. Es gibt insgesamt 20 verschiedene Aminosäuren, von denen neun als essentiell gelten, da der Körper sie nicht selbst herstellen kann und sie daher über die Nahrung aufgenommen werden müssen.

Vitamin B6 ist an der Umwandlung von Aminosäuren in Energie beteiligt und unterstützt den Abbau von Proteinen zu ihren einzelnen Aminosäurebestandteilen. Vitamin B6 wird auch benötigt, um bestimmte Aminosäuren in Neurotransmitter umzuwandeln, die für die Kommunikation zwischen Nervenzellen im Gehirn wichtig sind.

Ein Mangel an Vitamin B6 kann zu einer gestörten Aminosäureverwertung führen und sich negativ auf den Protein- und Energiestoffwechsel auswirken. Ein ausreichender Vitamin-B6-Spiegel ist daher wichtig für eine optimale Funktion des Aminosäurestoffwechsels im Körper.

Folgende Studie hat sich mit der Untersuchung der metabolischen Auswirkungen eines geringfügigen Vitamin-B6-Mangels beschäftigt. Dieses Papier wurde laut DGE (Deutsche Gesellschaft für Ernährung) für die Ermittlung der »Statusparamter P5P-Konzentration« verwendet. Da das Papier sich allerdings inhaltlich mit Aminosäuren beschäftigt und nicht mit Referenzbereichen - wie übrigens auch die restliche von der DGE angegebene Literatur -, ist mir nicht wirklich klar, wie durch diese Studien Referenzbereiche ermittelt wurden (E-mail liegt der Autorin vor).

Die SHMT-Aktivität ist relativ unempfindlich gegenüber marginalem Mangel an Vitamin B6. Ebenso bleiben der Gesamttranssulfurierungsfluss und die Cysteinproduktion bei geringfügigem

Vitamin-B6-Mangel erhalten, obwohl die Cystathionin-γ-Lyase-Reaktion empfindlich auf zellulären P5P-Mangel und die daraus resultierende Anhäufung von Cystathionin in Geweben und Plasma reagiert. Das P5P-abhängige mitochondriale Glycinspaltungssystem produziert etwa 20-mal mehr 5,10-Methylentetrahydrofolat als für die zelluläre Methylsynthese benötigt wird. Die erhöhte Glycinkonzentration, die häufig bei marginalem Vitamin-B6-Mangel beobachtet wird, spiegelt vermutlich eine Substratakkumulation aufgrund einer verringerten Aktivität des Glycinspaltsystems wider. In-vivo-Ergebnisse deuten jedoch nicht auf eine signifikante Verringerung des Flusses im Glycin-Spaltungssystem bei Vitamin-B6-Restriktion hin.

Der hier beobachtete erhebliche Anstieg von Asparagin und Glutamin sowie der deutliche Anstieg des Glutamin/Glutamat-Verhältnisses waren unerwartet. Weder die Glutaminsynthetase, die die ATP-abhängige Kondensation von Glutamat und Ammoniak katalysiert, noch die Asparaginsynthetase, die die ATP-abhängige Übertragung der terminalen Amidgruppe von Glutamin auf Aspartat katalysiert, benötigen P5P, ebenso wenig wie die katabolen Enzyme Glutaminase und Asparaginase. Sie schreiben: »In Anbetracht der Bedeutung des Transports von Glutamin zwischen den Organen und der regulatorischen Rolle der Glutaminasen, deuten unsere Ergebnisse darauf hin, dass grundlegende Störungen des Transports dieser Aminosäuren zwischen den Organen für die Veränderungen ihrer Plasmakonzentrationen im Zusammenhang mit einer Vitamin-B6-Beschränkung verantwortlich sein könnten. Der unerwartete Anstieg des Plasmaprolins deutet darauf hin, dass er eine sekundäre Folge der veränderten Glutamat- und Glutaminkonzentrationen sein könnte, da die Prolinsynthese über Pyrrolin-5-Carboxylat erfolgt. Die Aktivität und das Ausmaß der Coenzym-Sättigung der P5P-abhängigen Aminotransferasen ist seit langem bekannt und wird diagnostisch zur Beurteilung des Vitamin-B6-Status verwendet. Wir haben bereits gezeigt, dass ein Vitamin-B6-Mangel mit einer deutlich erhöhten Gesamtglutathion-Konzentration in der Rattenleber in direktem Verhältnis zur Schwere des Mangels und mit einer veränderten Glutathion-Synthese in einer Untergruppe von Vitamin-B6-restringierten gesunden Menschen verbunden ist. Diese Reaktionen könnten auf den oxidativen Stress zurückzuführen sein, der mit dem Vitamin-B6-Mangel einhergeht.« Sie schlussfolgern: »Vitamin-B6-Mangel hat weitreichende Auswirkungen auf den menschlichen Stoffwechsel.«[136]

Serin und Glycin

Die Biosynthese und der Stoffwechsel von Serin und Glycin sind eng miteinander verknüpft. Sie liefern Vorstufen für die Synthese von Proteinen, Nukleinsäuren und Lipiden, die für die Funktion der Immunzellen erforderlich sind.

Serin ist eine Komponente bei der Synthese des Lipidmediators S1P während Glycin an der Synthese von GSH beteiligt ist. Darüber hinaus wurde die Rolle von Glycin als Immunmodulator mit antiinfektiöser Wirkung in isolierten Zellen, bei Versuchstieren und beim Menschen gezeigt. Zu den vorgeschlagenen Mechanismen gehören die Aktivierung des nicht-neuronalen Glycin-gesteuerten Chloridkanals, die Verringerung von TNF-a und IL-1b und die Erhöhung des antiinflammatorischen Zytokins IL-10.

Die Plasmakonzentrationen von Serin als auch Glycin scheint streng reguliert zu sein. Studien am Menschen haben gezeigt, dass ein hoher Glycinspiegel mit einem geringen Risiko für …

- Herz-Kreislauf-Erkrankungen,
- Typ-2-Diabetes,

136 Gregory, JF. 3rd, Park, Y., Lamers, Y., Bandyopadhyay, N., Chi, YY., Lee, K., Kim, S., da Silva, V., Hove, N., Ranka, S., Kahveci, T., Muller, KE., Stevens, R.D, Newgard, CB., Stacpoole, PW., Jones, DP. Metabolomic analysis reveals extended metabolic consequences of marginal vitamin B-6 deficiency in healthy human subjects. PLoS One. 2013 Jun 11;8(6):e63544. doi: 10.1371/journal.pone.0063544. PMID: 23776431; PMCID: PMC3679127.

- einer beeinträchtigten Insulinsensitivität sowie
- einer geringen Sekretionskapazität der B-Zellen

... einhergeht. Beobachtungen, die mit seiner Rolle als antiinflammatorischem Wirkstoff übereinstimmen.

Das mitochondriale Glycinspaltsystem und die zytoplasmatische und mitochondriale Serinhydroxymethyltransferase (cSHMT und mSHMT) sind P5P-abhängige Enzyme, die am Serin- und Glycinstoffwechsel beteiligt sind. Das mitochondriale Glycinspaltsystem katalysiert die Decarboxylierung von Glycin zu CO_2 und NH_3, während SHMT für die Umwandlung von Serin und Glycin verantwortlich ist; beide Reaktionen sind mit der Bildung von Methylentetrahydrofolat verbunden, das aktivierte C1-Einheiten für die Synthese von Purinen, Thymidylat und Methionin liefert. Serin und Glycin sind quantitativ die wichtigsten C1-Donatoren beim Menschen.

Der Serin- und Glycinstoffwechsel wird durch den Vitamin-B6-Status beeinflusst, wie Studien am Menschen, an Versuchstieren und an isolierten Zellen zeigen. Beim Menschen waren Plasmaglycin und Serin nach ein- bis zweiwöchigem Vitamin-B6-Mangel erhöht; sowohl Glycin als auch Serin normalisierten sich nach einer Pyridoxin-Supplementierung. Studien mit stabilen Isotopen beim Menschen haben einen Anstieg von Plasmaglycin und in geringerem Maße von Serin nach einer 28-tägigen kontrollierten Vitamin-B6-Restriktion gezeigt, die zu einem moderaten Vitamin-B6-Mangel führte. Die Glycinkonzentrationen in Plasma, Muskeln und Leber waren bei Ratten, die mit einer Vitamin-B6-armen Diät gefüttert wurden, und in HepG2-Zellen, die in einem Medium mit wenig Vitamin B6 kultiviert wurden, erhöht.

Während eines Vitamin-B6-Mangels wurde über eine niedrige SHMT in der Rattenleber berichtet, aber die Ergebnisse der mathematischen Modellierung deuten darauf hin, dass eine reduzierte Glycin-Decarboxylase die Hauptursache für die Glycinakkumulation ist, was wiederum dazu führt, dass mehr Glycin durch SHMT in überschüssiges Serin umgewandelt wird.[137]

Tryptophan

Der Mensch ist hauptsächlich auf das mit der Nahrung aufgenommene Tryptophan angewiesen, da es keine Hinweise darauf gibt, dass das von Bakterien im Darm produzierte Tryptophan als Tryptophan-Quelle dienen könnte. Nach der Absorption durch den Darm wird Tryptophan über das hepatische Portalsystem zur Leber transportiert, wo der größte Teil (etwa 90 Prozent) über den Kynurenin-Stoffwechselweg verstoffwechselt wird, der zur Produktion von Nicotinamid-Adenin-Dinukleotid (NAD+) führt. Tryptophan kann auch in anderen Zelltypen verstoffwechselt werden, zum Beispiel in Endothelzellen, Fibroblasten und Immunzellen. Der geschwindigkeitsbeschränkende Schritt im Kynurenin-Stoffwechselweg wird durch die Enzyme Indolamin-2,3-Dioxygenase 1 (IDO1), IDO2 und Tryptophan-2,3-Dioxygenase (TDO) dargestellt, die Tryptophan zu N'-Formylkynurenin abbauen, das dann zu Kynurenin hydrolysiert wird (Weiteres zum Kynureninstoffewechsel siehe *Entzündungen*).

Begrenzte Mengen von Tryptophan können für die Produktion des neuroaktiven Moleküls Serotonin verwendet werde. Interessanterweise regulieren P5P-abhängige Aktivitäten auch den Stoffwechselweg, der Tryptophan in Serotonin umwandelt. So wandelt eine Tryptophan-Hydroxylase (Tph1, Tph2) Tryptophan zunächst in 5-Hydroxytryptophan um, das wiederum durch das P5P-abhängige Enzym Aromatische-L-Aminosäure-Decarboxylase (AADC) in Serotonin umgewandelt wird. Die metabolische Abhängigkeit des

137 Gregory, JF. 3rd, Park, Y., Lamers, Y., Bandyopadhyay, N., Chi, YY., Lee, K., Kim, S., da Silva, V., Hove, N., Ranka, S., Kahveci, T., Muller, KE., Stevens, R.D, Newgard, CB., Stacpoole, PW., Jones, DP. Metabolomic analysis reveals extended metabolic consequences of marginal vitamin B-6 deficiency in healthy human subjects. PLoS One. 2013 Jun 11;8(6):e63544. doi: 10.1371/journal.pone.0063544. PMID: 23776431; PMCID: PMC3679127

Serotonins von Vitamin B6 wurde in Studien über die Symptome der Depression untersucht. So wurde zunächst festgestellt, dass der Vitamin-B6-Spiegel mit Depressionen zusammenhängt, und dann wurde gezeigt, dass eine Vitamin-B6-Supplementierung in bestimmten klinischen Situationen vor Depressionen schützen kann.[138]

Einfach gesagt

- Der Schwefelstoffwechsel scheint auf einen leichten Mangel an B6 nicht empfindlich zu reagieren und die Produktion der Aminosäure Cystein bleibt bei geringfügigem Vitamin-B6-Mangel erhalten. Es findet sich lediglich eine Anhäufung von Cystathionin bei zellulärem Vitamin-B6-Mangel. Erhöhtes Cystathionin ist deshalb auch ein Marker für Vitamin-B6-Mangel.

- Darüber, ob ein leichter Vitamin-B6-Mangel mit einem Mangel der Aminosäure Glycin oder mit vermehrtem Glycin einhergeht, ist man sich noch nicht einig.

- Die Aminosäure Serin scheint bei leichtem Vitamin-B6-Mangel eher anzusteigen.

- Die Aminosäuren Asparagin und Glutamin steigen bei Vitamin-B6-Mangel überraschenderweise an. Da ihre Enzyme **nicht** von P5P abhängig sind, nimmt man an, dass der Anstieg durch Umverteilungen entsteht. Forschungsergebnisse deuten darauf hin, dass grundlegende Störungen des Transports dieser Aminosäuren zwischen den Organen für die Veränderungen

138 Cellini, B., Zelante, T., Dindo, M., Bellet, MM., Renga, G., Romani, L., Costantini, C. Pyridoxal 5'-Phosphate-Dependent Enzymes at the Crossroads of Host-Microbe Tryptophan Metabolism. Int J Mol Sci. 2020 Aug 13;21(16):5823. doi: 10.3390/ijms21165823. PMID: 32823705; PMCID: PMC7461572.

ihrer Plasmakonzentrationen im Zusammenhang mit einem Vitamin-B6-Mangel verantwortlich sein könnten.

- Der Anstieg der Aminosäure Prolin könnte sekundäre Folge der veränderten Glutamat- und Glutaminkonzentrationen sein.

- Es zeigte sich, dass ein Vitamin-B6-Mangel mit einer deutlich erhöhten Gesamtglutathion-Konzentration in der Rattenleber in direktem Verhältnis zur Schwere des Mangels und mit einer veränderten Glutathion-Synthese in einer Untergruppe von Vitamin-B6-restringierten gesunden Menschen verbunden ist. Diese Reaktionen könnten auf den oxidativen Stress zurückzuführen sein, der mit dem Vitamin-B6-Mangel einhergeht. Glutathion ist keine Aminosäure, aber ein Tripeptid, bestehend aus Glutaminsäure, Cystein und Glycin.

- Für die Serotoninbildung wird die Aminosäure Tryptophan P5P-abhängig in Serotonin überführt.

P5P-abhängige Enzyme

Enzyme sind Proteine, die in biochemischen Reaktionen als Katalysatoren wirken. Sie beschleunigen die Reaktionen, indem sie die Aktivierungsenergie verringern, die für eine chemische Reaktion benötigt wird. Enzyme ermöglichen, dass die Reaktionen bei Körpertemperatur ablaufen, was für den Stoffwechsel und für lebenswichtige Prozesse im Körper entscheidend ist.

Cofaktoren sind Moleküle oder Ionen, die mit Enzymen interagieren und deren katalytische Aktivität beeinflussen. Sie können entweder fest an das Enzym gebunden sein (prosthetische Gruppen) oder vorübergehend binden (Cofaktoren). Cofaktoren können organische Moleküle wie Coenzyme oder anorganische Ionen wie Metallionen sein.

Enzyme und Cofaktoren arbeiten eng zusammen, um biochemische Reaktionen zu ermöglichen. Die Cofaktoren beeinflussen die Aktivität des Enzyms, indem sie seine Struktur verändern oder chemische Gruppen übertragen. Ohne die Anwesenheit von Cofaktoren könnten viele Enzyme nicht effizient arbeiten und biochemische Prozesse im Körper wären gestört.

In all diesen Enzymen spielt P5P eine doppelte Rolle:

- Modulation der Enzymaktivität, die physiologisch wichtig ist, um die P5P-Konzentration auf einem angemessenen Niveau zu halten.

- Speicherung von P5P, das nicht in die zelluläre Umgebung freigesetzt wird, um unerwünschte Reaktionen mit unspezifischen

Substraten zu verhindern, das aber auf P5P-abhängige Apoenzyme übertragen werden kann.[139]

P5P ist der wohl vielseitigste organische Cofaktor in der Biologie und wird von einer Vielzahl von Enzymen in allen Organismen verwendet. Fast alle P5P-abhängigen Enzyme, mit Ausnahme der Glykogenphosphorylasen, sind mit biochemischen Reaktionen verbunden, die Aminoverbindungen, hauptsächlich Aminosäuren, beinhalten. Zu den Reaktionen, die von den P5P-abhängigen Enzymen durchgeführt werden, gehören die Übertragung der Aminogruppe, die Decarboxylierung, die Umwandlung von L- und D-Aminosäuren sowie die Eliminierung oder der Ersatz von chemischen Gruppen, die an den β- oder γ-Kohlenstoff gebunden sind. Diese Vielseitigkeit ergibt sich aus der Fähigkeit von P5P, das Substrat kovalent zu binden und dann als elektrophiler Katalysator zu fungieren.[140]

Die funktionelle Vielfalt der P5P-abhängigen Enzyme wird dadurch deutlich, dass mehr als 140 verschiedene enzymatische Aktivitäten (katalogisiert von der Enzyme Commission[141]) P5P-abhängig sind, was ~4 Prozent aller bis 2003 klassifizierten Enzymaktivitäten entspricht.[142]

---

139 Tramonti, A., Nardella, C., di Salvo, ML., Barile, A., D'Alessio, F., de Crécy-Lagard, V., Contestabile, R. Knowns and Unknowns of Vitamin B6 Metabolism in Escherichia coli. EcoSal Plus. 2021 Apr;9(2):10.1128/ecosalplus.ESP-0004-2021. doi: 10.1128/ecosalplus.ESP-0004-2021. PMID: 33787481; PMCID: PMC8995791.

140 Percudani, R., Peracchi, A. A genomic overview of pyridoxal-phosphate-dependent enzymes. EMBO Rep. 2003 Sep;4(9):850-4. doi: 10.1038/sj.embor.embor914. PMID: 12949584; PMCID: PMC1326353.

141 EC; http://www.chem.qmul.ac.uk/iubmb/enzyme/; besucht am 22.12.2024.

142 Percudani, R., Peracchi, A. A genomic overview of pyridoxal-phosphate-dependent enzymes. EMBO Rep. 2003 Sep;4(9):850-4. doi: 10.1038/sj.embor.embor914. PMID: 12949584; PMCID: PMC1326353.

P5P interagiert mit Aminosäuren in folgender Art und Weise. In den meisten Fällen ist P5P kovalent an die Phenol-Aminogruppe eines konservierten Lysinrestes im aktiven Zentrum eines P5P-abhängigen Enzyms gebunden, wobei seine 5'-Phosphatgruppe an eine Phosphatbindungsstelle andockt. Es folgt die Bildung einer Schiff'schen Base zwischen P5P und dem Substrat, wodurch der Lysinrest des Enzyms freigesetzt wird. Von diesem Zeitpunkt ab hängen die nachfolgenden Reaktionen hauptsächlich von den spezifischen, beteiligten Enzymen ab, die die nächsten Schritte steuern und modulieren, die zum Beispiel zu Racemisationen, ß- oder γ-Elimination führen.[143]

P5P-abhängige Enzyme weisen häufig katalytische Promiskuität auf (das heißt ein einziges Enzym katalysiert verschiedene Reaktionen), was bedeutet, dass ein Organismus mehr P5P-abhängige Aktivitäten aufweisen kann, als er Gene für P5P-abhängige Enzyme hat. Diese Beobachtung gilt vermutlich auch für viele andere Klassen von proteinkodierenden Genen.[144]

So ist die absolute Zahl der P5P-abhängigen Enzyme in höheren Eukaryonten etwas höher als in Mikroorganismen. Dennoch ist die Zahl der EC-klassifizierten Enzymaktivitäten, die vertreten sind, nicht so hoch. Dies lässt sich zum Teil durch das Auftreten organell- oder gewebespezifischer Isoenzyme erklären, die durch unterschiedliche Gene kodiert werden, aber die gleiche enzymatische Aktivität haben.[145]

---

143 Hellmann, H., Mooney, S. Vitamin B6: a molecule for human health? Molecules. 2010 Jan 20;151:442-59. doi: 10.3390/molecules15010442. PMID: 20110903; PMCID: PMC6257116.

144 Percudani, R., Peracchi, A. A genomic overview of pyridoxal-phosphate-dependent enzymes. EMBO Rep. 2003 Sep;4(9):850-4. doi: 10.1038/sj.embor.embor914. PMID: 12949584; PMCID: PMC1326353.

145 Percudani, R., Peracchi, A. A genomic overview of pyridoxal-phosphate-dependent enzymes. EMBO Rep. 2003 Sep;4(9):850-4. doi: 10.1038/sj.embor.embor914. PMID: 12949584; PMCID: PMC1326353.

Trotz ihrer funktionellen Vielfalt gehören alle strukturell charakterisierten P5P-abhängigen Enzyme zu nur fünf verschiedenen Strukturgruppen, die vermutlich fünf unabhängigen evolutionären Linien entsprechen.

Der so genannte Fold-typ I ist die häufigste Struktur und findet sich in einer Vielzahl von Aminotransferasen und Decarboxylasen sowie in Enzymen, die α-, β- oder γ-Eliminierungen katalysieren. Der Fold-Typ II findet sich hauptsächlich in Enzymen, die β-Eliminierungsreaktionen katalysieren. Der Fold-Typ III, der durch eine (β/α)8-Tonnenstruktur gekennzeichnet ist, findet sich in der Alanin-Racemase und in einer Untergruppe der Aminosäure-Decarboxylasen. Zu den Enzymen vom Fold-typ IV gehören die D-Alanin-Aminotransferase und einige andere Enzyme. Die Gruppe des Foldtyps V schließlich umfasst Glykogen- und Stärkephosphorylasen.[146]

P5P-abhängige Enzyme gliedern sich in fünf unterschiedliche Gruppen:

- Aspartat-Aminotransferase-Familie
- Tryphtophan-Synthase-Familie
- Alanin-Racemase-Familie
- D-Aminosäure-Aminotransferase-Familie
- Glycogen-Phosphorylase-Familie[147]

Wenn wir nun wissen, dass P5P eine große Rolle bei enzymatischen Reaktionen spielt, ist für uns natürlich von Interesse, bei welchen Problemen unserer Patienten wir an P5P-abhängige Enzyme denken könnten.

---

146 Percudani, R., Peracchi, A. A genomic overview of pyridoxal-phosphate-dependent enzymes. EMBO Rep. 2003 Sep;4(9):850-4. doi: 10.1038/sj.embor.embor914. PMID: 12949584; PMCID: PMC1326353.

147 Vgl. https://lpi.oregonstate.edu/mic/vitamins/Vitamin B6; besucht am 08.08.2023.

In einer Tabelle von Wilson und anderen findet man hierzu beispielhaft folgende konkrete Zusammenhänge von Pathologien, Enzymen und Mechanismen:

Krampfanfälle mit Beteiligung von P5P-abhängingen Enzymen

Enzyme:
Verzweigtkettige Aminosäure-Aminotransferase (BCAT1 + 2; EC 2.6.1.42)
Glutamat-Decarboxylase (GAD1 + 2; EC 4.1.1.15)
GABA-Transaminase (GABA-T; EC 2.6.1.19)

Mechanismen:
Die Glutamatbildung im Gehirn wird gestört. Glutamat ist wichtig für die Regulierung der neuronalen GABA/Glutamat-Umwandlung und damit für die neuronale Erregbarkeit. Es wird angenommen, dass ein Ungleichgewicht dieser Neurotransmitter die durch P5P-Mangel verursachten Anfälle erklärt. Ein niedriger GABA-Wert wurde bei ALDH7A1 -/- Zebrafischen und in einem Mausmodell für Hypophosphatasie mit Epilepsie festgestellt.

Dystonische Bewegungen mit Beteiligung von P5P-abhängingen Enzymen

Enzyme:
Aromatische L-Aminosäure-Decarboxylase (AADC; EC 4.1.1.28)

Mechanismen:
Eine gestörte Regulierung der Serotonin- und Katecholamin-Neurotransmitter führt zu Dystonie und einem charakteristischen Neurotransmitterprofil im Liquor, das sowohl bei primärem AADC-Mangel als auch sekundär bei schwerem P5P-Mangel zu beobachten ist.

Neuronale Migrationsdefekte mit Beteiligung von P5P-abhängingen Enzymen

Enzyme:
L-Serin-Racemase (SRR; EC 5.1.1.18)

Mechanismen:
Eine verminderte Aktivität dieses Enzyms führt zur Unfähigkeit, D-Serin zu bilden, das an der neuronalen Migration und der Neurotransmission durch NMDA-Rezeptoren beteiligt ist. Obwohl selten, wurden bei Personen mit gestörtem Vitamin-B6-Stoffwechsel neuronale Migrationsdefekte und Dysplasien festgestellt.[148]

Anämie und Laktatacidose mit Beteiligung von P5P-abhängingen Enzymen

Enzyme:
Δ-Aminolevulinsäure-Synthase (ALAS1 + 2; EC 2.3.1.37)
Cystein-Desulfurase (NFS1; EC 2.8.1.7)

Mechanismen:
Gestörte Häm- und Fe-S-Cluster-Synthese aufgrund eines schweren P5P-Mangels führt zu hämatologischen Anomalien und Laktatazidose.

Hypoglykämie mit Beteiligung von P5P-abhängingen Enzymen

Enzyme:
Aspartat-Transaminase (AST oder GOT; EC 2.6.1.1)
Alanin-Transaminase (ALT oder GPT1 + 2; EC 2.6.1.2)
Serin/Threonin-Desaminase (SDS; EC 4.3.1.17)
Glykogenphosphorylase (PYG(M[uskel],L[iver],B[rain]); EC 2.4.1.1)

148 Wilson, MP., Plecko, B., Mills, PB., Clayton, PT. Disorders affecting vitamin B6 metabolism. J Inherit Metab Dis. 2019 Jul;42(4):629-646. doi: 10.1002/jimd.12060. Epub 2019 Mar 20. PMID: 30671974, Table 1.

Mechanismen:
Die Enzyme sind wichtig für die Bildung von Pyruvat und damit für die Gluconeogenese aus Aminosäuren. GOT ist wichtig für den Malat-Aspartat-Shuttle, den geschwindigkeitsbeschränkende Schritt in der Glykogenolyse. Schwerer P5P-Mangel führt dazu, dass durch die Wirkung der hepatischen Phosphorylase nicht genügend Glukose aus dem gespeicherten Glykogen freigesetzt werden kann.

Verändertes Serin, Threonin und Glycin im Plasma und Liquor mit Beteiligung von P5P-abhängingen Enzymen

Enzyme:
Serin-Hydroxymethyltransferase (SHMT1 + 2; EC 2.1.2.1)
Glycin-Dehydrogenase (decarboxylierend) (GLDC; EC 1.4.4.2; Bestandteil des Glycin-Spaltungssystems)
Serin/Threonin-Desaminase (SDS; EC 4.3.1.17)
Phosphoserin-Aminotransferase (PSAT1; EC 2.6.1.52)
Glycin-C-Acetyltransferase (GCAT; EC 2.3.1.29)

Mechanismen:
Diese Enzyme sind wichtig für die Biosynthese und den Stoffwechsel von Serin, Threonin und Glycin. Es wurde in einer In-vitro-Studie an Nervenzellen eine verminderte Synthese von Serin und Glycin festgestellt, die in einem Medium mit Vitamin-B6-Mangel kultiviert wurden. Die Homöostase dieser Aminosäuren ist komplex und gewebespezifisch. Dies zeigt sich bei Menschen mit schwerem P5P-Mangel in hohen Konzentrationen von Threonin, Serin und Glycin in Plasma und Liquor.

Erhöhte Xanthurensäure im Urin mit Beteiligung von P5P-abhängingen Enzymen

Enzyme:
Kynureninase (KYNU; EC 3.7.1.3)
Kynurenin-Aminotransferase (KYAT1 & 2; EC 2.6.1.7)

Mechanismen:
Ein gestörter Tryptophan-Katabolismus führt zu einer erhöhten Ausscheidung von Xanthurensäure im Urin bei P5P-Mangel.

Homocystinämie mit Beteiligung von P5P-abhängingen Enzymen

Enzyme:
Aminolävulinsäure-Synthase

Mechanismen:
Häm, Cobalamin und Chlorophyl sind allesamt Tetrapyrrole, die für den Zellstoffwechsel benötigt werden. Die Biosynthese all dieser Verbindungen hängt von der Aktivität der Aminolävulinsäure-Synthase ab, einem P5P-abhängigen Enzym, das Succinyl-CoA und Glycin zur Bildung von δ-Aminolävulinsäure verwendet, einer unmittelbaren Vorstufe der Tetrapyrrol-Biosynthese.[149]

Die Biosynthese von Adrenalin, Serotonin und Dopamin wird unabhängig von einem universellen Methylspender, S-Adenosylmethionin (SAM), einem wichtigen Zwischenprodukt im Methionin-Zyklus, beeinflusst. Folglich haben mehrere Studien gezeigt, dass ein Mangel an Vitamin B6 mit einem Mangel an Folat und Cobalamin korreliert. Homocystinämie stellt ein Risiko für kardiovaskuläre Erkrankungen, geistige Retardierung, Krampfanfälle, Depressionen, Schizophrenie und kognitive Beeinträchtigungen dar. Homocystein kann in der Zelle auf drei verschiedene Arten umgewandelt werden:

- Eine Möglichkeit ist die Umwandlung in Cystein über einen Transulfurierungsweg durch das P5P-abhängige Enzym Cystathionin-β-Lyase.

149 Wilson, MP., Plecko, B., Mills, PB., Clayton, PT. Disorders affecting vitamin B6 metabolism. J Inherit Metab Dis. 2019 Jul;42(4):629-646. doi: 10.1002/jimd.12060. Epub 2019 Mar 20. PMID: 30671974, Table 1.

- Alternativ kann es über das Vitamin-B12-abhängige Enzym Methioninsynthase zu Methionin umgewandelt werden.

- Eine dritte Möglichkeit ist die P5P-**un**abhängige Reaktion zu S-Adenosyl-Homocystein (SAH) durch die SAH-Hydrolase.

Wenn der Vitamin-B6-Spiegel in der Zelle niedrig ist, wird Homocystein hauptsächlich in S-Adenosyl-Homocystein umgewandelt, da der Transulfurierungsweg beeinträchtigt ist, ebenso wie die Tetrapyrrol-Biosynthese, die für die Bildung von Vitamin B12 erforderlich ist. Infolgedessen kann sich S-Adenosyl-Homocystein ansammeln, das S-Adenosylmethionin(SAM)-abhängige Methylierungsreaktionen hemmt. Dies führt zu einem Rückgang der Produktion bestimmter Neurotransmitter, da die Synthese von Tetrahydrobiopterin, einem wesentlichen Cofaktor für die Hydroxylierung von Phenylalanin und Tryptophan, die als Vorstufen von Adrenalin, Serotonin und Dopamin dienen, reduziert wird. Es wird angenommen, dass diese Anhäufung von Homocystein oder S-Adenosyl-Homocystein in Verbindung mit einem Vitamin-B6-Mangel eine auslösende Ursache für depressive Symptome und andere psychische Probleme sowie für neurotoxische Wirkungen ist. Diese Annahme wird durch Tierstudien gestützt, in denen eine Supplementierung von Vitamin B6 zu höheren Serotoninspiegeln im Gehirn führte. Zudem zeigen Studien an Menschen ein übereinstimmendes Muster, wonach ein geringerer Vitamin-B6-Gehalt in der Nahrung zu einem höheren Homocysteinspiegel und zu einem Rückgang der Neurotransmitter bei Menschen mit bestätigten psychischen Problemen führt.[150]

David A. Bender schreibt in seinem Buch *Nutritional Biochemistry of the Vitamins*, dass manche Enzyme auf einen Vitamin-B6-Mangel mit Inhibition und manche mit vermehrter Aktivität reagieren. Enzyme, die auf vermehrtes Vorhandensein von Vitamin B6 reagieren und

150 Parra, M., Stahl, S., Hellmann, H. Vitamin B6 and Its Role in Cell Metabolism and Physiology. Cells. 2018 Jul 22;7(7):84. doi: 10.3390/cells7070084. PMID: 30037155; PMCID: PMC6071262.

somit vom Versorgungsstatus abhängig sind, sind die Glutamatdecarboxylase im Gehirn, die Leber-Kynureninase, die Leber-Cystathionase und die Aspartataminotransferase in Erythrozyten.

Wenn man Tiere mit Vitamin-B6-freiem Futter füttert, fällt schon nach ein paar Tagen die Aktivität der Cysteinsulfinatdecarboxylase ab. Bender vermutet, dass diese Enzyme sich opfern, damit das P5P wichtigeren Enzymsystemen zukommen kann.

Wenn Enzyme bei Vitamin-B6-Mangel aktiver werden, wie zum Beispiel die Apoenzyme, dann nimmt er an, dass diese so viel P5P »fangen« möchten wie möglich.[151]

Einfach gesagt

- Es gibt mehr als 140 P5P-abhängige Enzyme.

- P5P ist der wohl vielseitigste organische Cofaktor in der Biologie.

- Ein einzelnes P5P-abhängiges Enzym kann mehrere unterschiedliche Reaktionen katalysieren.

- Man kann die vielen P5P-abhängigen Enzyme in nur fünf Gruppen einteilen:
    - Aspartat-Aminotransferase-Familie
    - Tryphtophan-Synthase-Familie
    - Alanin-Racemase-Familie
    - D-Aminosäure-Aminotransferase-Familie
    - Glycogen-Phosphorylase-Familie

- Enzymaktivitäten scheinen unterschiedlich auf Vitamin-B6-Mangel zu reagieren. Manche steigen an (möglicherweise, um Vitamin B6 zu sammeln und auf wichtige Enzymen zu verteilen), manche

151 Bender, D. A. (2009). Nutritional Biochemistry of the Vitamins, Cambridge University Press, Cambridge (second edition).

fallen ab (möglicherweise, um das verbliebene Vitamin B6 wichtigeren Enzymen zukommen zu lassen).

- Für die Praxis kann es interessant sein, wenn man nachschlagen kann, welche P5P-abhängigen Enzyme für welche Vorgänge verantwortlich sind.

- Hier einige Beispiele, welche Folgen durch enzymatische Veränderungen bei P5P-Mangel auftreten können:
  - Krampfanfälle
  - Bewegungsstörungen
  - Entwicklungsstörungen des Gehirns
  - Blutarmut
  - Milchsäureübersäuerung
  - Unterzucker
  - Veränderte Aminosäurekonzentrationen
  - Gestörter Tryptophanstoffwechsel
  - Homocysteinämie
  - Rückgang der Produktion von Nervenbotenstoffen

Im Anhang gibt es eine Tabelle mit den verschiedenen Enzymen, ihren Substraten und Produkten. Diese Tabelle kann für Diagnostik und Therapie sehr wertvoll sein.

Nervensystem

Neurologische Probleme sind weit verbreitet und können eine Vielzahl von Erkrankungen wie Autismus, Apoplex, Alzheimer, Parkinson und Epilepsie umfassen. In diesem Zusammenhang ist die Bedeutung von Vitamin B6, insbesondere seiner phosphorylierten Form Pyridoxal-5'-Phosphat (P5P), von großer Relevanz. Vitamin B6 spielt eine entscheidende Rolle bei der Funktion des Nervensystems und ist an einer Vielzahl biochemischer Prozesse beteiligt, darunter der Synthese und dem Abbau von Neurotransmittern wie Dopamin, Serotonin, GABA und anderen. Ein Mangel an P5P wurde mit verschiedenen neurologischen Erkrankungen in Verbindung gebracht. Darüber hinaus ist P5P auch wichtig für die Myelinbildung und -erhaltung sowie für die Prävention von neuropathischen Schmerzen. Angesichts der Häufigkeit neurologischer Probleme ist es entscheidend, die Bedeutung von Vitamin B6 für das Nervensystem zu verstehen und seine potenzielle Rolle bei der Vorbeugung und Behandlung neurologischer Erkrankungen zu erforschen.

Es gibt Hinweise darauf, dass ein erheblicher Teil der Bevölkerung an einem Mangel eines oder mehrerer der neurotropen B-Vitamine leidet. Die Bedeutung dieser Vitamine wird auch durch die Tatsache unterstrichen, dass sie bestimmte neurologische Zustände verbessern, auch wenn kein (eindeutiger) Mangel nachgewiesen werden kann.[152]

152 Calderón-Ospina, CA., Nava-Mesa, MO. B Vitamins in the nervous system: Current knowledge of the biochemical modes of action and synergies of thiamine, pyridoxine, and cobalamin. CNS Neurosci Ther. 2020 Jan;26(1):5-13. doi: 10.1111/cns.13207. Epub 2019 Sep 6. PMID: 31490017; PMCID: PMC6930825.

Vitamin B6 und die Bluthirnschranke

Pyridoxal passiert die Bluthirnschranke wahrscheinlich durch erleichterte Diffusion, und wird als P5P in den Gehirnzellen und im Plexus choroideus durch die Wirkung der Pyridoxalkinase »gefangen«. Der Plexus choroideus scheint das einzige Organ neben der Leber zu sein, das in der Lage ist, P5P leicht freizusetzen, was den relativ hohen Prozentsatz von P5P im Liquor erklärt (25 Prozent des gesamten B6 beim Kaninchen und 38 Prozent beim Menschen). Im Liquor und im extrazellulären Raum des Gehirns müssen phosphorylierte B6-Vitamine dephosphoryliert werden, um in die Gehirnzellen zu gelangen, bevor sie von der Pyridoxalkinase rephosphoryliert werden.[153]

Biochemie der Neurotransmitter

Multifaktorielle neurologische Erkrankungen wie Autismus, Schizophrenie, Alzheimer, Parkinson und Epilepsie wurden mit unzureichenden intrazellulären P5P-Spiegeln in Verbindung gebracht. P5P und Pyridoxin spielen nachweislich eine Rolle beim Membran-Ionen-Transport, binden an Steroidrezeptoren und modulieren Transkriptionsfaktoren. Neben ihrer Rolle bei der Synthese und dem Abbau von Aminosäuren sind P5P-abhängige Enzyme am Stoffwechsel mehrerer Neurotransmittern wie Dopamin, Serotonin, Glycin, Adrenalin, Noreadrenalin, D-Serin, L-Glutamat, Gamma-Aminobuttersäure

153 Wilson, MP., Plecko, B., Mills, PB., Clayton, PT. Disorders affecting vitamin B6 metabolism. J Inherit Metab Dis. 2019 Jul;42(4):629-646. doi: 10.1002/jimd.12060. Epub 2019 Mar 20. PMID: 30671974.

und Histamin beteiligt, deren Spiegel durch P5P-Mangel beeinträchtigt werden kann.[154,155]

Ein wichtiges Beispiel ist die Bildung von L-Glutamat und dessen Abbau zu Gamma-Aminobuttersäure (GABA). L-Glutamat und GABA sind die wichtigsten erregenden beziehungsweise hemmenden Neurotransmitter im zentralen Nervensystem. Ein erheblicher Teil des De-novo-synthetisierten L-Glutamats im ZNS wird aus Alpha-Ketoglutarat und verzweigtkettigen Aminosäuren durch die Wirkung der BCAA-Aminotransferase (P5P-abhängig) gebildet. GABA entsteht bei der Decarboxylierung von L-Glutamat, die von der L-Glutamat-Decarboxylase (GAD, P5P-abhängig) katalysiert wird, und wird dann in der Transaminierungsreaktion verbraucht, die von der 4-Aminobutyrat-Aminotransferase (P5P-abhängig) katalysiert wird, wodurch L-Glutamat wieder hergestellt wird.

Histamin wird durch Decarboxylierung von Histidin durch Histidin-Decarboxylase (P5P-abhängig) gebildet. Die aromatische L-Aminosäure-Decarboxylase (P5P-abhängig) ist an der Bildung von Dopamin und Serotonin beteiligt.[156] Serotonin oder 5-Hydroxytryptamin wird aus L-Tryptophan synthetisiert und erfordert die Aktivitäten der Tryptophanhydroxylase und des P5P-abhängigen Enzyms L-Aminosäure-Decarboxylase, das den Schritt von 5-Hydroxy-L-Tryptophan zu Serotonin katalysiert. Das Enzym katalysiert auch die Biosynthese von Dopamin aus L-DOPA. Hier ist der ursprüngliche Vorläufer L-Tyrosin, das durch die Aktivität der L-Tyrosin-Hydroxylase (nicht

---

154 di Salvo, ML., Safo, MK., Contestabile, R. Biomedical aspects of pyridoxal 5'-phosphate availability. Front Biosci (Elite Ed). 2012 Jan 1;4(3):897-913. doi: 10.2741/E428. PMID: 22201923.

155 Hellmann, H., Mooney, S. Vitamin B6: a molecule for human health? Molecules. 2010 Jan 20;15(1):442-59. doi: 10.3390/molecules15010442. PMID: 20110903; PMCID: PMC6257116.

156 di Salvo, ML., Safo, MK., Contestabile, R. Biomedical aspects of pyridoxal 5'-phosphate availability. Front Biosci (Elite Ed). 2012 Jan 1;4(3):897-913. doi: 10.2741/E428. PMID: 22201923.

P5P-abhängig) in L-DOPA umgewandelt wird. Dopamin ist ein Vorläufer von Adrenalin und Noradrenalin.

Serotonin wirkt auf das zentrale Nervensystem, wo es eine Vielzahl von Zuständen wie Appetit, Schlaf oder kognitive Funktionen beeinflusst. Es ist auch für seine Fähigkeit bekannt, die allgemeine Stimmung zu verbessern. Im Vergleich dazu wirkt Dopamin auf das sympathische Nervensystem, wo es an der Regulierung von Blutdruck und Herzfrequenz beteiligt ist, während GABA ein wichtiger hemmender Neurotransmitter bei Säugetieren ist, der die Erregbarkeit von Neuronen weitgehend kontrolliert.[157]

GABA hat mehrere physiologische Wirkungen, darunter eine harntreibende und beruhigende Wirkung, und wurde zur Behandlung von Epilepsie und zur Vorbeugung von Fettleibigkeit eingesetzt. Gegenwärtig (2016) wird GABA häufig zur Senkung der Ammoniakkonzentration im Blut und zur Behandlung des Leberkomas eingesetzt.[158]

Niedrige Vitamin-B6-Spiegel wurden mit Depressionen und auch mit Funktionsstörungen des Gehirns (zum Beispiel Epilepsie) in Verbindung gebracht, und es wird von einigen Autoren sogar als »Anti-Stress-Mittel« angesehen. In diesem Zusammenhang ist es interessant festzustellen, dass einige Pflanzen, wie Ginkgo biloba, Derivate von Vitamin B6 synthetisieren, von denen man annimmt, dass sie das Enzym PDXK des Salvage Pathways hemmen und dadurch die Biosynthese von Neurotransmittern im Gehirn beeinträchtigen.[159]

---

157 Hellmann, H., Mooney, S. Vitamin B6: a molecule for human health? Molecules. 2010 Jan 20;15(1):442-59. doi: 10.3390/molecules15010442. PMID: 20110903; PMCID: PMC6257116.

158 Huang Y, Su L, Wu J. Pyridoxine Supplementation Improves the Activity of Recombinant Glutamate Decarboxylase and the Enzymatic Production of Gama-Aminobutyric Acid. PLoS One. 2016 Jul 20;11(7):e0157466. doi: 10.1371/journal.pone.0157466. PMID: 27438707; PMCID: PMC4954698.

159 Hellmann, H., Mooney, S. Vitamin B6: a molecule for human health? Molecules. 2010 Jan 20;15(1):442-59. doi: 10.3390/molecules15010442. PMID: 20110903; PMCID: PMC6257116.

D-Serin, das von der Serin-Racemase (P5P-abhängig) aus L-Serin synthetisiert wird, dient als neuronales Signal, indem es die N-Methyl-D-Asparaginsäure(NMDA)-Rezeptoren im Gehirn aktiviert. Während Glycin der primäre inhibitorische Neurotransmitter des Rückenmarks und des Hirnstamms ist, hat es in der Großhirnrinde aufgrund seines Agonismus für den glutamatergen NMDA-Rezeptor erregende Wirkungen. Glycin wird durch die Serin-Hydroxymethyltransferase (P5P-abhängig) aus L-Serin gebildet und durch das Glycin-Spaltungssystem abgebaut, dessen eine der vier Proteinkomponenten die Glycin-Decarboxylase ist, ein weiteres P5P-abhängiges Enzym.

P5P-abhängige Enzyme sind auch am oxidativen Kynurenin-Weg des Tryptophan-Abbaus beteiligt, dessen katabole Zwischenprodukte (Kynurensäure, 3-Hydroxykynurenin und Chinolinsäure) an der physiologischen Abstimmung des ZNS und an der Entstehung und dem Fortschreiten mehrerer menschlicher neurodegenerativer Erkrankungen beteiligt sind.[160]

Myelinbildung

P5P ist an mehreren Prozessen beteiligt, die für die Myelinbildung und -erhaltung wichtig sind. Es unterstützt die Synthese von Sphingolipiden, die eine Hauptkomponente von Myelin sind. Darüber hinaus ist P5P an der Umwandlung von Aminosäuren beteiligt, die für die Produktion von Myelinproteinen benötigt werden.

Ein Mangel an P5P kann zu Störungen in der Myelinbildung und zu Problemen im Nervensystem führen. Dies kann mit Symptomen

160 di Salvo ML, Safo MK, Contestabile R. Biomedical aspects of pyridoxal 5'-phosphate availability. Front Biosci (Elite Ed). 2012 Jan 1;4(3):897-913. doi: 10.2741/E428. PMID: 22201923.

wie Muskelschwäche, Koordinationsproblemen und neurologischen Störungen einhergehen.[161]

Autismus

In mehreren Studien wurde die Wirkung einer hochdosierten Vitamin-B6-Supplementierung bei Kindern und Erwachsenen mit Autismus untersucht, bei denen positive Ergebnisse erzielt wurden. Autistische Kinder weisen im Vergleich zu Kontrollpersonen abnorm hohe Plasmaspiegel von Vitamin B6 (einschließlich der phosphorylierten und unphosphorylierten Formen) auf. Auf der anderen Seite sind die P5P-Spiegel viel niedriger als bei Kontrollpersonen. Es wurde festgestellt, dass die Pyridoxalkinase bei autistischen Kindern eine erhöhte Michaeliskonstante für Pyridoxin aufweist. Es scheint also, dass die reduzierte Umwandlung von Pyridoxal in sein phosphoryliertes Analogon zu den niedrigen P5P-Spiegeln führt. Zudem wurden bei Kindern mit prototypischer autistischer Störung niedrige Plasmaspiegel von Methionin, Cystein und Glutathion festgestellt.

Es ist zu erwarten, dass eine Normalisierung des P5P-Spiegels zu einer Verbesserung der geistigen und körperlichen Funktionen führt, was viele Berichte über Verbesserungen bei autistischen Patienten nach einer Behandlung mit hochdosiertem Vitamin B6 erklären könnte.[162]

---

161 Wilson, MP., Plecko, B., Mills, PB., Clayton, PT. Disorders affecting vitamin B6 metabolism. J Inherit Metab Dis. 2019 Jul;42(4):629-646. doi: 10.1002/jimd.12060. Epub 2019 Mar 20. PMID: 30671974.

162 Vgl. di Salvo ML, Safo MK, Contestabile R. Biomedical aspects of pyridoxal 5'-phosphate availability. Front Biosci (Elite Ed). 2012 Jan 1;4(3):897-913. doi: 10.2741/E428. PMID: 22201923.

Epilepsie

Erworbene Epilepsien können auftreten, wenn die P5P-Synthese beeinträchtigt ist, zum Beispiel durch Pyridoxalkinase-Inhibitoren wie 4-O-Methylpyridoxin in Ginkgo-Nüssen oder Aminophyllin. Medikamente wie Isoniazid, die an P5P binden und es inaktivieren können, können ebenfalls Vitamin-B6-abhängige Anfälle verursachen.[163]

Es wurde vermutet, dass eine durch Neuroinflammation ausgelöste zelluläre ATP-Freisetzung durch Aktivierung von P2X7-Rezeptoren zu Epilepsie führen kann. P5P hat das Potenzial, diese Aktivierung zu blockieren. Dies könnte die Wirkung von P5P auf medikamentenresistente Epilepsien erklären, abgesehen von den genetischen Störungen (siehe Kapitel *Genetische Erkrankungen des Vitamin-B6-Stoffwechsels*), bei denen es ebenfalls eingesetzt wird.[164]

Apoplex

P5P kann Neuronen in vitro und in vivo vor dem Tod bewahren. Bei Ratten wurde eine ischämische Hirnschädigung durch Injektion eines vorgefertigten Blutgerinnsels in die mittlere Hirnarterie ausgelöst. Neurologische Defizite und das durch den Embolus verursachte Infarktvolumen wurden gemessen, um die Auswirkungen von P5P auf die ischämische Schädigung zu bewerten. Das

---

163 Wilson MP, Plecko B, Mills PB, Clayton PT. Disorders affecting vitamin B6 metabolism. J Inherit Metab Dis. 2019 Jul;42(4):629-646. doi: 10.1002/jimd.12060. Epub 2019 Mar 20. PMID: 30671974.

164 Wilson, MP., Plecko, B., Mills, PB., Clayton, PT. Disorders affecting vitamin B6 metabolism. J Inherit Metab Dis. 2019 Jul;42(4):629-646. doi: 10.1002/jimd.12060. Epub 2019 Mar 20. PMID: 30671974.

Infarktvolumen verringerte sich signifikant und verbesserte die funktionelle Erholung.[165]

Neuropathische Schmerzen

P2X-Rezeptoren sind kationendurchlässige ligandengesteuerte Ionenkanäle, die sich als Reaktion auf die Bindung von ATP öffnen. Diese Rezeptoren sind in vielen erregbaren Zellen vorhanden, darunter Neuronen, quergestreifte Muskelzellen, Epithelzellen und Leukozyten. Sie vermitteln die schnelle exzitatorische Neurotransmission im zentralen und peripheren Nervensystem und sind vermutlich an neuropathischen Schmerzen, Entzündungen und Zellschäden nach Ischämie-Reperfusionsverletzungen beteiligt. P2X-Rezeptoren sind daher ein Ziel für die Entwicklung neuer Therapeutika zur Behandlung von chronischen Schmerzen und Entzündungen.

Pyridoxal-5'-Phosphat erwies sich als effizienter P2X-Blocker und kann als P2X-Antagonist eingestuft werden.[166]

Morbus Parkinson

Von direkter Bedeutung für Morbus Parkinson ist der zweite Schritt in der Biosynthese von Dopamin durch das Enzym aromatische L-Aminosäure-Decarboxylase (Dopa-Decarboxylase, der von P5P als Cofaktor abhängt) und bei Patienten, die eine L-DOPA-Therapie

---

165 Wang, CX., Yang, T., Noor, R., Shuaib, A. Role of MC-1 alone and in combination with tissue plasminogen activator in focal ischemic brain injury in rats. J Neurosurg. 2005 Jul;103(1):165-9. doi: 10.3171/jns.2005.103.1.0165. Erratum in: J Neurosurg. 2005 Dec;103(6):1110. PMID: 16121987.

166 Thériault, O., Poulin, H., Thomas, GR., Friesen, AD., Al-Shaqha, WA., Chahine, M. Pyridoxal-5'-phosphate (MC-1), a vitamin B6 derivative, inhibits expressed P2X receptors. Can J Physiol Pharmacol. 2014 Mar;92(3):189-96. doi: 10.1139/cjpp-2013-0404. Epub 2013 Dec 6. PMID: 24593783.

erhalten, ratenlimitierend. Die Hochregulierung der P5P-Bildung in dopaminergen Neuronen könnte durch einen Anpassungsmechanismus an den erhöhten Dopaminstoffwechsel in den verbleibenden funktionellen dopaminergen Neuronen der Substantia nigra oder an die L-DOPA-Therapie erklärt werden. Bereits 1954 wurden Behandlungsstrategien für Morbus Parkinson mit Pyridoxin veröffentlicht, aber wegen metabolischer Wechselwirkungen mit dem therapeutisch wirksameren L-DOPA in der Peripherie wieder aufgegeben. Heute kann dieser Effekt durch die Anwesenheit eines peripheren Dopa-Decarboxylase-Hemmers aufgehoben werden. Eine Studie hat gezeigt, dass eine hochdosierte Pyridoxintherapie (400 mg/Tag) für die Behandlung von Morbus Parkinson vorteilhaft sein könnte. Unabhängig von der L-DOPA-Therapie hat eine prospektive, bevölkerungsbezogene Kohortenstudie gezeigt, dass eine Vitamin-B6-reiche Ernährung das Risiko für Morbus Parkinson senken kann, wobei dieser Effekt allerdings auf Raucher beschränkt war. Weitere Schlussfolgerung: Polymorphismen im PDXK-Gen können einen Einfluss auf das Risiko für eine Parkinsonerkrankung haben.[167]

Erhöhte Homocysteinspiegel könnten den Tod dopaminerger Zellen bei der Parkinson-Krankheit durch neurotoxische Wirkungen beschleunigen; daher könnte eine erhöhte Zufuhr von B-Vitaminen, die an der Regulierung des Homocystein-Stoffwechsels beteiligt sind, das Parkinson-Risiko durch eine Senkung des Homocystein-Spiegels verringern. Epidemiologische Belege für einen Zusammenhang zwischen B-Vitaminen in der Nahrung und Morbus Parkinson sind jedoch spärlich, insbesondere in nicht-westlichen Bevölkerungen.

167 Elstner, M., Morris, CM., Heim, K., Lichtner, P., Bender, A., Mehta, D., Schulte, C., Sharma, M., Hudson, G., Goldwurm, S., Giovanetti, A., Zeviani, M., Burn, DJ., McKeith, IG., Perry, RH., Jaros, E., Krüger, R., Wichmann, HE., Schreiber, S., Campbell, H., Wilson, JF., Wright, AF., Dunlop, M., Pistis, G., Toniolo, D., Chinnery, PF., Gasser, T., Klopstock, T., Meitinger, T., Prokisch, H., Turnbull DM. Single-cell expression profiling of dopaminergic neurons combined with association analysis identifies pyridoxal kinase as Parkinson's disease gene. Ann Neurol. 2009 Dec;66(6):792-8. doi: 10.1002/ana.21780. PMID: 20035503; PMCID: PMC4034432.

Kentaro Murakami und andere haben 2010 eine krankenhausbasierte Fall-Kontroll-Studie in Japan durchgeführt, um den Zusammenhang zwischen der Aufnahme von Folat, Vitamin B6, Vitamin B12 und Riboflavin über die Nahrung und dem Risiko für Parkinson zu untersuchen. Eine verminderte Aufnahme von Vitamin B6, nicht aber von Folat, Vitamin B12 oder Riboflavin, wurde mit einem erhöhten Risiko für Parkinson in Verbindung gebracht, unabhängig von potenziellen ernährungsbedingten und nicht ernährungsbedingten Störfaktoren.[168]

Morbus Alzheimer

Quinolinsäure, aus dem Kynureninstoffwechsel, kann bei Neuroinflammation zur Bildung von Tau-Proteinen beitragen, die mit Morbus Alzheimer in Verbindung gebracht werden. Es wurde eine vermehrte Quinolinsäureausscheidung nach P5P-Gabe beobachtet (siehe Kapitel *Entzündungen*).[169]

168 Murakami, K., Miyake, Y., Sasaki, S., Tanaka, K., Fukushima, W., Kiyohara, C., Tsuboi, Y., Yamada, T., Oeda, T., Miki, T., Kawamura, N., Sakae, N., Fukuyama, H., Hirota, Y., Nagai, M; Fukuoka Kinki Parkinson's Disease Study Group. Dietary intake of folate, vitamin B6, vitamin B12 and riboflavin and risk of Parkinson's disease: a case-control study in Japan. Br J Nutr. 2010 Sep;104(5):757-64. doi: 10.1017/S0007114510001005. Epub 2010 Mar 26. PMID: 20338075.

169 Inflammation, vitamin B6 and related pathways, Ueland, PM., McCann, A., Midttun, Ø., Ulvik, A. Molecular Aspects of Medicine, Volume 53, February 2017, 10-27.

Neurologische Probleme durch Störungen P5P-abhängiger Enzyme

Krampfanfälle mit Beteiligung von P5P-abhängingen Enzymen

Enzyme:
Verzweigtkettige Aminosäure-Aminotransferase (BCAT1 + 2; EC 2.6.1.42)
Glutamat-Decarboxylase (GAD1 + 2; EC 4.1.1.15)
GABA-Transaminase (GABA-T; EC 2.6.1.19)

Mechanismen:
Glutamatbildung im Gehirn wird gestört. Wichtig für die Regulierung der neuronalen GABA/Glutamat-Umwandlung und damit der neuronalen Erregbarkeit. Es wird angenommen, dass ein Ungleichgewicht dieser Neurotransmitter die durch P5P-Mangel verursachten Anfälle erklärt. Ein niedriger GABA-Wert wurde bei ALDH7A1 -/- Zebrafischen und in einem Mausmodell für Hypophosphatasie mit Epilepsie festgestellt.

Dystonische Bewegungen mit Beteiligung von P5P-abhängingen Enzymen:

Enzyme:
Aromatische L-Aminosäure-Decarboxylase (AADC; EC 4.1.1.28)

Mechanismen:
Eine gestörte Regulierung der Serotonin- und Katecholamin-Neurotransmitter führt zu Dystonie und einem charakteristischen Neurotransmitterprofil im Liquor, das sowohl bei primärem AADC-Mangel als auch sekundär bei schwerem P5P-Mangel zu beobachten ist.

Neuronale Migrationsdefekte mit Beteiligung von P5P-abhängingen Enzymen

Enzyme:
L-Serin-Racemase (SRR; EC 5.1.1.18)

Mechanismen:
Ein Mangel führt zur Unfähigkeit, D-Serin zu bilden, das an der neuronalen Migration und der Neurotransmission durch NMDA-Rezeptoren beteiligt ist. Obwohl selten, wurden bei Personen mit gestörtem Vitamin-B6-Stoffwechsel neuronale Migrationsdefekte und Dysplasien festgestellt.

Anämie und Laktatazidose mit Beteiligung von P5P-abhängingen Enzymen

Enzyme:
Δ-Aminolevulinsäure-Synthase (ALAS1 + 2; EC 2.3.1.37)
Cystein-Desulfurase (NFS1; EC 2.8.1.7)

Mechanismen:
Gestörte Häm- und Fe-S-Cluster-Synthese aufgrund eines schweren P5P-Mangels führt zu hämatologischen Anomalien und Laktatazidose[170] (Anmerkung der Autorin: Typische Anzeichen einer Laktatazidose können sein: Übelkeit und Erbrechen, Bauchschmerzen, Muskelschwäche, Atembeschwerden, Verwirrtheit oder Desorientierung, Müdigkeit und Schwäche, Herzrasen oder unregelmäßiger Herzschlag, Koma (in schweren Fällen)).

170 Wilson, MP., Plecko, B., Mills, PB., Clayton, PT. Disorders affecting vitamin B6 metabolism. J Inherit Metab Dis. 2019 Jul;42(4):629-646. doi: 10.1002/jimd.12060. Epub 2019 Mar 20. PMID: 30671974, Table 1.

Einfach gesagt

- Es gibt Hinweise darauf, dass ein erheblicher Teil der Bevölkerung an einem Mangel eines oder mehrerer der nervensystembezogenen B-Vitamine leidet. Die Bedeutung dieser Vitamine wird auch durch die Tatsache unterstrichen, dass sie bestimmte neurologische Zustände verbessern, auch wenn kein (eindeutiger) Mangel nachgewiesen werden kann.

- Pyridoxal kann einfach die Bluthirnschranke passieren und wird im Gehirn in P5P umgebaut. Ein Ort im Gehirn, der Plexus choroideus, scheint das einzige Organ neben der Leber zu sein, das in der Lage ist, P5P leicht freizusetzen, was den relativ hohen Prozentsatz von P5P im Gehirnwasser erklärt.

- Einige neurologische Erkrankungen wie Autismus, Schizophrenie, Alzheimer, Parkinson und Epilepsie wurden mit unzureichenden P5P-Spiegeln in der Zelle in Verbindung gebracht.

- Neben ihrer Rolle bei Auf- und Abbau von Aminosäuren sind P5P-abhängige Enzyme am Stoffwechsel mehrerer Nervenbotenstoffe wie Dopamin, Serotonin, Glycin, Adrenalin, Noradrenalin, D-Serin, L-Glutamat, Gamma-Aminobuttersäure und Histamin beteiligt, deren Spiegel durch P5P-Mangel beeinträchtigt werden kann.

- L-Glutamat und GABA sind die wichtigsten erregenden beziehungsweise hemmenden Nervenbotenstoffe im zentralen Nervensystem. Beide werden durch P5P-abhängige Enzyme gebildet.

- Histamin, Dopamin und Serotonin werden ebenfalls durch P5P-abhängige Enzyme gebildet.

- Serotonin wirkt auf das zentrale Nervensystem, wo es eine Vielzahl von Zuständen wie Appetit, Schlaf oder kognitive Funktionen beeinflusst. Es ist auch für seine Fähigkeit bekannt, die allgemeine Stimmung zu verbessern. Im Vergleich dazu wirkt Dopamin auf das sympathische Nervensystem, wo es an der Regulierung von Blutdruck und Herzfrequenz beteiligt ist, während GABA ein wichtiger hemmender Neurotransmitter bei Säugetieren ist, der die Erregbarkeit von Neuronen weitgehend kontrolliert. GABA hat mehrere physiologische Wirkungen, darunter eine harntreibende und beruhigende Wirkung. Es wurde zur Behandlung von Epilepsie und zur Vorbeugung von Fettleibigkeit eingesetzt. Gegenwärtig (2016) wird GABA häufig zur Senkung der Ammoniakkonzentration im Blut und zur Behandlung des Leberkomas eingesetzt.

- Niedrige Vitamin-B6-Spiegel wurden mit Depressionen und auch mit Funktionsstörungen des Gehirns (zum Beispiel Epilepsie) in Verbindung gebracht. Es wird von einigen Autoren sogar als »Anti-Stress-Mittel« angesehen.

- D-Serin ist ein erregender Botenstoff, dessen Bildung ebenfalls von P5P abhängig ist.

- Der Botenstoff Glycin wirkt in der Großhirnrinde erregend, aber in Hirnstamm und Rückenmark hemmend.

- P5P-abhängige Enzyme sind auch am Kynurenin-Weg des Tryptophan-Abbaus beteiligt, über den sie mit Nervenzellverlustkrankheiten (wie zum Beispiel Alzheimer-Krankheit, Parkinson-Krankheit, Amyotrophe Lateralsklerose (ALS), Huntington-Krankheit und Multiple Sklerose etc.) assoziiert sein können. Mehr dazu im Kapitel *Entzündungen*.

- P5P ist an mehreren Prozessen beteiligt, die für die Nervenscheidenbildung und -erhaltung wichtig sind. Ein Mangel an P5P kann zu Störungen in der Nervenscheidenbildung führen und damit zu Problemen im Nervensystem. Dies kann Symptomen wie Muskelschwäche, Koordinationsprobleme und neurologische Störungen hervorrufen.

- In mehreren Studien wurde die Wirkung einer hochdosierten Vitamin-B6-Supplementierung bei Kindern und Erwachsenen mit Autismus untersucht, bei denen positive Ergebnisse erzielt wurden. Autistische Kinder weisen im Vergleich zu Kontrollpersonen abnorm hohe Plasmaspiegel von Vitamin B6 (einschließlich der phosphorylierten und unphosphorylierten Formen) auf. Auf der anderen Seite sind die P5P-Spiegel viel niedriger als bei Kontrollpersonen. Es wurde festgestellt, dass das Enzym, das Pyridoxal in P5P umwandelt, bei autistischen Kindern viel stärker mit Pyridoxin reagiert als mit Pyridoxal. Es scheint also, dass die reduzierte Umwandlung von Pyridoxal in sein phosphoryliertes Analogon zu den niedrigen P5P-Spiegeln führt. Die Forscher schreiben weiter: Es ist zu erwarten, dass eine Normalisierung des P5P-Spiegels zu einer Verbesserung der geistigen und körperlichen Funktionen führt, was viele Berichte über Verbesserungen bei autistischen Patienten nach einer Behandlung mit hochdosiertem Vitamin B6 erklären könnte.

- Erworbene Epilepsien können auftreten, wenn die P5P-Bildung zum Beispiel durch Medikamente beeinträchtigt ist (siehe hierzu Kapitel *Medikamente und Vitamin B6*). Dies führt durch Aktivierung bestimmter Rezeptoren zu Entzündungreaktionen im Gehirn, die epileptische Anfälle auslösen können. P5P kann diese Rezeptoren blockieren und somit wieder inaktivieren. Zum Thema Epilepsie durch genetische Störungen des Vitamin-B6-Stoffwechsels siehe Kapitel *Genetische Erkrankungen des Vitamin-B6-Stoffwechsels.*

- Möglicherweise hat P5P positive Auswirkungen auf das Geschehen bei Schlaganfällen. Tierversuche zeigten, dass sich der Bereich des Schlaganfalls schnell verkleinerte und die Tiere sich besser erholten. Sicher ist hier weitere Forschung nötig.

- Nervenschmerzen, Entzündungen und Schäden nach Schlaganfall stehen wahrscheinlich in Verbindung mit einem Rezeptor im Gehirn, der von P5P blockiert werden kann, wodurch die negativen Auswirkungen abgemildert werden. P5P gilt diesbezüglich als sehr effizient.

- Bei Morbus Parkinson wird zu wenig Dopamin im Gehirn gebildet, weil die dopaminbildenden Zellen abgebaut werden. Dadurch entstehen die Symptome von Morbus Parkinson. Die Patienten bekommen deshalb L-Dopa, die Vorstufe von Dopamin. Man versucht dadurch die Dopaminbildung in den verbleibenden Zellen zu steigern. Bereits 1954 wurden Behandlungsstrategien für Morbus Parkinson mit Pyridoxin veröffentlicht, aber wegen Wechselwirkungen mit dem therapeutisch wirksameren L-DOPA in Bereichen außerhalb des Gehirns (zum Beispiel Bewegungsstörungen) wieder aufgegeben. Heute kann dieser Effekt durch die Anwendung eines Enzym-Hemmers, der nur außerhalb des Gehirns wirkt, aufgehoben werden. Eine Studie hat gezeigt, dass eine hochdosierte Pyridoxintherapie (400 mg/Tag) für die Behandlung von Morbus Parkinson vorteilhaft sein könnte. Unabhängig von der L-DOPA-Therapie hat eine prospektive, bevölkerungsbezogene Kohortenstudie gezeigt, dass eine Vitamin-B6-reiche Ernährung das Risiko für Morbus Parkinson senken kann, wobei dieser Effekt allerdings auf Raucher beschränkt war. VORSICHT: Setzen Sie Vitamin B6 nicht auf eigene Faust während einer Therapie mit L-Dopa ein! (siehe auch Kapitel *Medikamente und Vitamin B6*)

- Morbus Parkinson: Genetische Schwächen des Gens für die Pyridoxalkinase könnten Einfluss auf das Risiko für eine Parkinsonerkrankung haben.

- Morbus Parkinson: Erhöhte Homocysteinspiegel könnten den Tod dopaminbildender Zellen bei der Parkinson-Krankheit durch nervenschädigende Wirkungen beschleunigen; daher könnte eine erhöhte Zufuhr von B-Vitaminen, die an der Regulierung des

Homocystein-Stoffwechsels beteiligt sind, das Parkinson-Risiko durch eine Senkung des Homocystein-Spiegels verringern. Epidemiologische Belege für einen Zusammenhang zwischen B-Vitaminen in der Nahrung und Morbus Parkinson sind jedoch spärlich, insbesondere in nicht-westlichen Bevölkerungen. Forscher haben eine Studie in Japan durchgeführt, um den Zusammenhang zwischen der Aufnahme von Folsäure, Vitamin B6, Vitamin B12 und Vitamin B2 über die Nahrung und dem Risiko für Parkinson zu untersuchen. Eine verminderte Aufnahme von Vitamin B6, nicht aber von Folsäure, Vitamin B12 oder Vitamin B2, wurde mit einem erhöhten Risiko für Parkinson in Verbindung gebracht, unabhängig von potenziellen ernährungsbedingten und nicht ernährungsbedingten Störfaktoren (siehe zuvor).

- Morbus Alzeimer: Quinolinsäure, aus dem Kynureninstoffwechsel, kann bei Entzündungsreaktion im Gehirn zur Bildung von Tau-Proteinen beitragen, die mit Morbus Alzheimer in Verbindung gebracht werden. Es wurde eine vermehrte Quinolinsäureausscheidung nach P5P-Gabe beobachtet (siehe Kapitel *Entzündungen*).

- Aufführung detaillierter biochemischer Zusammenhänge zwischen neurologischen Störungen und dem Vitamin-B6-Stoffwechsel.

Angst

Die Prävalenz von Angststörungen in Deutschland ist relativ hoch. Laut der Studie zur Gesundheit Erwachsener in Deutschland (DEGS1) aus dem Jahr 2013 leiden etwa 15 Prozent der Bevölkerung im Alter von 18 bis 79 Jahren an einer Angststörung. Die Generalisierte Angststörung war dabei die häufigste Form mit einer Prävalenz von etwa 7 Prozent, gefolgt von spezifischen Phobien mit etwa 6 Prozent.

Die Wirkung von Vitamin B6 bei Angst

Es wurde beobachtet, dass Pyridoxin bei Mäusen eine »anxiolytische« Wirkung ausübte. Seine Verabreichung erhöht den GABA-Spiegel, während sein Mangel den GABA-Spiegel senkt. Außerdem sank beim signifikanten Anstieg des GABA-Spiegels der Glutamat- und Nitritspiegel im Vergleich zur Kontrollgruppe.

GABA ist ein wichtiger hemmender Neurotransmitter des ZNS und moduliert bekanntermaßen das angstbezogene Verhalten. Es wurde berichtet, dass die Verringerung des GABA-Spiegels und der Agonismus an $GABA_A$-Rezeptoren die angstauslösende Wirkung vermittelt, während die Erhöhung des GABA-Spiegels und der Antagonismus an $GABA_A$-Rezeptoren eine »anxiolytische« Wirkung vermittelt. Benzodiazepine sind beispielsweise positiven Modulatoren der $GABA_A$-Rezeptoren.[171]

GABA entsteht aus Glutamat durch das Enzym L-Glutamat-Dehydrogenase (GAD), das von P5P abhängig ist.[172] Schon 1977 sah man diesen Zusammenhang in einer Studie, in der sich zeigte, dass P5P schneller und stärker wirkte als Pyridoxin. »Die subkutane und intrazerebrale Verabreichung von Pyridoxalphosphat oder Pyridoxamin führte zu einer signifikanten Steigerung der L-Glutamat-Dehydrogenase-Aktivität, wobei im Falle von Pyridoxin wesentlich höhere Dosen und ein längerer Zeitraum erforderlich waren, um die Wirkung zu zeigen. Die oben beschriebene Wirkung von Vitamin B6 wurde bei Tieren mit Vitamin-B6-Mangel sehr viel deutlicher beobachtet.«[173]

Ebenso spielt Stickstoffmonoxid bei der Regulation von Neurotransmittern eine Rolle. Es verstärkt Angstgefühle. Stickstoffmonoxid (NO) ist ein gasförmiger Neurotransmitter, der von einem Enzym, der Stickstoffmonoxid-Synthase (NOS), synthetisiert wird. Es existiert in drei Isoformen: die endotheliale NOS (eNOS oder NOS3), die neuronale NOS (nNOS oder NOS1) und die induzierbare NOS (iNOS oder NOS2), von denen jede Tetrahydrobiopterin (BH4) als wesentlichen Cofaktor für die Synthese von NO benötigt. NO wird auch von Neuronen als Reaktion auf die Stimulation des N-Methyl-D-Aspartat(NMDA)-Rezeptors synthetisiert. NO reguliert verschiedene Funktionen im Gehirn, darunter Verhalten, Kognition,

---

171 Walia, V., Garg, C., Garg, M. Anxiolytic-like effect of pyridoxine in mice by elevated plus maze and light and dark box: Evidence for the involvement of GABAergic and NO-sGC-cGMP pathway. Pharmacol Biochem Behav. 2018 Oct;173:96-106. doi: 10.1016/j.pbb.2018.06.001. Epub 2018 Jul 21. PMID: 30040985.

172 Schousboe, A., Waagepetersen, HS. Glial modulation of GABAergic and glutamat ergic neurotransmission. Curr Top Med Chem. 2006;6(10):929-34. doi: 10.2174/156802606777323719. PMID: 16787266.

173 Villela, GG., Calcagnotto, AM. Effect of vitamin B6 on L-glutamate dehydrogenase activity in mice brain. J Nutr Sci Vitaminol (Tokyo). 1977;23(1):19-22. doi: 10.3177/jnsv.23.19. PMID: 859047.

synaptische Plastizität und so weiter. Außerdem aktiviert es ein Enzym namens lösliche Guanylatzyklase (sGC), das an der Synthese von cGMP beteiligt ist. NO moduliert zudem die Konzentrationen und Funktionen verschiedener Neurotransmitter wie Glutamat und GABA, die am angstbezogenen Verhalten beteiligt sind. Der NO-sGC-cGMP-Signalweg beeinflusst also das angstbedingte Verhalten. Ein NO-Donator wirkte der »anxiolytischen« Wirkung von Pyridoxin bei Mäusen entgegen, während ein NO-Hemmer diese Wirkung verstärkte.[174]

Mikronährstoffe und Vitamin B6 bei Angst

Die kombinierte Verabreichung von 50 mg Vitamin B6 und 200 mg Magnesium (als MgO) führte bei den Probanden zu einer leichten Verringerung der angstbedingten Symptome. Nebenbei bemerkten die Autoren: »Die Studie deutet darauf hin, dass die Absorption von MgO schlecht ist und eine tägliche Supplementierung über einen Zeitraum von mehr als 1 Monat erforderlich ist, um das Gewebe aufzufüllen.«[175]

174 Walia, V., Garg, C., Garg, M. Anxiolytic-like effect of pyridoxine in mice by elevated plus maze and light and dark box: Evidence for the involvement of GABAergic and NO-sGC-cGMP pathway. Pharmacol Biochem Behav. 2018 Oct;173:96-106. doi: 10.1016/j.pbb.2018.06.001. Epub 2018 Jul 21. PMID: 30040985.

175 De Souza, MC., Walker, AF., Robinson, PA., Bolland, K. A synergistic effect of a daily supplement for 1 month of 200 mg magnesium plus 50 mg vitamin B6 for the relief of anxiety-related premenstrual symptoms: a randomized, double-blind, crossover study. J Womens Health Gend Based Med. 2000 Mar;9(2):131-9. doi: 10.1089/152460900318623. PMID: 10746516.

Einfach gesagt

- P5P wird für die Bildung von GABA, dass angstlösend wirkt, benötigt. Gerade bei HPUlern ist es wichtig zu wissen, dass P5P für die Bildung des beruhigenden Neurotransmitters GABA (Gammaaminobuttersäure) nötig ist.

- Vitamin B6 wirkt demnach angstlösend, weil es den GABA-Spiegel anhebt.

- P5P wirkt schneller und stärker angstlösend als Pryidoxin.

- NO, Stickstoffmonoxid, bremst die angstlösende Wirkung von B6 aus und kann somit Angstgefühle verstärken.

- 50mg Vitamin B6 führten zu einer leichten Verringerung der Angstsymptome.

- Magnesium, das ebenfalls bei Angstzuständen eingesetzt wird, sollte nicht als Magnesiumoxid gegeben werden.

Depression

Eine Depression ist eine psychische Erkrankung, die sich durch anhaltende und tiefe Traurigkeit, Interessenverlust, Energiemangel, Schlafstörungen, Appetitveränderungen, Konzentrationsprobleme, Gefühle von Wertlosigkeit und Schuld sowie Gedanken an Tod oder Suizid auszeichnet. Es handelt sich um eine ernsthafte Erkrankung, die das tägliche Funktionieren und die Lebensqualität erheblich beeinträchtigen kann.

Die Prävalenz von Depressionen ist weltweit hoch. Laut der Weltgesundheitsorganisation (WHO) leiden mehr als 264 Millionen Menschen jeden Alters weltweit an Depressionen. In Deutschland wird geschätzt, dass etwa 5 bis 6 Prozent der Bevölkerung im Laufe eines Jahres an einer depressiven Episode erkranken. Frauen sind dabei häufiger betroffen als Männer.[176]

Depressionen können durch verschiedene Faktoren verursacht werden, darunter genetische Veranlagung, biochemische Ungleichgewichte im Gehirn, traumatische Ereignisse, chronischer Stress oder bestimmte medizinische Erkrankungen.

Die Erfahrung zeigt, dass HPUler zu Depressionen tendieren und rein biochemisch erscheint dies auch logisch, weil P5P gebraucht wird, um Serotonin zu bilden, das stimmungsaufhellend wirkt. Serotonin wird wiederum gebraucht, um Melatonin zu bilden, das als Schlafhormon das Ein- und Durchschlafen fördert. Ist P5P nicht ausreichend vorhanden, erwartet man dementsprechend, dass es zu depressiven Verstimmungen, Depressionen und Schlafstörungen kommen kann.

---

176 Vgl. https://iris.who.int/bitstream/handle/10665/254610/WHO-MSD-MER-2017.2-eng.pdf?sequence=1; besucht am 25.02.2025.

Was können wir aus Studien zu diesem Thema lernen?

Eine Studie aus dem Jahr 2010 zeigte, dass Vitamin B6 im Verbund mit Folsäure und Vitamin B12 das Potenzial hat, das Auftreten einer Depression nach Schlaganfällen deutlich zu reduzieren. In der randomisierten, doppelblinden, placebokontrollierten Studie mit 563 Personen, die kürzlich einen Schlaganfall erlitten hatten, halbierte die tägliche Einnahme von 2 mg Folsäure, 0,5 mg Vitamin B12 und 25 mg Vitamin B6 das Risiko, eine schwere depressive Episode während einer mittleren Nachbeobachtungszeit von 7,1 Jahren zu erleiden. Diese Risikoreduzierung war mit einem um 25 Prozent niedrigeren Plasma-Homocysteinspiegel bei den mit Nahrungsergänzung behandelten Patienten im Vergleich zu den Kontrollpersonen verbunden.[177]

In einer randomisierten, placebokontrollierten Studie, die an 225 älteren Patienten durchgeführt wurde, die wegen einer akuten Erkrankung ins Krankenhaus eingeliefert wurden, verbesserte eine sechsmonatige Intervention mit täglichen Multivitamin-/Mineralstoffpräparaten den B-Vitamin-Status in der Ernährung und verringerte die Anzahl und Schwere der depressiven Symptome im Vergleich zum Placebo.[178]

Da P5P, wie bereits beschrieben, für die Serotoninproduktion unabdingbar ist und man Serotonin einen hohen Stellenwert bei der Behandlung der Depression beimisst, ist es möglich, dass Vitamin B6 als Bestandteil der B-Vitamine, die in den Studien verwendet wurden, einen großen Einfluss auf die psychische Verfassung der Patienten hatten. Andererseits spielen auch Folsäure und Vitamin B12

177 Almeida OP, Marsh K, Alfonso H, Flicker L, Davis TM, Hankey GJ. B-vitamins reduce the long-term risk of depression after stroke: The VITATOPS-DEP trial. Ann Neurol. 2010 Oct;68(4):503-10. doi: 10.1002/ana.22189. PMID: 20976769.

178 Gariballa S, Forster S. Effects of dietary supplements on depressive symptoms in older patients: a randomised double-blind placebo-controlled trial. Clin Nutr. 2007 Oct;26(5):545-51. doi: 10.1016/j.clnu.2007.06.007. Epub 2007 Jul 26. PMID: 17662509.

eine große Rolle, weil sie für die Bildung von S-Adenosylmethionin unabkömmlich sind, das ebenfalls deutlich positive Einflüsse auf depressive Verstimmtheit haben kann.

Es gibt nicht viele Arbeiten, die sich ausschließlich mit der Wirkung von P5P bei Depressionen befassen. Allerdings deutet eine aktuelle Arbeit aus dem Jahr 2022 darauf hin, dass P5P doch wichtig für dieses Gebiet zu sein scheint.

Und so schreiben Curtin und andere: »Anwenderinnen oraler Kontrazeptiva haben ein erhöhtes Risiko für niedrige Plasmakonzentrationen von Vitamin B6, einem Cofaktor im Tryptophan-Serotonin-Stoffwechsel, der für die Stimmungsregulierung entscheidend ist. Mit dieser Crossover-Studie sollte ermittelt werden, ob eine Vitamin-B6-Supplementierung die Symptome von Depressionen verringert und die Stimmungslage bei Studentinnen, die oraler Kontrazeptiva verwenden, verbessert. Die durchschnittliche Zufuhr von Vitamin B6 über die Nahrung veränderte sich während der Studie nicht, während der Vitamin-B6-Status nach der B6-Supplementierung im Vergleich zu den anderen drei Zeitpunkten deutlich anstieg. Die Vitamin-B6-Supplementierung verbesserte die Symptomatik um 20 [Prozent] im Vergleich zu einem Anstieg um 11 [Prozent] bei Einnahme von Placebo. Diese vorläufigen Daten stützen die wachsende Literatur, die auf den Nutzen einer Vitamin-B6-Supplementierung zur Verringerung der Depressionssymptome bei jungen Frauen, die oraler Kontrazeptiva verwenden, hinweist.«[179]

Andererseits weist Bender in seinem Buch *Nutritional Biochemistry of the Vitamins* auf eine Studie von Perry, 1985, hin, der schreibt, dass Patienten, die durch Nierenversagen an die Dialyse mussten und

---

179 Curtin, AC., Johnston, CS. Vitamin B6 Supplementation Reduces Symptoms of Depression in College Women Taking Oral Contraceptives: A Randomized, Double-Blind Crossover Trial. J Diet Suppl. 2023;20(4):550-562. doi: 10.1080/19390211.2022.2030843. Epub 2022 Feb 2. PMID: 35109763.

deren P5P im Gehirn um 50 Prozent abfiel, keine Effekte bezüglich Serotonin, Katecholaminen oder deren Metaboliten zeigten.[180]

Und auch diese Studie aus dem Jahr 2019 deutet darauf, dass Vitamin-B6-Mangel möglicherweise doch eine größere Rolle bei der Entwicklung von Depressionen und Ängsten spielt. Kafeshani und andere schlussfolgern: »Der Zusammenhang zwischen einer geringeren Vitamin-B6-Aufnahme und einem erhöhten Risiko für Depressionen und Angstzustände wurde durch die aktuelle Studie eindeutig bestätigt. Ein sinnvoller Ansatz zur Bewältigung dieser Störungen könnte die Verbesserung des Ernährungsstatus sein; dementsprechend werden große randomisierte kontrollierte Studien vorgeschlagen, um weitere Erkenntnisse zu gewinnen.«[181]

Eine Arbeit mit einem kleineren Patientenkollektiv von 289 japanischen Frauen, die unter Ängsten und Depressionen litten, bestätigte dieses Ergebnis allerdings. Odai und andere schreiben: »Eine höhere Zufuhr von Vitamin B6 könnte bei dieser Bevölkerungsgruppe zur Linderung depressiver Symptome beitragen.«[182]

Und zum Abschluss hier noch eine kurze Zusammenfassung einer Studie aus dem Jahr 2021, die sich mit postpartaler Depression und P5P befasste: »Vitamin B6 wirkt sich positiv auf die Verringerung der

---

180 Bender, D. A. (2009). Nutritional Biochemistry of the Vitamins, Cambridge University Press, Cambridge (second edition). S. 264.

181 Kafeshani, M., Feizi, A., Esmaillzadeh, A., Keshteli, AH., Afshar, H., Roohafza, H., Adibi, P. Higher vitamin B6 intake is associated with lower depression and anxiety risk in women but not in men: A large cross-sectional study. Int J Vitam Nutr Res. 2020 Oct;90(5-6):484-492. doi: 10.1024/0300-9831/a000589. Epub 2019 Jun 11. PMID: 31188081.

182 Odai, T., Terauchi, M., Suzuki, R., Kato, K., Hirose, A., Miyasaka, N. Depressive Symptoms in Middle-Aged and Elderly Women Are Associated with a Low Intake of Vitamin B6: A Cross-Sectional Study. Nutrients. 2020 Nov 9;12(11):3437. doi: 10.3390/nu12113437. PMID: 33182514; PMCID: PMC7697531.

Werte für postpartale Depressionen bei Müttern mit einem Risiko für postpartale Depressionen aus.«[183]

Einfach gesagt

- Es gibt Hinweise darauf, dass P5P depressive Störungen positiv beeinflussen kann. Andererseits gibt es auch widersprüchliche Erfahrungen. Weitere Forschung zu diesem Thema wird angeregt.

183 Khodadad, M., Bahadoran, P., Kheirabadi, GR., Sabzghabaee, AM. Can Vitamin B6 Help to Prevent Postpartum Depression? A Randomized Controlled Trial. Int J Prev Med. 2021 Oct 19;12:136. doi: 10.4103/ijpvm.IJPVM_240_19. PMID: 34912512; PMCID: PMC8631136.

Demenz

Demenz ist ein Oberbegriff für eine Gruppe von Erkrankungen, die den Verlust kognitiver Fähigkeiten wie Gedächtnis, Denken, Orientierung, Sprache und Urteilsvermögen verursachen. Es handelt sich um eine fortschreitende Erkrankung des Gehirns, die das tägliche Funktionieren und die Lebensqualität erheblich beeinträchtigen kann.

Die häufigste Form der Demenz ist die Alzheimer-Krankheit, aber es gibt auch andere Formen wie vaskuläre Demenz, Lewy-Körper-Demenz und frontotemporale Demenz. Jede Form hat ihre eigenen spezifischen Merkmale und Symptome.

Die Prävalenz von Demenz in Deutschland ist hoch. Laut Schätzungen des Deutschen Zentrums für Neurodegenerative Erkrankungen (DZNE) leben derzeit etwa 1,7 Millionen Menschen mit Demenz in Deutschland.

Das Risiko, an Demenz zu erkranken, steigt mit dem Alter. Etwa 7 Prozent der Menschen über 65 Jahren und etwa 30 Prozent der Menschen über 90 Jahren sind von Demenz betroffen. Gwenaëlle Douaud und andere fragen sich: »Ist es möglich, die Atrophie von Schlüsselregionen des Gehirns zu verhindern, die mit dem kognitiven Abbau und der Alzheimer-Krankheit zusammenhängen?«

In einer randomisierten, kontrollierten Studie an älteren Menschen mit erhöhtem Demenzrisiko konnten sie zeigen, dass eine hochdosierte B-Vitamin-Behandlung (Folsäure 0,8 mg, Vitamin B6 20 mg, Vitamin B12 0,5 mg) die Schrumpfung des gesamten Hirnvolumens über einen Zeitraum von zwei Jahren verlangsamte. Hier gingen sie noch einen Schritt weiter und zeigten, dass eine Behandlung mit B-Vitaminen die zerebrale Atrophie in den Regionen der grauen Substanz, die besonders anfällig für den Alzheimer-Prozess sind, einschließlich des medialen Temporallappens, um das Siebenfache reduziert. In der

Placebogruppe sind höhere Homocysteinspiegel zu Beginn der Studie mit einer schnelleren Atrophie der grauen Substanz verbunden, aber diese Auswirkung wurde durch die Behandlung mit B-Vitaminen weitgehend verhindert. Darüber hinaus zeigen sie, dass die positive Wirkung von B-Vitaminen auf Teilnehmer mit hohem Homocysteinspiegel (über dem Median, 11 µmol/L) beschränkt sei und dass eine kausale Bayes´sche Netzwerkanalyse bei diesen Teilnehmern auf die folgende Ereigniskette hinweise: B-Vitamine senkten das Homocystein, was direkt zu einem Rückgang der Grauen-Substanz-Atrophie führt und damit den kognitiven Verfall verlangsame.[184] Auch wenn hier hauptsächlich auf Vitamin B12 abgestellt wird, so ist Vitamin B6 doch ebenfalls sehr am Abbau von Homocystein über das CBS-Enzym zuständig, weshalb ich es durchaus für sinnvoll halte, dass diese Studie hier aufgeführt wird.

Mit dieser Studie im Jahr 2003 sollte der Verzehr von Vitamin B6, B9 und B12 im Zusammenhang mit dem Risiko einer geringen kognitiven Leistungsfähigkeit bei älteren Erwachsenen untersucht werden. Für Vitamin B6 zeigen die Ergebnisse, dass eine ausreichende Zufuhr ($\geq$ 1,7 mg/Tag) im Vergleich zu einer unzureichenden Zufuhr (< 1,7 mg/Tag) das Risiko einer niedrigen Verarbeitungsgeschwindigkeit, anhaltenden Aufmerksamkeit und eines schlechten Arbeitsgedächtnisses um 31,7 Prozent verringert.[185]

---

184 Douaud, G., Refsum, H., de Jager, CA., Jacoby, R., Nichols, TE., Smith, SM., Smith, AD. Preventing Alzheimer's disease-related gray matter atrophy by B-vitamin treatment. Proc Natl Acad Sci U S A. 2013 Jun 4;110(23):9523-8. doi: 10.1073/pnas.1301816110. Epub 2013 May 20. PMID: 23690582; PMCID: PMC3677457.

185 Saibeni, S., Cattaneo, M., Vecchi, M., Zighetti, ML., Lecchi, A., Lombardi, R., Meucci, G., Spina, L., de Franchis, R. Low vitamin B(6) plasma levels, a risk factor for thrombosis, in inflammatory bowel disease: role of inflammation and correlation with acute phase reactants. Am J Gastroenterol. 2003 Jan;98(1):112-7. doi: 10.1111/j.1572-0241.2003.07160.x. PMID: 12526945.

Einfach gesagt

- Forscher konnten zeigen, dass sich die Schrumpfung des Hirnvolumens über den Zeitraum von zwei Jahren verlangsamen ließ, wenn B-Vitamine, darunter 20mg Vitamin B6, gegeben wurden.

- Eine Behandlung mit B-Vitaminen reduzierte die zerebrale Atrophie in den Regionen der grauen Substanz, die besonders anfällig für den Alzheimer-Prozess sind, sogar um das Siebenfache.

- B-Vitamine senkten Homocystein, was direkt zu einem Rückgang des Abbaus der Grauen Substanz führe und damit den kognitiven Verfall verlangsame.

- Es zeigte sich eine signifikant schützende Wirkung von Vitamin B6 auf die Verarbeitungsgeschwindigkeit, die anhaltende Aufmerksamkeit und das Arbeitsgedächtnis bei älteren Menschen.

Fatigue

Anhaltende Fatigue ist ein subjektives Gefühl von Müdigkeit, Erschöpfung und Energielosigkeit, das sich negativ auf das tägliche Leben und Funktionieren auswirkt. Sie ist ein häufiges Symptom bei einer Vielzahl von Erkrankungen, zum Beispiel bei Patienten mit Entzündungs- oder Infektionskrankheiten, Depressionen und Krebs. Zusammen mit der Post-Exertional-Malaise (PEM), einer deutlichen Verschlimmerung der Symptome nach körperlicher Anstrengung, ist Müdigkeit auch das charakteristische Symptom bei Patienten mit chronischem Müdigkeitssyndrom / myalgischer Enzephalopathie (ME/CFS).

Die genaue Häufigkeit von Fatigue und ME/CFS in Deutschland ist schwer zu bestimmen, da die Diagnostik oft schwierig ist und viele Fälle möglicherweise unerkannt bleiben. Schätzungen zufolge leiden jedoch etwa 0,3 bis 0,5 Prozent der Bevölkerung in Deutschland an ME/CFS. Fatigue hingegen kann bei verschiedenen Erkrankungen auftreten und ist daher schwerer zu quantifizieren. Es wird jedoch angenommen, dass Fatigue ein häufiges Symptom bei vielen chronischen Erkrankungen ist.[186]

Einige Studien deuten darauf hin, dass bei Patienten mit Fatigue nach Brustkrebs oder Lymphomen ein niedriggradiger Entzündungsprozess im Gange ist. Trotz des Wissens über diese assoziierten Erkrankungen schränkt das Fehlen eines ätiologischen und pathophysiologischen Verständnisses der Fatigue die Möglichkeiten der Diagnostik und Behandlung ein. Fosså und andere Wissenschaftler haben bei Patienten mit ME/CFS festgestellt, dass die zirkulierenden

186 Vgl. https://immunologie.charite.de/forschung/ag_scheibenbogen/schwerpunkte/; besucht am 23.03.25.

Konzentrationen von Aminosäuren und anderen Stoffwechselprodukten, die für die Energiegewinnung wichtig sind, verändert sind und der Energiestoffwechsel behindert ist. Aufgrund dessen haben sie Serum der Patienten analysiert. Die einzige Aminosäure mit einem statistisch signifikanten Unterschied in der Serumkonzentration war Tryptophan.

Da Tryptophan hauptsächlich über den Kynureninweg abgebaut wird und dieser Weg der Regulierung durch Entzündungssignale unterliegt, wurden die Metaboliten entlang dieses Abbaupfads analysiert. Das Verhältnis von Kynurenin- zu Tryptophan-Konzentrationen war bei Patienten mit Fatigue höher als bei Patienten ohne Fatigue. Mehrere Schlüsselenzyme des Kynureninwegs benötigen P5P als Cofaktor und werden durch Zytokine reguliert. Auch die α-Ketoglutarsäure ist über eine P5P-abhängige Transaminationsreaktion mit dem Glutaminsäurestoffwechsel verbunden. Während sich die einzelnen Vitamin-B6-Metabolite bei Lymphomüberlebenden mit oder ohne Fatigue nicht signifikant unterschieden, war der PAr-Index in der Fatigue-Gruppe signifikant höher als in der Gruppe ohne Fatigue. Der Unterschied war sowohl bei den männlichen als auch bei den weiblichen Überlebenden vorhanden. Interessanterweise wurden die Unterschiede in den Tryptophan-Spiegeln, die bei Lymphom-Überlebenden mit oder ohne Fatigue beobachtet wurden, auch beim Vergleich von Patienten mit ME/CFS mit gesunden, altersgleichen Personen festgestellt. Im Vergleich zu den Patienten ohne Fatigue sind Überlebende mit Fatigue durch Stoffwechselveränderungen gekennzeichnet, die mit einem niedriggradigen Entzündungsstatus verbunden sein können. Tryptophan wird hauptsächlich über den Kynurenin-Stoffwechselweg abgebaut, bei dem Zwischenprodukte entstehen, die als Kynurenine bezeichnet werden und eine Vielzahl von Wirkungen haben, darunter Neuro- und Immunmodulation. Metabolite des Kynureninwegs dienen auch als Vorläufer für die Nikotinamid-Adenin-Dinukleotid-Synthese und spielen somit eine Rolle bei der Energiehomöostase. Fosså und andere fanden heraus, dass das Kynurenin/Tryptophan-Verhältnis bei allen untersuchten Lymphom-Überlebenden signifikant mit anderen Markern für

Immunaktivierung und Entzündung korreliert war, wie zum Beispiel mit IL-6, Neopterin und CRP.

Zusammenfassend kann spekuliert werden, dass eine niedriggradige Immunaktivierung und Entzündung durch Auswirkungen auf den Kynurenin-Stoffwechselweg eine Stoffwechselverschiebung mit erhöhter Eliminierung von Tryptophan aus dem Blut bewirkt. Veränderungen des Kynurenin-Stoffwechsels und eine Erhöhung des Kynurenin/Tryptophan-Verhältnisses finden sich auch bei chronischen Krankheiten, bei denen man davon ausgeht, dass eine geringgradige Entzündung eine wesentliche Rolle in der Pathogenese spielt, zum Beispiel bei Herz-Kreislauf-Erkrankungen, entzündlichen Darmerkrankungen, Fettleibigkeit und Depressionen.[187] Ein P5P-Mangel, der den Abbau von Tryptophan zu NAD+ behindert, verringert die Energiebildung und die Stressresistenz.[188,189]

1992 schrieben Heap und andere zu Fatigue: »Der auffälligste Mangel, nämlich der an Pyridoxin, könnte, wenn er im zentralen Nervensystem vorhanden ist, für die depressiven Merkmale des CFS verantwortlich sein. Es ist unwahrscheinlich, dass diese Mängel auf eine geringe Nahrungsaufnahme oder Malabsorption zurückzuführen sind, da CFS-Patienten in der Regel gut ernährt sind; außerdem ergab eine kürzlich durchgeführte Ernährungserhebung keine Hinweise darauf, dass diese Patienten eine geringe Zufuhr von Pyridoxin,

---

187 Fosså, A., Smeland, KH., Fluge, Ø., Tronstad, KJ., Loge, JH., Midttun, Ø., Ueland, PM., Kiserud, CE. Metabolic analysis of amino acids and vitamin B6 pathways in lymphoma survivors with cancer related chronic fatigue. PLoS One. 2020 Jan 10;15(1):e0227384. doi: 10.1371/journal.pone.0227384. PMID: 31923274; PMCID: PMC6953873.

188 Hajsl, M., Hlavackova, A., Broulikova, K., Sramek, M., Maly, M., Dyr, JE., Suttnar, J. Tryptophan Metabolism, Inflammation, and Oxidative Stress in Patients with Neurovascular Disease. Metabolites. 2020 May 19;10(5):208. doi: 10.3390/metabo10050208. PMID: 32438592; PMCID: PMC7281607.

189 Cervenka, I., Agudelo, LZ., Ruas, JL. Kynurenines: Tryptophan's metabolites in exercise, inflammation, and mental health. Science. 2017 Jul 28;357(6349):eaaf9794. doi: 10.1126/science.aaf9794. PMID: 28751584.

Riboflavin, Thiamin oder verschiedenen anderen Vitaminen und Mikronährstoffen aufwiesen. Es ist möglich, dass subnormale Vitaminaktivitäten auf zellulärer Ebene für die beobachteten Befunde verantwortlich sind. Weiter schreiben sie: »Eine placebokontrollierte Doppelblindstudie mit einem Polynährstoffpräparat, das Pyridoxin, Riboflavin und Thiamin enthielt, hat nach sechswöchiger Behandlung signifikante Verbesserungen bewirkt, insbesondere bei den Fatigue-Werten. Andere Studien zeigten keinen offensichtlichen Nutzen von Folsäure und Vitamin B12 oder von einer Polyvitamin-Mineralien-Mischung. Eine kontrollierte Studie zur Vitamin-B-Monotherapie wäre für diese Patientengruppe von Interesse.«[190]

Einfach gesagt

- Fatigue scheint im Zusammenhang mit unterschwelligen Entzündungen zu stehen.

- Es fällt auf, dass bei Patienten mit Fatigue weniger Tryptophan vorhanden ist als bei Patienten ohne Fatigue. Dies gilt für Fatigue nach Krebs als auch für Fatigue bei ME/CFS.

- Tryptophan spielt eine große Rolle im Kynurenin-Stoffwechsel, der wiederum eng an das Vorhandensein von P5P geknüpft ist.

- Metabolite des Kynureninwegs sind zudem für die Energieproduktion wichtig.

- Ein P5P-Mangel, der den Abbau von Tryptophan zu NAD+ (wichtig für die Energiebildung) behindert, verringert die Energiebildung und die Stressresistenz.

---

190 Heap, LC., Peters, TJ., Wessely, S. Vitamin B status in patients with chronic fatigue syndrome. J R Soc Med. 1999 Apr;92(4):183-5. doi: 10.1177/014107689909200405. PMID: 10450194; PMCID: PMC1297139.

- Der PAr-Index (P5P: Pyridoxal-Verhältnis) war bei Patienten mit Fatigue erhöht. Zu dieser Feststellung passt, dass Fatigue mit Entzündungen einherzugehen scheint, da der Par-Index typischerweise bei Entzündungen erhöht ist.

- Ein Vitamin-B6-Mangel, der möglicherweise auf zellulärer Ebene besteht, könnte für die depressiven Merkmale des CFS verantwortlich sein.

Schlaf

Die Häufigkeit von Schlafstörungen in Deutschland kann variieren und wird von verschiedenen Faktoren beeinflusst. Allgemein gesagt sind Schlafstörungen in vielen Industrieländern, einschließlich Deutschland, ein verbreitetes Problem. Schätzungen zufolge leiden etwa 25 bis 30 Prozent der Erwachsenen in Deutschland zeitweise unter Schlafstörungen, während rund 10 bis 15 Prozent chronische Schlafprobleme haben. Diese Zahlen können je nach den Kriterien für Schlafstörungen, den zugrunde liegenden Gesundheitszuständen und den verwendeten Diagnosemethoden variieren.

Als Coenzym fördert P5P die Umwandlung von Tryptophan in 5-Hydroxytryptamin, das als Vorläufer der Melatoninsynthese gilt, was darauf schließen lässt, dass P5P den Schlaf beeinflussen kann.

In einer Beobachtungsstudie wurde festgestellt, dass die Vitamin-B6-Zufuhr bei Personen mit schlechter Schlafqualität geringer war als bei Personen mit guter Schlafqualität. Darüber hinaus wurde in einer prospektiven Pilotstudie nachgewiesen, dass Vitamin-B6-Ergänzungen mit Melatonin bei der Behandlung von Schlaflosigkeit helfen. Die entzündungshemmenden und antioxidativen Wirkungen von P5P sind ebenfalls mögliche Mechanismen, die den Schlaf beeinflussen können. In Studien wurde gezeigt, dass Entzündungen den Schlaf stören können. Zudem haben einige Entzündungsmarker einen zirkadianen Rhythmus. Während einer Entzündung wird P5P zu aktiven Entzündungsherden mobilisiert und reguliert P5P-abhängige Enzyme und Stoffwechselwege, die eine Rolle bei der Entzündungsreaktion spielen. Darüber hinaus kann oxidativer Stress die Schlafhomöostase durch verschiedene Mechanismen stören. Vitamin B6, oder P5P, ist ein Antioxidans, das vor oxidativem Stress schützt, indem es direkt freie Radikale abfängt oder indirekt am Glutathion-abhängigen Antioxidationssystem beteiligt ist.

Die Serum-P5P-Konzentrationen scheint nichtlinear und negativ mit dem Risiko von Tagesschläfrigkeit verbunden zu sein, insbesondere bei Männern. Darüber hinaus standen die Serum-P5P-Konzentrationen in einem negativen Zusammenhang mit einer sehr kurzen, kurzen sowie mit langer Schlafdauer.[191]

Einfach gesagt

- P5P wird für die Bildung des Schlafhormons Melatonin benötigt.

- Menschen, die schlecht schlafen, fallen häufiger durch Vitamin-B6-Mangel auf.

- P5P wirkt gegen Entzündungen. In Studien wurde gezeigt, dass Entzündungen den Schlaf beeinflussen. Zudem haben einige Entzündungsmarker einen 24-Stunden-Rhythmus, sodass man sich hier vorstellen kann, dass sie den Schlaf stören können.

- Darüber hinaus kann oxidativer Stress die Schlafqualität verschlechtern. P5P ist ein Antioxidans, das vor oxidativem Stress schützt, indem es direkt freie Radikale abfängt oder indirekt am Glutathion-abhängigen Antioxidationssystem beteiligt ist.

191 Ge, L., Luo, J., Zhang, L., Kang, X., Zhang, D. Association of Pyridoxal 5'-Phosphate with Sleep-Related Problems in a General Population. Nutrients. 2022 Aug 26;14(17):3516. doi: 10.3390/nu14173516. PMID: 36079774; PMCID: PMC9460331.

Entzündungen

Entzündungen sind komplexe Reaktionen des Immunsystems auf schädliche Reize wie Infektionen, Verletzungen oder Krankheiten. Das Ziel einer Entzündung ist es, den Körper vor schädlichen Einflüssen zu schützen, Schäden zu reparieren und den Heilungsprozess zu fördern. Es gibt zwei Hauptarten von Entzündungen:

Akute Entzündung: Dies ist eine kurzfristige, sofortige Reaktion des Körpers auf schädliche Reize. Sie äußert sich durch Rötung, Schwellung, Wärme und Schmerzen an der betroffenen Stelle. Akute Entzündungen sind normalerweise kurzlebig und dienen dazu, den Körper schnell zu schützen und zu heilen.

Chronische Entzündung: Im Gegensatz dazu wird eine Entzündung chronisch genannt, wenn sie über einen längeren Zeitraum andauert. Chronische Entzündungen können mit verschiedenen Krankheiten in Verbindung stehen, wie zum Beispiel rheumatoide Arthritis, chronisch-entzündliche Darmerkrankungen oder bestimmte Herz-Kreislauf-Erkrankungen und viele mehr.

Vitamin-B6-Spiegel und Entzündungen

Bei einer Studie aus dem Jahr 2004 zeigte sich, dass niedriges Vitamin B6 mit erhöhtem CRP und Fibrinogen assoziiert war.[192] CRP ist ein Marker des IL-1b/TNF-a/IL-6-Wegs. IL-1b und IL-6 gehören zu den Aktivatoren der Hypothalamus-Hypophysen-Nebennieren-Achse (HPA), deren wichtigster Botenstoff Cortisol ist. Cortisol hat weitreichende Auswirkungen im Körper und ist der Hauptregulator der physiologischen Stressreaktion, einschließlich der Hochregulierung der Glukoneogenese und des Proteinabbaus in Muskeln, Darm und Bindegewebe. Die freigesetzten Aminosäuren können dann für die Energieproduktion, die Synthese immunmodulierender Proteine, die Proliferation von Immunzellen und die Gewebereparatur genutzt werden. Alle diese Prozesse erfordern P5P und können daher den zellulären Bedarf an P5P erhöhen. Darüber hinaus wurde ein Anstieg des intrazellulären P5P mit der Modulation der Zellantwort auf Glukokortikoide in Verbindung gebracht. Glukokortikoide können tiefgreifende Auswirkungen auf den Stoffwechsel und die Verteilung von Vitamin B6 haben, wie bei Mäusen gezeigt wurde, die langfristig mit Prednison behandelt wurden.[193] Morris und andere bestätigten, dass ein erniedrigtes Vitamin B6 mit erhöhtem CRP verbunden ist.[194]

Viele Studien wie diese kommen zu dem Schluss, dass die CRP-Konzentration im Serum im umgekehrten Verhältnis zur

192 Friso, S., Girelli, D., Martinelli, N., Olivieri, O., Lotto, V., Bozzini, C., Pizzolo, F., Faccini, G., Beltrame, F., Corrocher, R. Low plasma vitamin B-6 concentrations and modulation of coronary artery disease risk. Am J Clin Nutr. 2004 Jun;79(6):992-8. doi: 10.1093/ajcn/79.6.992. PMID: 15159228.

193 Inflammation, vitamin B6 and related pathways; Ueland, PM., McCann A., Midttun Ø., Ulvik, A. Molecular Aspects of Medicine, Volume 53, February 2017, Pages 10-27

194 Morris MS, Sakakeeny L, Jacques PF, Picciano MF, Selhub J. Vitamin B-6 intake is inversely related to, and the requirement is affected by, inflammation status. J Nutr. 2010 Jan;140(1):103-10. doi: 10.3945/jn.109.114397. Epub 2009 Nov 11. PMID: 19906811; PMCID: PMC2793124.

Gesamtaufnahme von Vitamin B6 (sowohl aus Nahrungsmitteln als auch aus Nahrungsergänzungsmitteln) steht. Insbesondere war hier das Risiko, Serum-CRP-Werte von mehr als 10 mg/L zu haben (was einer Entzündungsaktivität entspricht), bei Personen mit einer Vitamin-B6-Zufuhr von weniger als 2 mg/Tag um 57 Prozent höher als bei Personen mit einer Zufuhr von 5 mg/Tag und mehr.[195]

2012: In dieser umfassenden Studie über die Beziehungen zwischen Vitamin-B6-Status und Entzündungen haben Sakakeeny und andere gezeigt, dass die Gesamtentzündung in umgekehrtem Verhältnis zu den P5P-Konzentrationen im Plasma steht und dass die Prävalenz eines Vitamin-B6-Mangels mit der Entzündung zunimmt. Die Personen mit der höchsten Vitamin-B6-Zufuhr wiesen erhöhte Konzentrationen von P5P im Plasma auf. Unabhängig von der Vitamin-B6-Zufuhr wiesen die Personen mit dem höchsten Entzündungsgrad jedoch signifikant niedrigere P5P-Konzentrationen im Plasma auf als ihre Pendants mit geringem Entzündungsgrad.[196]

2017 deuteten Interventionsstudien darauf hin, dass der reziproke Zusammenhang zwischen CRP und Plasma-P5P eher auf eine veränderte Vitamin-B6-Verteilung während der Inflammation zurückzuführen ist als auf einen höheren Vitamin-B6-Gehalt, der vor inflammatorischen Reaktionen schützt.[197]

---

195 Morris, MS., Sakakeeny, L., Jacques, PF,, Picciano, MF., Selhub, J. Vitamin B-6 intake is inversely related to, and the requirement is affected by, inflammation status. J Nutr. 2010 Jan;140(1):103-10. doi: 10.3945/jn.109.114397. Epub 2009 Nov 11. PMID: 19906811; PMCID: PMC2793124.

196 Sakakeeny, L., Roubenoff, R., Obin, M., Fontes, JD., Benjamin, EJ., Bujanover, Y., Jacques, PF., Selhub, J. Plasma pyridoxal-5-phosphate is inversely associated with systemic markers of inflammation in a population of U.S. adults. J Nutr. 2012 Jul;142(7):1280-5. doi: 10.3945/jn.111.153056. Epub 2012 May 23. PMID: 22623384; PMCID: PMC3374666.

197 Inflammation, vitamin B6 and related pathways; Ueland, PM., McCann A., Midttun Ø., Ulvik, A. Molecular Aspects of Medicine, Volume 53, February 2017, Pages 10-27.

Die Reaktion in der akuten Phase (erkennbar an erhöhtem CRP) führt scheinbar zu einer erhöhten Aufnahme von Vitamin B6 in das Gewebe, während die zelluläre Th1-Immunaktivierung (Neopterin und Kynurenin/Tryptophan-Verhältnis) die Aufnahme von Vitamin B6 und den gleichzeitigen Abbau zu 4-Pyridoxinsäure fördert.

4-Pyridoxinsäure ist ein Vitamin-B6-Katabolit, der in der Leber aus Pyridoxal gebildet wird. 4-Pyridoxinsäure steht im Gegensatz zu P5P nicht im Zusammenhang mit der akuten Phase des Immunstatus, steht aber in positiver Beziehung zu Markern der zellulären Immunaktivierung und ist bei schwerkranken Patienten deutlich erhöht.[198]

Sakakeeny untersuchte den P5P-Spiegel von 2.229 Patienten und stellte fest, dass die niedrigsten Werte dieses Vitamins bei Menschen mit chronischen Entzündungen auftraten. Umgekehrt wiesen Menschen mit hohen Spiegeln an P5P niedrige Entzündungswerte auf. Sie schreiben 2012: »Wir bestätigten, dass Personen mit erhöhten Entzündungsmarkern eine höhere B6-Zufuhr mit der Nahrung benötigen als Personen mit niedrigen/normalen Entzündungswerten, um eine bestimmte P5P-Konzentration im Plasma zu erreichen.«[199]

Mobilisierung von Vitamin B6 während Entzündungen

Diverse Untersuchungen zeigen, dass die Inflammation zu einer deutlichen Verringerung des P5P im Plasma und zu geringen Veränderungen des P5P in Erythrozyten führt; sowohl P5P im Plasma als auch in den Erythrozyten reagiert nur geringfügig auf eine Pyridoxinsupplementierung, während das Pyridoxal deutlich ansteigt.

---

198 Inflammation, vitamin B6 and related pathways; Ueland, PM., McCann A., Midttun Ø., Ulvik, A. Molecular Aspects of Medicine, Volume 53, February 2017, Pages 10-27.

199 Sakakeeny, L., Roubenoff, R., Obin, M., Fontes, JD., Benjamin, EJ., Bujanover, Y., Jacques, PF., Selhub, J. Plasma pyridoxal-5-phosphate is inversely associated with systemic markers of inflammation in a population of U.S. adults. J Nutr. 2012 Jul;142(7):1280-5. doi: 10.3945/jn.111.153056. Epub 2012 May 23. PMID: 22623384; PMCID: PMC3374666.

Diese Beobachtungen deuten darauf hin, dass die P5P-Depletion an bestimmte Kompartimente gebunden ist, eine Idee, die durch die Ergebnisse bei Ratten mit Arthritis unterstützt wird, die eine deutliche P5P-Reduktion in der Leber und im Plasma, aber nicht im Muskel verursacht.[200] Etwa 80 Prozent des körpereigenen P5P-Speichers befinden sich in Muskeln, wo es an Glykogenphosphorylase gebunden ist.[201] Das P5P im Muskel wird nicht ohne weiteres freigesetzt; wenn also der Bedarf an P5P während einer Entzündung oder bei geringer Vitamin-B6-Zufuhr niedrig ist, wird P5P aus Leber und Plasma geliefert.[202,203]

Das P5P im Plasma hängt wahrscheinlich mit dem Vitamin-B6-Status in der Leber zusammen, die einen schnell austauschbaren P5P-Pool enthält, der über die Zirkulation zu den Orten der Entzündung mobilisiert wird. Die Inflammation ist mit einer Abnahme des Serumalbumins und einer Zunahme der zirkulierenden Alkalischen Phosphatase verbunden. Diese Veränderungen können die Mobilisierung von P5P im Plasma erleichtern, indem sie die Bindung von P5P an Albumin verringern und, was noch wichtiger ist, indem sie die Dephosphorylierung von freiem P5P zu Pyridoxal (der Transportform) erhöhen.[204]

---

200 Inflammation, vitamin B6 and related pathways; Ueland, PM., McCann A., Midttun Ø., Ulvik, A. Molecular Aspects of Medicine, Volume 53, February 2017, Pages 10-27.

201 Coburn, SP., Mahuren, JD., Kennedy, MS. et al. B6 vitamer content of rat tissues measured by isotope tracer and chromatographic methods. Biofactors. 1988;1:307–312.

202 Chiang, EP., Smith, DE., Selhub, J. et al. Inflammation causes tissue-specific depletion of vitamin B6. Arthritis Res Ther. 2005;7:R1254–R1262.

203 Coburn, SP., Ziegler, PJ., Costill, DL. et al. Response of vitamin B-6 content of muscle to changes in vitamin B-6 intake in men. Am J Clin Nutr. 1991;53:1436–1442.

204 Inflammation, vitamin B6 and related pathways; Ueland, PM., McCann A., Midttun Ø., Ulvik, A. Molecular Aspects of Medicine, Volume 53, February 2017, Pages 10-27.

Coburn und andere schlagen vor, dass die während einer Entzündung beobachtete niedrigere P5P-Konzentration im Plasma auf die Mobilisierung dieses Coenzyms zum Entzündungsort auf den Abbau von Tryptophan über den Kynureninweg, den Metabolismus immunmodulatorischer Sphingolipide und die Proliferation von Immunzellen zurückzuführen ist.[205]

Der Entzündungsregulator S1P

S1P ist ein bioaktives Sphingolipid, dessen De-novo-Synthese mit dem P5P-abhängigen Enzym Serin-Palmitoyltransferase beginnt. Als Zwischenprodukte bei der Synthese von S1P werden durch die Serin-Palmitoyltransferase auch Ceramide de novo gebildet. Ceramide und C1P (Ceramid-1-Phosphat) werden mit Inflammation in Verbindung gebracht, aber die Daten für Ceramide sind weniger überzeugend als für S1P. Ein Oberflächenrezeptor für C1P muss noch validiert werden. C1P aktiviert die zytosolische Phospholipase A2a und damit die Synthese von Arachidonat für die Produktion von Eicosanoiden. C1P spielt auch eine Rolle bei der Bildung des proinflammatorischen Zytokins TNF-a. Weitere Funktionen von C1P sind die Steigerung der Zellproliferation und des Zellwachstums, der Makrophagenmigration und die Hemmung der Apoptose.[206]

P5P ist an der Umwandlung von Sphingosin-1-Phosphat (S1P) beteiligt, das in den Blutplättchen gebildet, aber in den roten Blutkörperchen gespeichert wird, wo es vor Zersetzung geschützt ist. S1P ist ein starker Entzündungsregulator, der eine wichtige Rolle bei der Freisetzung von Lymphozyten spielt. S1P wird durch Sphingosinkinase

---

205 Coburn, SP., Mahuren, JD., Kennedy, MS. et al. B6 vitamer content of rat tissues measured by isotope tracer and chromatographic methods. Biofactors. 1988;1:307–312.

206 Inflammation, vitamin B6 and related pathways; Ueland, PM., McCann A., Midttun Ø., Ulvik, A. Molecular Aspects of Medicine, Volume 53, February 2017, Pages 10-27.

gebildet und reguliert die Umwandlung von Zellen des blutbildenden und des Nervensystems. Es beeinflusst deren Differenzierung, Migration und Adhäsion sowie ihre Lebensdauer. Die Zellen, auf die es einwirkt, haben auf ihrer Oberfläche Rezeptoren. Dabei handelt es sich um membrangekoppelte G-Protein-Rezeptoren. P5P ist Cofaktor der S1P-Lyase und somit für den Abbau von S1P zuständig.[207]

Bei P5P-Mangel wird die S1P-Lyase gehemmt, wodurch die Lymphozyten in den sekundären lymphatischen Organen und an Orten, an denen Entzündungsprozesse stattfinden, zurückgehen und fehlen.[208,209] Dies führt zu Lymphopenie und Immunsuppression sowie zu einer lokalen Verschärfung von Entzündungsprozessen und zu einer erhöhten Sekretion von entzündungsfördernden Zytokinen.[210]

Darüber hinaus aktiviert S1P den Nuklearfaktor-kB (NF-kB) und den Signalübermittler und Aktivator der Transkription 3 (STAT3), zwei Transkriptionsregulatoren, die als Hauptschalter bei Infektionen und Karzinogenese dienen.[211]

---

207 Stach, K., Stach, W., Augoff, K. Vitamin B6 in Health and Disease. Nutrients. 2021 Sep 17;13(9):3229. doi: 10.3390/nu13093229. PMID: 34579110; PMCID: PMC8467949.

208 Salata, D., Budkowska, M., Dołegowska, B. Sfingozyno-1-fosforan--dyrygent wśród czasteczek [Sphingosine-1-phosphate--molecular maestro]. Postepy Biochem. 2012;58(3):281-91. Polish. PMID: 23373414.

209 Desbarats, J. Pyridoxal 5'-phosphate to mitigate immune dysregulation and coagulopathy in COVID-19. Preprints 2020, 2020050144.

210 Salata, D., Budkowska, M., Dołegowska, B. Sfingozyno-1-fosforan--dyrygent wśród czasteczek [Sphingosine-1-phosphate--molecular maestro]. Postepy Biochem. 2012;58(3):281-91. Polish. PMID: 23373414.

211 Inflammation, vitamin B6 and related pathways; Ueland, PM., McCann A., Midttun Ø., Ulvik, A. Molecular Aspects of Medicine, Volume 53, February 2017, Pages 10-27.

Kynureninstoffwechsel

Viele Enzyme des Kynureninstoffwechsels, der eng mit Entzündungen in Zusammenhang steht, sind P5P-abhängig (siehe Abbildung 2). Ausgangspunkt für den Kynureninstoffwechsel ist Tryptophan, das durch unterschiedliche Enzyme in verschiedene Metabolite umgebaut wird, die wiederum unterschiedliche Wirkungen auf das Entzündungsgeschehen haben. Unter anderem wird auch NAD gebildet, das wichtig für die Energiebildung des Organismus ist. Es scheint, so schreiben Paul und andere 2013, dass der Tryptophanabbau über P5P-abhängige Reaktionen an der Entwicklung von Immuntoleranz, der Unterdrückung von Entzündungen und der Verringerung von Gewebeschäden durch Immunantworten beteiligt ist.[212]

Interessanterweise können die Dioxygenasen IDO und TDO, obwohl sie kein P5P als Cofaktor verwenden, als indirekt von P5P abhängig angesehen werden, da sie eine Häm-Gruppe enthalten, deren Syntheserate durch die Aktivität des P5P-abhängigen Enzyms 5-Aminolävulinat-Synthase bestimmt wird.[213]

TDO ist ein hämhaltiges Enzym, das hauptsächlich in der Leber für den Abbau von Tryptophan aus der Nahrung und die Aufrechterhaltung der Tryptophan-Homöostase verantwortlich und nicht mit Entzündungen assoziiert ist.

IDO1 ist ebenfalls ein hämhaltiges Enzym, das jedoch eine andere Struktur, Gewebeverteilung sowie andere regulatorische und kinetische Eigenschaften als TDO aufweist. Es wird extrahepatisch in einer Vielzahl von Zellen und Geweben exprimiert, darunter von Monozyten abgeleitete Makrophagen, dendritische Zellen, Epithelzellen

---

212 Paul, L., Ueland, PM., Selhub, J. Mechanistic perspective on the relationship between pyridoxal 5'-phosphate and inflammation. Nutr Rev. 2013 Apr;71(4):239-44. doi: 10.1111/nure.12014. Epub 2013 Mar 8. PMID: 23550784.

213 Cellini, B., Zelante, T., Dindo, M., Bellet, MM., Renga, G., Romani, L., Costantini, C. Pyridoxal 5'-Phosphate-Dependent Enzymes at the Crossroads of Host-Microbe Tryptophan Metabolism. Int J Mol Sci. 2020 Aug 13;21(16):5823. doi: 10.3390/ijms21165823. PMID: 32823705; PMCID: PMC7461572.

und Gehirnzellen[214] Durch Induktion des IDO-abhängigen Tryptophanabbaus in Makrophagen und dendritischen Zellen können diese unerwünschte T-Zell-Reaktionen blockieren, was zu Immuntoleranz führt.[215] Beim Menschen wurde der IDO-abhängige Abbau von Tryptophan als wichtiger Modulator der Aktivität bei einer Reihe von Krankheiten nachgewiesen, darunter Immundefizienzsyndrome, amyotrophe Lateralsklerose, koronare Herzkrankheit, rheumatoide Arthritis und verschiedene Krebsarten, von denen viele auch mit einem niedrigen P5P-Status im Plasma in Verbindung gebracht wurden. Die meisten menschlichen Krebsarten exprimieren IDO und TDO. Es wurde berichtet, dass Frauen mit Brustkrebs im Frühstadium einen höheren Tryptophanabbau aufweisen als Kontrollpersonen, was auf einen Weg hindeutet, durch den sich einige Neoplasmen dem Immunsystem entziehen könnten. Das Auftreten eines verstärkten Tryptophanabbaus bei diesen Krankheiten offenbart sich in einem höheren Verhältnis von Kynurenin- zu Tryptophankonzentration im Plasma. Die Beteiligung P5P-abhängiger Enzyme am verstärkten Tryptophanabbau bei diesen Erkrankungen zeigt sich durch das Ungleichgewicht der Metaboliten aus P5P-abhängigen Reaktionen bei den Betroffenen im Vergleich zu gesunden Kontrollpersonen.[216]

Es ist durchaus möglich, dass die Induktion der Indolamin-2,3-Dioxygenase (IDO) als Reaktion auf Entzündungsreize zur Mobilisierung von Plasma-P5P für den Abbau von Kynurenin führt, das durch die Wirkung der IDO gebildet wird. Die Beziehung zwischen

---

214 Inflammation, vitamin B6 and related pathways; Ueland, PM., McCann A., Midttun Ø., Ulvik, A. Molecular Aspects of Medicine, Volume 53, February 2017, Pages 10-27.

215 Munn, DH., Shafizadeh, E., Attwood, JT. et al. Inhibition of T cell proliferation by macrophage tryptophan catabolism. J Exp Med. 1999;189:1363–1372.

216 Paul, L., Ueland, PM., Selhub, J. Mechanistic perspective on the relationship between pyridoxal 5'-phosphate and inflammation. Nutr Rev. 2013 Apr;71(4):239-44. doi: 10.1111/nure.12014. Epub 2013 Mar 8. PMID: 23550784.

Plasma-P5P und Entzündungen könnte also eine passive Folge seiner zentralen Rolle im Tryptophan-Stoffwechsel sein.[217]

Die bei P5P-Mangel anfallenden Kynurenin-Metaboliten (einschließlich Kynurenin, Kynurensäure und 3-Hydroxykynurenin) wirken über den Arylkohlenwasserstoffrezeptor (AhR) und sind an Entzündungen beteiligt. Der AhR-Rezeptor ist ein Transkriptionsfaktor, der an der Regulierung des Cytochrom-p450-Spiegels, aber auch an der Regulierung der Immunität und der Zelldifferenzierung beteiligt ist.[218,219] Die Aktivierung von AhR wiederum kann IDO hochregulieren und dadurch die Bildung von regulatorischen T-Zellen fördern.[220] Die durch den Arylkohlenwasserstoffrezeptor vermittelte transkriptionelle Reaktion, die durch diese Verbindungen aktiviert wird, kann zudem zur Induktion von Interleukin-6, einem protumorigenen

---

217 Sakakeeny, L., Roubenoff, R., Obin, M., Fontes, JD., Benjamin, EJ., Bujanover, Y., Jacques, PF., Selhub, J. Plasma pyridoxal-5-phosphate is inversely associated with systemic markers of inflammation in a population of U.S. adults. J Nutr. 2012 Jul;142(7):1280-5. doi: 10.3945/jn.111.153056. Epub 2012 May 23. PMID: 22623384; PMCID: PMC3374666.

218 Cervenka, I., Agudelo, LZ., Ruas, JL. Kynurenines: Tryptophan's metabolites in exercise, inflammation, and mental health. Science. 2017 Jul 28;357(6349):eaaf9794. doi: 10.1126/science.aaf9794. PMID: 28751584.

219 Bessede, A., Gargaro, M., Pallotta, MT., Matino, D., Servillo, G., Brunacci, C., Bicciato, S., Mazza, EM., Macchiarulo, A., Vacca, C., Iannitti, R., Tissi, L., Volpi, C., Belladonna, ML., Orabona, C., Bianchi, R., Lanz, TV., Platten, M., Della Fazia, MA., Piobbico, D., Zelante, T., Funakoshi, H., Nakamura, T., Gilot, D., Denison, MS., Guillemin, GJ., DuHadaway, JB., Prendergast, GC., Metz, R., Geffard, M., Boon, L., Pirro, M., Iorio, A., Veyret, B., Romani, L., Grohmann, U., Fallarino, F., Puccetti, P. Aryl hydrocarbon receptor control of a disease tolerance defence pathway. Nature. 2014 Jul 10;511(7508):184-90. doi: 10.1038/nature13323. PMID: 24930766; PMCID: PMC4098076.

220 Inflammation, vitamin B6 and related pathways; Ueland, PM., McCann A., Midttun Ø., Ulvik, A. Molecular Aspects of Medicine, Volume 53, February 2017, Pages 10-27.

Zytokin, führen. Diese Prozesse, die die Immunüberwachung bösartiger Zellen verringern, können die Tumorprogression fördern.[221]

Kynurenin sorgt für Immunsuppression, indem es die Aktivität der NK-Zellen und die Zahl der T-Lymphozyten verringert und sie in die Apoptose führt. Kynurensäure kann die Produktion der Zytokine IL-1, IL-6, IL-10 und TNFα, und die Achse des IL-6/JAK/STAT-Signalweges verstärken, indem sie nach dem Prinzip der positiven Rückkopplung die Bildung von IL-6 fördert. Dies wiederum kann Entzündungen stimulieren.[222,223] Kynurensäure wird durch die P5P-abhängige Kyunreninaminotransferase gebildet. Sie ist ein neuroprotektiver und immunmodulierender Metabolit, der den N-Methyl-D-Aspartat (NMDA)-Rezeptor und den a-7-Nikotin-Acetylcholin-Rezeptor (a-7-NAChR) im ZNS hemmt. Insbesondere ist Kynurensäure ein endogener Ligand des G-Protein-gekoppelten Rezeptors 35 (GPR35) und des AhR, die zum Teil ihre immunmodulierenden Wirkungen vermitteln könnten. Kynurensäure gilt auch als starkes endogenes Antioxidans, das Hydroxylradikale, Superoxidanionen und Peroxynitrit abfängt.

3-Hydroxykynurenin ist eine redoxaktiver, reaktive Sauerstoffspezies (ROS) erzeugender Tryptophan-Metabolit mit neurotoxischer

---

221 Paul, L., Ueland, PM., Selhub, J. Mechanistic perspective on the relationship between pyridoxal 5'-phosphate and inflammation. Nutr Rev. 2013 Apr;71(4):239-44. doi: 10.1111/nure.12014. Epub 2013 Mar 8. PMID: 23550784.

222 Cervenka, I., Agudelo, LZ., Ruas, JL. Kynurenines: Tryptophan's metabolites in exercise, inflammation, and mental health. Science. 2017 Jul 28;357(6349):eaaf9794. doi: 10.1126/science.aaf9794. PMID: 28751584.

223 Bessede, A., Gargaro, M., Pallotta, MT., Matino, D., Servillo, G., Brunacci, C., Bicciato, S., Mazza, EM., Macchiarulo, A., Vacca, C., Iannitti, R., Tissi, L., Volpi, C., Belladonna, ML., Orabona, C., Bianchi, R., Lanz, TV., Platten, M., Della Fazia, MA., Piobbico, D., Zelante, T., Funakoshi, H., Nakamura, T., Gilot, D., Denison, MS., Guillemin, GJ., DuHadaway, JB., Prendergast, GC., Metz, R., Geffard, M., Boon, L., Pirro, M., Iorio, A., Veyret, B., Romani, L., Grohmann, U., Fallarino, F., Puccetti, P. Aryl hydrocarbon receptor control of a disease tolerance defence pathway. Nature. 2014 Jul 10;511(7508):184-90. doi: 10.1038/nature13323. PMID: 24930766; PMCID: PMC4098076.

Wirkung. Neuere Studien haben jedoch gezeigt, dass 3-Hydroxykynurenin eine doppelte Funktion hat, indem es entweder als Prooxidans oder als Antioxidans wirkt, was darauf hindeutet, dass 3-Hydroxykynurenin nicht per se neurotoxisch oder zytotoxisch ist, sondern vielmehr als Redox-Modulator dient, indem es das Redox-Abwehrsystem stimuliert, einschließlich der Erhöhung der Expression des Nuclear Factor Erythroid 2-Related Factor 2 (Nrf2), dem Hauptvermittler von anti-inflammatorischen Wirkungen.

Xanthurensäure wird durch Transaminierung (P5P-abhängig) von 3-Hydroxykynurenin gebildet, was als eine Reaktion angesehen wird, die den Aufbau hoher, potenziell toxischer Konzentrationen von 3-Hydroxykynurenin verhindert. Xanthurensäure überwindet die Blut-Hirn-Schranke und spielt möglicherweise eine Rolle bei der Neuroübertragung/Neuromodulation, indem es den Glutamatrezeptor mGlu2/3 aktiviert. Es ist eine metallchelatbildende und photochemisch aktive Verbindung mit antioxidativen und prooxidativen Eigenschaften, je nach Versuchssystem. Diese Eigenschaften wurden mit seiner möglichen Rolle bei der Kataraktogenese, der Apoptose von Linsenepithelzellen und der Entwicklung von Diabetes in Verbindung gebracht. Vor allem wurde kürzlich festgestellt, dass Xanthurensäure die Biosynthese von Tetrahydrobiopterin stark hemmt, das als Cofaktor für drei aromatische Aminosäuren und der Stickstoffmonoxid-Synthase (NOS) dient.

3-Hydroxykynurenin kann aber auch in Quinolinsäure umgewandelt werden. Die auffälligste Eigenschaft von Quinolinsäure ist ihre Fähigkeit, als endogener glutaminerger Rezeptor-Agonist vom NMDA-Typ zu wirken, was ihre Exzitotoxizität, ihre zytotoxischen Wirkungen auf Neuronen und Astrozyten sowie die Auslösung von Krampfanfällen erklärt. Zu den weiteren biologischen Wirkungen von Quinolinsäure gehören eine erhöhte neuronale Glutamatfreisetzung, die Induktion von oxidativem Stress, die Öffnung der Blut-Hirn-Schranke, die Induktion von neuronaler Stickstoffmonoxid-Synthase (nNOS) und iNOS, Destabilisierung des Zytoskeletts, erhöhte Tau-Phosphorylierung und erhöhte Expression verschiedener proinflammatorischer Zytokine. Menschliche Neurone produzieren keine signifikanten Mengen an Quinolinsäure, aber neuronale Zellen nehmen Quinolinsäure auf, die von aktivierten Mikroglia und einwandernden Makrophagen produziert wird. Der Kynurenin-Weg und damit die Synthese von Quinolinsäure durch diese Zellen wird während der Inflammation erheblich gesteigert. Diese Akkumulation von Quinolinsäure spielt die Schlüsselrolle von Quinolinsäure bei Neuroinflammation.[224]

Es wurde wiederholt nachgewiesen, dass die Konzentrationen von Kynureninen im Urin und Plasma/Serum des Menschen durch den Vitamin-B6-Status beeinflusst werden. Vitamin-B6-Mangel führte bei Frauen nach einer Tryptophan-Belastung zu einem mehr als 30-fachen Anstieg der Urinausscheidung von Xanthurensäure, Kynurenin und 3-Hydroxykynurenin. Außerdem kam es zu einem mäßigen Anstieg von 3-Hydroxyanthranilsäure und Quinolinsäure im Urin. Die Supplementierung bei ausreichendem Vitamin-B6-Status mit Pyridoxin verringerte die Ausscheidung von Xanthurensäure, Kynurenin und 3-Hydroxykynurenin im Urin nach einer Tryptophanbelastung, was darauf hindeutet, dass die P5P-abhängigen Enzyme des Kynureninweges möglicherweise nicht vollständig mit dem Cofaktor P5P gesättigt sind. Diese Schwankungen der Urin- und Plasmakynurenine in Abhängigkeit vom Vitamin-B6-Status verdeutlichen die kritische Rolle der P5P-Verfügbarkeit für die Konzentrationen der Metaboliten im Steady-State und möglicherweise auch für die Ausscheidung über den Kynurenin-Weg.[225]

---

224 Inflammation, vitamin B6 and related pathways; Ueland, PM., McCann A., Midttun Ø., Ulvik, A. Molecular Aspects of Medicine, Volume 53, February 2017, Pages 10-27.

225 Inflammation, vitamin B6 and related pathways; Ueland, PM., McCann A., Midttun Ø., Ulvik, A. Molecular Aspects of Medicine, Volume 53, February 2017, Pages 10-27.

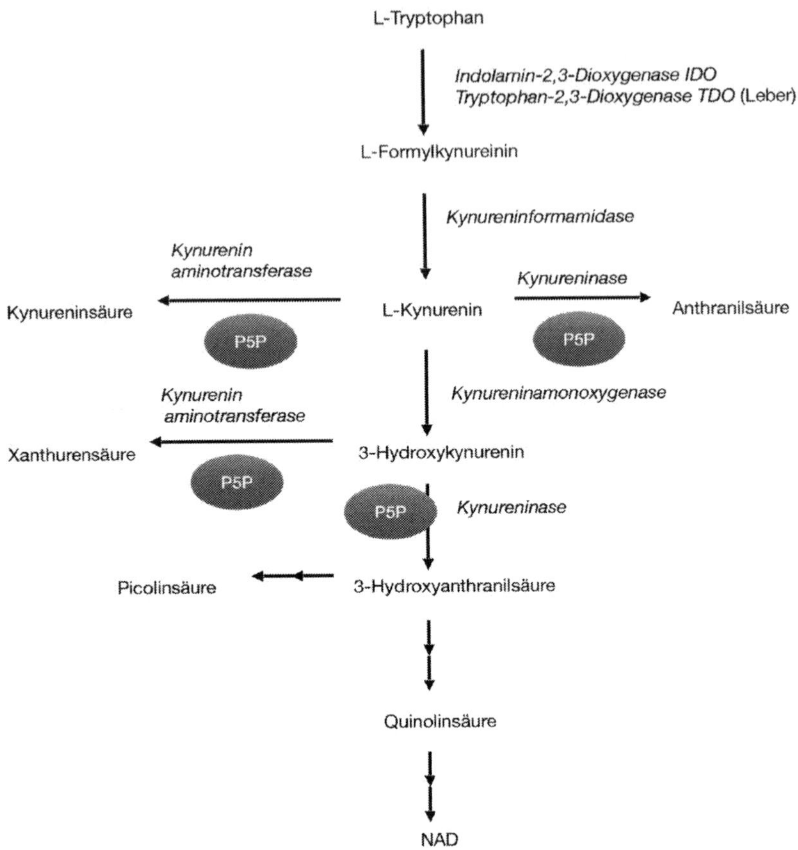

Abbildung 2: Abbau von Tryptophan[226]

226 In Anlehnung an Abbildung. 1 aus: Paul, L., Ueland, PM., Selhub, J.. Mechanistic perspective on the relationship between pyridoxal 5›-phosphate and inflammation. Nutr Rev. 2013 Apr;71(4):239-44. doi: 10.1111/nure.12014. Epub 2013 Mar 8. PMID: 23550784.

Transsulfurierungsweg und Schwefelwasserstoff

Der gasförmige Botenstoff Schwefelwasserstoff (H2S) hat sich als Regulator von inflammatorischen Reaktionen erwiesen (durch Sulfhydrierung des Transkriptionsfaktors NF-kB und durch Sulfhydrierung eines Proteins, das Nrf2 sequestriert). H2S wirkt bei niedrigen physiologischen Konzentrationen antiinflammatorisch, bei hohen Konzentrationen jedoch proinflammatorisch. H2S dient auch als Regulator zahlreicher anderer physiologischer Funktionen, darunter Vasodilatation, Angiogenese, Neurotransmission, Apoptose und Insulinfreisetzung. Cystein ist das wichtigste Thiol im Plasma, und der Redoxzustand von Cystein/Cystin kann selbst eine Rolle bei der inflammatorischen Signalgebung spielen. Es dient auch als Schlüsselkomponente bei der Synthese von reduziertem Glutathion. Reduziertes Glutathion ist nicht nur ein Antioxidans, das reaktive Sauerstoffspezies entgiftet, sondern auch ein Signalmolekül, das die angeborene Immunität und die Inflammation reguliert, Effekte, die teilweise durch Zytokine und redoxsensitive Transkriptionsfaktoren wie NF-kB und den Hypoxie-induzierbaren Faktor-1a (HIF-1a) vermittelt werden.

An der Bildung von H2S und Cystein sind zwei P5P-abhängige Enzyme beteiligt, die Cystathionin-b-Synthase (CBS) und die Cystathionin-g-Lyase (CSE). Beide sind für die Umwandlung von Homocystein in Cystein über das Zwischenprodukt Cystathionin verantwortlich. Etwa 20 bis 50 Prozent des für die Synthese von reduziertem Glutathion in der Leber verwendeten Cysteins stammt aus dem Transsulfurierungsweg, der für den Großteil des für regulatorische Zwecke erzeugten H2S verantwortlich zu sein scheint.

CBS und CSE kommen überall im Körper vor, aber CBS wird vor allem im Gehirn und in der Niere exprimiert, während CSE vor allem in peripheren Geweben wie Leber und Herz-Kreislauf-Gewebe gebildet wird. Im ersten Schritt des Transsulfurierungsweges katalysiert CBS die Synthese von Cystathionin durch Kondensation von Homocystein mit Serin.

CSE scheint stärker induzierbar zu sein als CBS. Zahlreiche Verbindungen beeinflussen die H2S-Produktion und/oder regulieren CSE auf der transkriptionellen, posttranskriptionellen und/oder posttranslationalen Ebene. Dazu gehören Entzündungen vermittelt durch TNF-a, Sp1, oxidativen Stress, microRNAs (miR-21 und miR-30), Testosteron, Östrogene, Dexamethason, Phenylephrin, Insulin, Glukose, NO, CO und Kalzium-Calmodulin vermittelte Induktion. Kalzium kann mit P5P interagieren, um die CSE-Aktivität zu regulieren. Die H2S-Produktion bei niedrigen Kalziumspiegeln hängt stark von P5P ab.

Kinetische Simulationen deuten darauf hin, dass CBS für bis zu 70 Prozent der von der Transsulfurierung abgeleiteten H2S-Bildung verantwortlich ist. Bei der Kondensation von Homocystein und Cystein scheint mehr H2S zu entstehen als bei der Kondensation von zwei Cysteinmolekülen. Die CSE-katalysierte Kondensation von zwei Homocysteinmolekülen ist unter normalen Bedingungen möglicherweise weniger effizient, kann aber bei Hyperhomocysteinämie zunehmen. Da CSE empfindlicher als CBS auf verfügbares P5P reagiert, wurde vermutet, dass die CSE-katalysierte Bildung von H2S am stärksten vom Vitamin-B6-Status beeinflusst wird. Der Transsulfurierungsweg wird durch den Vitamin-B6-Status beeinflusst, wie durch erhöhte Plasmacystathioninwerte bei moderatem Vitamin-B6-Mangel beim Menschen gezeigt wurde.

CBS und CSE haben eine ähnliche Affinität zu P5P. Die Anhäufung von Cystathionin während eines Vitamin-B6-Mangels kann tatsächlich den Cysteinüberschuss aufrechterhalten, der wiederum genügend Cystein liefert, um einen Rückgang von reduziertem Glutathion zu verhindern. Dies erklärt, warum die von Vitamin B6 abhängigen Veränderungen der Transsulfurierung den Gehalt an reduziertem Glutathion in der Leber bei leichtem bis mittlerem Vitamin-B6-Mangel nicht verringern. Im Gegenteil, eine Vitamin-B6-Beschränkung führt zu einer Erhöhung des Gehalts an reduziertem Glutathion im menschlichen Plasma und in der Rattenleber. Dieses scheinbare Paradoxon wurde dadurch erklärt, dass der Körper vermehrt reduziertes Glutathion bildet, weil durch den Vitamin-B6-Mangel oxidativer Stress entsteht. Dieser triggert die Bildung von reduziertem Glutathion.[227]

Interleukine (IL) und Vitamin B6

Einige Botenstoffe stehen mit Vitamin B6 in Zusammenhang.

IL-1β

In einer Studie aus dem Jahr 2016 wurde eine neue Rolle von Vitamin B6 bei der Unterdrückung der IL-1β-Produktion durch Hemmung der Aktivierung des NLRP3-Inflammasoms gezeigt. Außerdem zeigten die Autoren, dass Vitamin B6 den LPS-induzierten endotoxischen Schock in vivo verhindert, was darauf hindeutet, dass das NLRP3-Inflammasom ein wichtiges Ziel für die entzündungshemmende Wirkung von Vitamin B6 ist. P5P bremst die Produktion von IL-1β, einem stark proinflammatorischen Zytokin, sowie die Produktion von ROS durch Hemmung des NLRP3-Inflammasoms.

Vitamin-B6-Mangel kann dann zu einer erhöhten Produktion von IL-1β und Gewebeschäden aufgrund der Anwesenheit freier Radikale führen.[228]

IL-10

Forscher der Victoria University berichteten, dass Vitamin B6 IL-10, ein stark entzündungshemmendes und immunsuppressives Zytokin, das Makrophagen und Monozyten deaktivieren

227 Inflammation, vitamin B6 and related pathways; Ueland, PM., McCann A., Midttun Ø., Ulvik, A. Molecular Aspects of Medicine, Volume 53, February 2017, Pages 10-27.

228 Zhang, P., Tsuchiya, K., Kinoshita, T., Kushiyama, H., Suidasari, S., Hatakeyama, M., Imura, H., Kato, N., Suda, T. Vitamin B6 Prevents IL-1β Protein Production by Inhibiting NLRP3 Inflammasome Activation. J Biol Chem. 2016 Nov 18;291(47):24517-24527. doi: 10.1074/jbc.M116.743815. Epub 2016 Oct 12. PMID: 27733681; PMCID: PMC5114405.

und Antigen-präsentierende Zellen und T-Zellen hemmen kann, hochreguliert.[229]

IL-33

Interleukin-33 (IL-33) ist ein wichtiges nukleares Zytokin, das die Typ-2-Immunantwort auslöst und die Immunhomöostase aufrechterhält. Epithelzellen erkennen pathogen-assoziierte molekulare Muster (PAMPs), die in Mikroben vorkommen, und schadensassoziierte molekulare Muster (DAMPs), die bei Gewebeschäden freigesetzt werden, indem sie Mustererkennungsrezeptoren (PRRs) aktivieren und Interleukin-33 (IL-33), IL-25 und thymisches stromales Lymphopoietin (TSLP) freisetzen. Diese Zytokine können viele angeborene Immunzellen aktivieren, darunter Mastzellen, Eosinophile und angeborene lymphatische Zellen, um die Typ-2-Immunantwort zu verstärken.

P5P kontrolliert die Stabilität von IL-33 und reduziert die MDM2-vermittelte Poly-Ubiquitinierung von IL-33. Somit senkt P5P den IL-33-Spiegel. Vitamin B6 dämpft also Typ-2-Entzündung über IL-33. Dies betrifft zum Beispiel atopische Dermatitis, allergische Rhinitis, COPD und Asthmas.[230]

---

229 Shakoor, H., Feehan, J., Mikkelsen, K., Al Dhaheri, AS., Ali, HI., Platat, C., Ismail, LC., Stojanovska, L., Apostolopoulos, V. Be well: A potential role for vitamin B in COVID-19. Maturitas. 2021 Feb;144:108-111. doi: 10.1016/j.maturitas.2020.08.007. Epub 2020 Aug 15. PMID: 32829981; PMCID: PMC7428453.

230 Zhu, S., Zhong, S., Cheng, K., Zhang, LS., Bai, JW., Cao, Z., Wang, S., Chen, W., Cheng, S., Ma, L., Ling, Z., Huang, Y., Gu, W., Sun, X., Yi, C., Zhao, M., Liang, S., Xu, JF., Sun, B., Zhang, Y. Vitamin B6 regulates IL-33 homeostasis to alleviate type 2 inflammation. Cell Mol Immunol. 2023 Jul;20(7):794-807. doi: 10.1038/s41423-023-01029-6. Epub 2023 May 23. PMID: 37217797; PMCID: PMC10310729.

TNFα, IL-6 und andere Interleukine

Es wurde ein inverser Zusammenhang zwischen Vitamin B6 und den IL-6- und TNF-α-Spiegeln bei chronischen Entzündungen beobachtet.[231] Vitamin-B6-Supplementierung senkte den IL-6-Spiegel und erhöhte die Gesamtzahl der Lymphozyten bei Patienten mit chronischen Erkrankungen.[232] Vitamin B6 reduzierte die Expression von IL-1β, IL-6 und TNF-α in Makrophagen, die mit LPS provoziert wurden. In-vivo-Studien zeigten, dass die Verabreichung von Vitamin B6 sowohl eine durch LPS ausgelöste systemische Entzündung als auch eine akute Lungenentzündung deutlich hemmte. Fazit: Vitamin B6 verhindert die LPS-induzierte akute Lungenentzündung bei Mäusen durch die Hemmung der Makrophagenaktivierung.

»Zusammenfassend lässt sich sagen, dass wir in der vorliegenden Studie eine neuartige Wirkung von Vitamin B6 als entzündungshemmendes Reagenz als Reaktion auf LPS in der Lunge und eine Supplementierung von Vitamin B6 als Therapie gegen akute Lungenentzündung festgestellt haben.«[233]

---

231 Stach, K., Stach, W., Augoff, K. Vitamin B6 in Health and Disease. Nutrients. 2021 Sep 17;13(9):3229. doi: 10.3390/nu13093229. PMID: 34579110; PMCID: PMC8467949.

232 Huang, SC., Wei, JC., Wu, DJ., Huang, YC. Vitamin B(6) supplementation improves pro-inflammatory responses in patients with rheumatoid arthritis. Eur J Clin Nutr. 2010 Sep;64(9):1007-13. doi: 10.1038/ejcn.2010.107. Epub 2010 Jun 23. PMID: 20571496.

233 Shan, MR., Zhou, SN., Fu, CN., Song, JW., Wang, XQ., Bai, WW., Li, P., Song, P., Zhu, ML., Ma, ZM., Liu, Z., Xu, J., Dong, B., Liu, C., Guo, T., Zhang, C., Wang, SX. Vitamin B6 inhibits macrophage activation to prevent lipopolysaccharide-induced acute pneumonia in mice. J Cell Mol Med. 2020 Mar;24(5):3139-3148. doi: 10.1111/jcmm.14983. Epub 2020 Jan 22. PMID: 31970902; PMCID: PMC7077594.

NF-ϰB

Insbesondere hemmt das B6-Vitamer Pyridoxal die LPS-induzierte Aktivierung von NF-ϰB, einem wichtigen Transkriptionsfaktor für viele entzündungsrelevante Gene in Mausmakrophagen RAW264.[234]

Noriyuki Yanaka und andere haben 2005 die Wirkung von Vitamin B6 auf die durch Lipopolysaccharid (LPS) stimulierte Entzündungsreaktion in Makrophagen untersucht. Diese Studie zeigte, dass die Vorbehandlung der Makrophagen mit Pyridoxal die LPS-induzierte Expression von iNOS und COX-2 auf mRNA- und Proteinebene hemmte. Vitamin B6 hemmte zudem die Expression von NF-ϰB.[235]

Interferone

P5P reguliert das Enzym Serinhydroxymethyltransferase 2 (SHMT2), das am Stoffwechsel von Folat beteiligt ist. SHMT2 reguliert zudem die Produktion von Interferonen vom Typ I.[236,237]

---

234 Zhang, P., Tsuchiya, K., Kinoshita, T., Kushiyama, H., Suidasari, S., Hatakeyama, M., Imura, H., Kato, N., Suda, T. Vitamin B6 Prevents IL-1β Protein Production by Inhibiting NLRP3 Inflammasome Activation. J Biol Chem. 2016 Nov 18;291(47):24517-24527. doi: 10.1074/jbc.M116.743815. Epub 2016 Oct 12. PMID: 27733681; PMCID: PMC5114405.

235 Yanaka, N., Koyama, TA., Komatsu, S., Nakamura, E., Kanda, M., Kato, N. Vitamin B6 suppresses NF-kappaB activation in LPS-stimulated mouse macrophages. Int J Mol Med. 2005 Dec;16(6):1071-5. PMID: 16273288.

236 Walden, M., Tian, L., Ross, RL., Sykora, UM., Byrne, DP., Hesketh, EL., Masandi, SK., Cassel, J., George, R., Ault, JR., El Oualid, F., Pawłowski, K., Salvino, JM., Eyers, PA., Ranson, NA., Del Galdo, F., Greenberg, RA., Zeqiraj, E. Metabolic control of BRISC-SHMT2 assembly regulates immune signalling. Nature. 2019 Jun;570(7760):194-199. doi: 10.1038/s41586-019-1232-1. Epub 2019 May 29. PMID: 31142841; PMCID: PMC6914362.

237 Snell, LM., Brooks ,DG. New insights into type I interferon and the immunopathogenesis of persistent viral infections. Curr Opin Immunol. 2015 Jun;34:91-8. doi: 10.1016/j.coi.2015.03.002. Epub 2015 Mar 13. PMID: 25771184; PMCID: PMC4444376.

Entzündungen und chronische Schmerzen

P2X-Rezeptoren sind kationendurchlässige ligandengesteuerte Ionenkanäle, die sich als Reaktion auf die Bindung von ATP öffnen. Diese Rezeptoren sind in vielen erregbaren Zellen vorhanden, darunter Neuronen, quergestreifte Muskelzellen, Epithelzellen und Leukozyten. Sie vermitteln die schnelle exzitatorische Neurotransmission im zentralen und peripheren Nervensystem und sind vermutlich an neuropathischen Schmerzen, Entzündungen und Zellschäden nach Ischämie-Reperfusionsverletzungen beteiligt. P2X-Rezeptoren sind daher ein Ziel für die Entwicklung neuer Therapeutika zur Behandlung von chronischen Schmerzen und Entzündungen.

Pyridoxal-5'-Phosphat erwies sich als effizienter P2X-Blocker und kann als P2X-Antagonist eingestuft werden.[238]

Sepsis

Sepsis ist eine lebensbedrohliche Organfunktionsstörung, die durch eine gestörte Reaktion des Wirts auf infektiöse Erreger ausgelöst wird. Entzündungen und oxidativer Stress sind untrennbar mit dem Fortschreiten von Sepsis und Organversagen verbunden. Vitamin B6 ist ein wichtiger zellulärer Cofaktor für Stoffwechselprozesse und hat entzündungshemmende und antioxidative Eigenschaften.

Ausgewachsene männliche Wistar-Ratten wurden einem Modell zur Ligatur und Perforation des Blinddarms unterzogen. Unmittelbar nach der Sepsisinduktion wurde Vitamin B6 in einer Einzeldosis (600 mg/kg, subkutan) verabreicht. 24 Stunden später wurden Lunge und Leber auf Neutrophileninfiltration, oxidative Marker für Lipide und Proteine sowie die antioxidative Aktivität endogener

---

238 Thériault, O., Poulin, H., Thomas, GR., Friesen, AD., Al-Shaqha, WA., Chahine, M. Pyridoxal-5'-phosphate (MC-1), a vitamin B6 derivative, inhibits expressed P2X receptors. Can J Physiol Pharmacol. 2014 Mar;92(3):189-96. doi: 10.1139/cjpp-2013-0404. Epub 2013 Dec 6. PMID: 24593783.

Enzyme untersucht. Vitamin B6 verringerte die Neutrophileninfiltration in beiden Organen, die oxidativen Marker in der Leber und stellte die Katalaseaktivität in der Lunge der septischen Tiere wieder her. Vitamin B6 übt entzündungshemmende und antioxidative Wirkungen in den peripheren Organen nach polymikrobieller Sepsis aus.[239]

Einfach gesagt

- Niedriges Vitamin B6 tritt häufig zusammen mit hohem CRP und hohem Fibrinogen auf.

- CRP ist ein Marker für Entzündungen, der die Bildung von Cortisol widerspiegelt. Cortisol hat weitreichende Auswirkungen im Körper und ist der Hauptregulator der physiologischen Stressreaktion, einschließlich der Hochregulierung der körpereigenen Zuckerbildung und des Proteinabbaus in Muskeln, Darm und Bindegewebe. Die freigesetzten Aminosäuren können dann für die Energieproduktion, die Synthese immunverändernder Proteine, die Bildung von Immunzellen und die Gewebereparatur genutzt werden. Alle diese Prozesse erfordern P5P und können daher den zellulären Bedarf an P5P erhöhen. Darüber hinaus wurde ein Anstieg des P5P in der Zelle mit Veränderungen der Zellantwort auf Cortisol in Verbindung gebracht.

- Das erniedrige Vitamin B6 im Zusammenhang mit erhöhtem CRP hat wahrscheinlich eher damit zu tun, dass es bei a*kuten Entzündungen* in Bereiche im Körper verteilt wird, in denen die

239 Giustina, AD., Danielski, LG., Novochadlo, MM., Goldim, MPS., Joaquim, L., Metzker, KLL., Carli, RJ., Denicol, T., Cidreira, T., Vieira, T., Petronilho, F. Vitamin B6 reduces oxidative stress in lungs and liver in experimental sepsis. An Acad Bras Cienc. 2019 Dec 2;91(4):e20190434. doi: 10.1590/0001-3765201920190434. PMID: 31800708.

Entzündungen stattfinden als mit einer Abnahme des Vitamin B6 durch die Entzündung.

- Bei *chronischen Entzündungen* scheint dagegen ein vermehrter Abbau und eine vermehrte Ausscheidung von Vitamin B6 zu erfolgen. So ist das Abbauprodukt 4-Pyridoxinsäure bei schwerkranken Patienten deutlich erhöht.

- Forscher empfehlen, dass Personen mit erhöhten Entzündungsmarkern eine höhere Vitamin-B6-Zufuhr mit der Nahrung erhalten, um eine bestimmte P5P-Konzentration im Plasma zu erreichen, als Personen mit niedrigen/normalen Entzündungswerten.

- Etwa 80 Prozent des P5P befinden sich in Muskeln. Hier wird es allerdings nicht leicht freigesetzt. Deshalb wird es bei Entzündungen aus der Leber geholt. Die Entzündung ist mit einer Abnahme des Serumalbumins und einer Zunahme der zirkulierenden Alkalischen Phosphatase verbunden. Diese Veränderungen können die Mobilisierung von P5P im Plasma erleichtern, indem sie die Bindung von P5P an Albumin verringern und, was noch wichtiger ist, indem sie den Umbau von freiem P5P zu Pyridoxal (der Transportform) erhöhen.

- Ceramide und C1P (Ceramid-1-Phosphat) sind Stoffe, die mit Entzündung in Verbindung gebracht werden. Ihre Bildung ist P5P-abhängig. Durch sie wird Arachidonsäure gebildet und der Entzündungsbotenstoff TNF-a. Sie steigern die Zellvermehrung und das Zellwachstum, die Bewegung von weißen Blutkörperchen und sie hemmen den natürlichen Zelltod.

- S1P ist ein starker Entzündungsregulator, der eine wichtige Rolle bei Freisetzung, Wachstum und Beweglichkeit von weißen Blutkörperchen spielt. Bei P5P-Mangel wird der Abbau von S1P gehemmt, wodurch die weißen Blutkörperchen abnehmen und fehlen. Dies führt zu Mangel an weißen Blutkörperchen und

Abwehrschwäche sowie zu einer lokalen Verschärfung von Entzündungsprozessen und zu einer erhöhten Sekretion von entzündungsfördernden Botenstoffen. Zudem aktiviert S1P Gene, die als Hauptschalter bei Infektionen und Krebsbildung dienen.

- In unserem Körper gibt es einen Stoffwechselweg namens Kynureninstoffwechsel, der eng mit Entzündungen verbunden ist. Viele Enzyme in diesem Prozess benötigen Vitamin B6 (P5P) als Cofaktor. Dieser Stoffwechselweg beginnt mit einer Aminosäure namens Tryptophan, die durch verschiedene Enzyme in verschiedene Kynureninprodukte umgewandelt wird. Diese Stoffe wirken sich unterschiedlich auf das Entzündungsgeschehen aus:

  - Allgemein hat dieser Stoffwechselweg Einfluss auf Erkrankungen wie Abwehrschwächesyndrome, amyotrophe Lateralsklerose, koronare Herzkrankheit, rheumatoide Arthritis und verschiedene Krebsarten. Frauen mit Brustkrebs im Frühstadium zeigen zum Beispiel einen stärkeren Tryptophanabbau als Kontrollpersonen, was auf einen Weg hindeutet, durch den sich einige Krebsarten dem Immunsystem entziehen könnten.

  - Die Kynureninprodukte können den Botenstoff IL-6 triggern, der eine Tumorbildung fördern kann.

  - Kynurenin kann das Immunsystem hemmen, indem es die weißen Blutkörperchen bremst und dazu bringt abzusterben.

  - Kynurensäure kann ebenfalls IL-6 fördern und Entzündungen stimulieren. Sie kann aber auch Nerven schützen, weil sie oxidativen Stress bremsen kann.

  - 3-Hydroxykynurenin macht oxidativen Stress und ist schädlich für die Nerven. Andererseits kann es auch gegen oxidativen Stress wirken. Zudem kann der Körper es gegen

Infektionen einsetzen. 3-Hydroxykynurenin kann in Quinolinsäure umgewandelt werden, die schädigend auf Gehirnzellen wirkt und Krampanfälle auslösen kann. Außerdem kann Quinolinsäure Glutamat freisetzen, das das Gehirn »stresst«, oxidativen Stress macht, die Blut-Hirn-Schranke öffnet, das Zellskelett schwächt, Stoffe bildet, die im Zusammenhang mit Alzheimer stehen und viele Entzündungsbotenstoffe stimuliert. Alles zusammen führt zu einer unterschwelligen Entzündung im Gehirn.

  - Xanthurensäure wirkt sowohl antioxidativ als auch oxidativ und hemmt die Bildung von Hirnbotenstoffen sowie die Bildung von Stoffen, die für die Infektabwehr wichtig sind.

- Man hat nachgewiesen, dass der Vitamin-B6-Status einen großen Einfluss auf den Kynureninstoffwechsel hat. Ich halte es für wichtig, dass wir dem Körper Vitamin B6 anbieten (und sei es in einem Vitamin B-Komplex), damit er selbst diese hochkomplexen Stoffwechselvorgänge organisieren kann.

- Schwefelwasserstoff (H2S) ist ein Regulator von Entzündungsreaktionen. H2S wirkt in niedrigen physiologischen Konzentrationen gegen Entzündungen, in hohen Konzentrationen jedoch entzündungssteigernd. H2S reguliert zahlreiche andere physiologischer Funktionen, darunter die Gefäßerweiterung, Gefäßneubildung, Nervenleitung, den natürlichen Zelltod und die Insulinfreisetzung. H2S steht in engem Zusammenhang mit unserem Entgiftungsstoff Glutathion, der Entzündungen reguliert und gegen oxidativen Stress wirkt. An der Bildung von H2S und dem Glutathionbestandteil Cystein sind zwei P5P-abhängige Enzyme beteiligt.

- P5P bremst die Produktion von IL-1β, einem stark entzündlichen Botenstoff, sowie die Entstehung von oxidativem Stress.

- Bei chronischen Entzündungen sind die entzündlichen Botenstoffe IL-6 und TNF-α erhöht und P5P ist erniedrigt.

- Vitamin B6 fördert die Bildung des entzündungshemmenden Botenstoffs IL-10.

- P5P senkt den IL-33-Spiegel und dämpft damit Typ-2-Entzündungen. Dies betrifft zum Beispiel Hautekzeme (zum Beispiel Neurodermitis), allergischen Schnupfen, COPD und Asthma.

- Vitamin-B6-Gabe senkt den IL-6-Spiegel und erhöht die Gesamtzahl der weißen Blutkörperchen bei Patienten mit chronischen Erkrankungen.

- Vitamin B6 als entzündungshemmendes Reagenz kann unterstützend gegen akute Lungenentzündung eingesetzt werden.

- P5P hemmt die LPS-induzierte Aktivierung von NF-κB.

- P5P reguliert ein Enzym, das für die Bildung von Interferonen vom Typ I zuständig ist. Sie sind wichtig für die Abwehr von Viren.

- Es gibt Andockstellen (Rezeptoren) im Körper, die zu Schmerzen und Entzündungen führen können. P5P erwies sich als effizienter Blocker dieser Andockstellen und kann als Antagonist (Gegenspieler) dieser Andockstellen eingestuft werden. Das bedeutet, dass P5P als effektives Mittel gegen Entzündungen und Schmerzen eingestuft wird. Die Art der Schmerzen betrifft insbesondere Nervenschmerzen und Schmerzen wie sie auftreten, wenn Teile des Körpers nicht durchblutet wurden und dann wieder durchblutet werden.

- Vitamin B6 half in einem Rattenexperiment nach einer künstlich erzeugten Blutvergiftung die Entzündung und Schäden in der Leber zu verringern und die Funktion der Lunge zu verbessern.

Oxidativer Stress

Oxidativer Stress tritt auf, wenn die Menge an reaktiven Sauerstoffspezies (ROS) in einer Zelle die Fähigkeit der Zelle übersteigt, diese zu neutralisieren. Dies kann zu Schäden an Zellstrukturen und Biomolekülen führen. Oxidativer Stress wird mit verschiedenen Krankheiten in Verbindung gebracht, darunter Krebs, Herz-Kreislauf-Erkrankungen, neurodegenerative Erkrankungen und Entzündungen.

Es ist bekannt, dass Vitamin B6 eine starke antioxidative Wirkung hat. Forschungen von Margaret Daub und ihrem Team haben gezeigt, dass das Vitamin ähnlich effektiv wie Carotine und Tocopherole reaktive Sauerstoffspezies neutralisieren kann.[240,241]

Folglich zeigten Ergebnisse bei verschiedenen Organismen, dass reduzierte Vitamin-B6-Werte mit einer starken Anfälligkeit für

240 Denslow, SA., Walls, AA., Daub, ME. Regulation of biosynthetic genes and antioxidant properties of vitamin B6 vitamers during plant defense responses. Physiol. Mol. Plant Path. 2005, 66, 244–255

241 Bilski, P., Li, MY., Ehrenshaft, M., Daub, ME., Chignell, CF. Vitamin B6 (pyridoxine) and its derivatives are efficient singlet oxygen quenchers and potential fungal antioxidants. Photochem Photobiol. 2000 Feb;71(2):129-34. doi: 10.1562/0031-8655(2000)071<0129:sipvbp>2.0.co;2. PMID: 10687384.

abiotischen Stress (Oxidation, Salz, Trockenheit, UV-B) verbunden sind.[242,243,244]

Die starke antioxidative Wirkung von B6-Vitaminen ist auf das Vorhandensein von Hydroxyl-(OH-) und Amin-(NH2-)Substituenten am Pyridinring zurückzuführen, die direkt mit den Peroxyradikalen reagieren können. Studien über die durch Radikale vermittelten oxidativen Schäden im menschlichen Vollblut haben eine überraschende antioxidative Aktivität von Pyridoxin gezeigt. Diese Beobachtungen können zudem auf die Rolle von P5P als Cofaktor im Transsulfurierungsweg zurückgeführt werden, bei dem Homocystein in Cystein umgewandelt wird, eine Vorstufe von Glutathion, einem wichtigen Regulator des intrazellulären Redoxzustands. Es ist bekannt, dass Vitamin-B6- und Folsäuremangel zu erhöhten Homocysteinspiegeln führen können, die ihrerseits ROS erzeugen. Auch der Gasotransmitter H2S und Taurin, die an Entzündungen und chronischen Krankheiten beteiligt sind, werden durch die Wirkung von P5P-abhängigen Enzymen aus schwefelhaltigen Aminosäuren gewonnen. Die antioxidativen Eigenschaften von Vitamin B6 hängen wahrscheinlich zudem mit seiner anerkannten Rolle als entzündungshemmendem Mittel zusammen. Andererseits wurde nachgewiesen, dass B6-Vitamine endogene Photosensibilisatoren sind, die den UVA-induzierten

---

242 González, E., Danehower, D., Daub, ME. Vitamer levels, stress response, enzyme activity, and gene regulation of Arabidopsis lines mutant in the pyridoxine/pyridoxamine 5'-phosphate oxidase (PDX3) and the pyridoxal kinase (SOS4) genes involved in the vitamin B6 salvage pathway. Plant Physiol. 2007 Nov;145(3):985-96. doi: 10.1104/pp.107.105189. Epub 2007 Sep 14. PMID: 17873088; PMCID: PMC2048783.

243 Chen, H., Xiong, L. Pyridoxine is required for post-embryonic root development and tolerance to osmotic and oxidative stresses. Plant J. 2005 Nov;44(3):396-408. doi: 10.1111/j.1365-313X.2005.02538.x. PMID: 16236150.

244 Chumnantana, R., Yokochi, N., Yagi, T. Vitamin B6 compounds prevent the death of yeast cells due to menadione, a reactive oxygen generator. Biochim Biophys Acta. 2005 Feb 11;1722(1):84-91. doi: 10.1016/j.bbagen.2004.11.013. Epub 2004 Dec 19. PMID: 15716132.

photooxidativen Stress in der menschlichen Haut verstärken. Insbesondere Pyridoxal ist das phototoxischste UVA-aktivierte Vitamin, wahrscheinlich aufgrund der angeregten Triplettzustands-Photochemie, die mit seiner Aldehydgruppe verbunden ist.[245]

2021: B6-Vitamine können photooxidativen Stress in menschlichen Hautzellen vermitteln. Die Phototoxizität der Haut ist in der Regel auf hohe therapeutische Dosen und einen abnormalen Metabolismus von Vitamin B6 zurückzuführen.[246]

Bei Experimenten aus dem Jahr 2011 von Rhea Mehta und anderen stellt sich heraus, dass die durch Eisen vermittelte Zytotoxizität durch oxidativen Stress in Hepatozyten verhindert wird, wenn eine Stunde nach der Behandlung mit Eisen Vitamin B6 zugeführt wird. Die Rolle des Eisens bei der Katalyse von Fenton-vermittelten oxidativen Schäden wurde bei genetischen Erkrankungen durch Eisenüberladung, bei der Karzinogenese (Dickdarmkrebs), bei der Alzheimer-Krankheit und bei Komplikationen im Zusammenhang mit dem metabolischen Syndrom durch die Bildung reaktiver Sauerstoffspezies (ROS) in Betracht gezogen. Eine signifikante Zytoprotektion durch Antioxidantien oder ROS-Fänger deutete darauf hin, dass die eisenvermittelte Zytotoxizität auf reaktive Sauerstoffspezies zurückgeführt werden kann. Von den B6-Vitaminen war Pyridoxal am besten in der Lage, Hepatozyten vor der durch Eisen katalysierten Lipidperoxidation, Proteinoxidation und DNA-Schäden zu schützen,

245 Contestabile, R., di Salvo, ML., Bunik, V., Tramonti, A., Vernì, F. The multifaceted role of vitamin B6 in cancer: Drosophila as a model system to investigate DNA damage. Open Biol. 2020 Mar;10(3):200034. doi: 10.1098/rsob.200034. Epub 2020 Mar 25. PMID: 32208818; PMCID: PMC7125957.

246 B6 vitamers as generators and scavengers of reactive oxygen species; Calori, IR., Gusmão, LA., Tedesco, AC. Journal of Photochemistry and Photobiology 7 (2021) 100041.

während Pyridoxamin den größten Schutz vor ROS-vermittelten Schäden bot.[247]

Ein Schlüsselmechanismus für die endotheliale Dysfunktion ist die Entkopplung der endothelialen NOS (eNOS), wobei die eNOS Superoxid (O_2-) anstelle von NO erzeugt. Liping Xie und andere untersuchten 2012 die Wirkung von Pyridoxin auf die eNOS-Entkopplung, die durch oxidiertes Low-Density-Lipoprotein (ox-LDL) induziert wird, sowie den möglichen molekularen Mechanismus. Sie fanden heraus: Ox-LDL steigerte die Superoxid-Produktion signifikant und verminderte das freigesetzte NO. Die Vorbehandlung mit Pyridoxin hemmte die ox-LDL-induzierte Superoxid-Produktion signifikant und bewahrte die NO-Konzentration.[248]

2009: Pyridoxamin, Pyridoxin und Pyridoxalphosphat wurden auf ihre antioxidativen Eigenschaften hin untersucht. Endothelzellen, die zwei Stunden lang H_2O_2 ausgesetzt waren, wiesen erhöhte Superoxid-Anionen- und Lipidperoxid-Werte als Biomarker für oxidativen Stress auf. Der Anstieg des Superoxids war hauptsächlich auf die Aktivierung der NADPH-Oxidase durch H_2O_2 zurückzuführen. Die Vorinkubation der Endothelzellen mit Pyridoxamin oder Pyridoxalphosphat für eine halbe Stunde vor der H_2O_2-Exposition reduzierte die Superoxid- und Lipidperoxid-Werte signifikant im Vergleich zu den Zellen, die nur H_2O_2 ausgesetzt waren. Die Vorinkubation der Zellen mit Pyridoxin reduzierte ebenfalls signifikant das Lipidperoxid, hatte aber keinen signifikanten Einfluss auf den Superoxidspiegel, es sei denn, die Vorinkubationszeit wurde auf 24 Stunden verlängert. Die Freisetzung von Prostacyclin durch die Endothelzellen

---

247 Mehta, R., Dedina, L., O'Brien, PJ. Rescuing hepatocytes from iron-catalyzed oxidative stress using vitamins B1 and B6. Toxicol In Vitro. 2011 Aug;25(5):1114-22. doi: 10.1016/j.tiv.2011.03.015. Epub 2011 Mar 30. PMID: 21457772.

248 Xie, L., Liu, Z., Lu, H., Zhang, W., Mi, Q., Li, X., Tang, Y., Chen, Q., Ferro, A., Ji, Y. Pyridoxine inhibits endothelial NOS uncoupling induced by oxidized low-density lipoprotein via the PKCα signalling pathway in human umbilical vein endothelial cells. Br J Pharmacol. 2012 Feb;165(3):754-64. doi: 10.1111/j.1476-5381.2011.01607.x. PMID: 21797845; PMCID: PMC3315046.

wurde ebenfalls signifikant durch H_2O_2 gehemmt. Die Vorinkubation der Endothelzellen mit Pyridoxamin, Pyridoxin oder Pyridoxalphosphat konnte diese Hemmung jedoch nicht verhindern. Diese Ergebnisse deuten darauf hin, dass Pyridoxamin, Pyridoxin und Pyridoxalphosphat als Antioxidantien wirken und die durch H_2O_2 induzierten Superoxide und Lipidperoxide reduzieren, die Zellen jedoch nicht vor den direkt mit H_2O_2 verbundenen Wirkungen schützen.[249]

Darüber hinaus gelten B6-Vitamere als effizienter als schwefelhaltige Antioxidantien und neutralisieren O_2-Radikale mit einer vergleichbaren Geschwindigkeit wie die Vitamine E und C. Von allen B6-Vitameren zeigt Pyridoxin die höchste antioxidative Aktivität, da es in der Lage ist, bis zu acht OH-Radikale unter hohen Hydroxylradikal-Konzentrationen abzufangen.[250]

Einfach gesagt

- Es ist bekannt, dass Vitamin B6 eine starke antioxidative Wirkung hat. Forscher haben gezeigt, dass das Vitamin ähnlich effektiv wie Vitamin A und E reaktive Sauerstoffspezies neutralisieren kann.

- Folglich zeigten Ergebnisse bei verschiedenen Organismen, dass reduzierte Vitamin-B6-Werte mit einer starken Anfälligkeit für Stress durch Oxidation, Salz, Trockenheit und UV-B-Strahlung verbunden sind.

---

249 Mahfouz, MM., Zhou, SQ., Kummerow, FA. Vitamin B6 compounds are capable of reducing the superoxide radical and lipid peroxide levels induced by H2O2 in vascular endothelial cells in culture. Int J Vitam Nutr Res. 2009 Jul;79(4):218-29. doi: 10.1024/0300-9831.79.4.218. PMID: 20209473.

250 Tramonti, A., Nardella, C., di Salvo, ML., Barile, A., D'Alessio, F., de Crécy-Lagard, V., Contestabile, R. Knowns and Unknowns of Vitamin B6 Metabolism in Escherichia coli. EcoSal Plus. 2021 Apr;9(2):10.1128/ecosalplus.ESP-0004-2021. doi: 10.1128/ecosalplus.ESP-0004-2021. PMID: 33787481; PMCID: PMC8995791.

- Die stark antioxidative Wirkung von B6-Vitaminen ist auf das Vorhandensein von Hydroxyl-(OH-) und Amin-(NH2)-Gruppen am Pyridinring zurückzuführen, die direkt mit den Radikalen reagieren können.

- P5P spielt als Cofaktor bei der Umwandlung von Homocystein in Cystein über den Transulfurierungsweg eine große Rolle. Cystein ist eine Vorstufe von Glutathion, das ein wichtiger Regulator des Redoxzustands in der Zelle ist. Auch hier wirkt P5P antioxidativ, allerdings indirekt.

- H2S und Taurin, die an Entzündungen und chronischen Krankheiten beteiligt sind, werden durch die Wirkung von P5P-abhängigen Enzymen aus schwefelhaltigen Aminosäuren gewonnen. Die antioxidativen Eigenschaften von Vitamin B6 hängen wahrscheinlich auch mit seiner anerkannten Rolle als entzündungshemmendem Mittel zusammen.

- ABER: B6-Vitamine können photooxidativen Stress in menschlichen Hautzellen vermitteln. Insbesondere Pyridoxal ist das phototoxischste UVA-aktivierte Vitamin. Die Phototoxizität der Haut ist in der Regel auf hohe therapeutische Dosen und einen abnormalen Stoffwechsel von Vitamin B6 zurückzuführen. Diese Aussage relativiert die vorherige Aussage. Folglich kann man Hautreaktionen bei Vitamin-B6-Gabe im Hinterkopf behalten. Sobald sie auftreten sollten, reduziert man die Dosis und schaut was passiert. Wird die Hautreaktion nach wiederholtem Weglassen des Vitamins B6 besser, könnte das Vitamin verantwortlich sein, weil man entweder zu viel genommen hat oder weil man einen veränderten Vitamin-B6-Stoffwechsel hat. In meiner Praxis ist eine Reaktion der Haut auf Licht durch Vitamin B6 noch nicht vorgekommen.

- Eisen kann oxidativen Stress machen. Es zeigte sich, dass Pyridoxal von den B6-Vitaminen am besten in der Lage war, Zellen vor der durch Eisen vermittelten Lipidperoxidation, Proteinoxidation und DNA-Schäden zu schützen (alles Schäden durch oxidativen Stress), während Pyridoxamin den größten Schutz vor ROS-vermittelten Schäden bot.

- Oxidiertes LDL ist ein Laborwert, der oxidiertes Cholesterin anzeigt. Dieser Wert ist häufig erhöht in Verbindung mit Entzündungen der Gefäße, die sich unter anderem nicht mehr richtig weiten können, wodurch zum Beispiel hoher Blutdruck entstehen kann. Stickstoffmonoxid, NO, ist ein Stoff, den der Körper herstellen kann, um die Gefäße zu weiten. NO setzt der Körper bei Entzündungen ein. Wenn NO nicht mehr gut hergestellt werden kann, spricht man von einer NO-Entkopplung. Die Behandlung mit Pyridoxin führte laut Forschern dazu, dass deutlich weniger oxidiertes LDL produzierte wurde und die NO-Konzentration stabil blieb.

- Forscher stellten fest, dass Pyridoxamin, Pyridoxin und Pyridoxalphosphat als Antioxidantien wirken und die durch H_2O_2 gebildeten Radikale und oxidierten Fette reduzieren, die Zellen jedoch nicht vor den direkt mit H_2O_2 verbundenen Wirkungen schützen.

- Darüber hinaus binden B6-Vitamine Sauerstoffradikale besser als schwefelhaltige Antioxidantien und sind als Antioxidanz ähnlich effektiv wie die Vitamine E und C. Von allen B6-Vitameren zeigt Pyridoxin die höchste antioxidative Aktivität, da es in der Lage ist, bis zu acht OH-Radikale unter hohen Hydroxylradikal-Konzentrationen abzufangen.

Rheumatoide Arthritis

Rheumatoide Arthritis (RA) ist eine chronische Autoimmunerkrankung, die vor allem die Gelenke betrifft. Bei dieser Erkrankung greift das Immunsystem fälschlicherweise die eigenen Gelenke an, was zu Entzündungen, Schmerzen, Schwellungen und letztendlich zu Gelenkschäden führen kann. Die genaue Ursache der rheumatoiden Arthritis ist nicht vollständig verstanden, aber es wird angenommen, dass genetische und Umweltfaktoren eine Rolle spielen.

Die Prävalenz der rheumatoiden Arthritis kann variieren. Es gibt keine exakten Zahlen für die Anzahl der Betroffenen in Deutschland. Schätzungsweise sind in Deutschland etwa 0,5 bis 1 Prozent der Bevölkerung von rheumatoider Arthritis betroffen. Es handelt sich um eine häufigere Erkrankung bei Frauen als bei Männern. Der Beginn der Symptome tritt oft zwischen dem 40. und 60. Lebensjahr auf.

Marker für den Vitamin-B6-Status (siehe im Folgenden) stehen in Zusammenhang mit der Krankheitsaktivität und -schwere, der Synoviallast und den Schmerzen bei Patienten mit rheumatoider Arthritis, was die Möglichkeit aufwirft, dass ein gestörter Vitamin-B6-Status bei diesen Patienten eine Folge der Entzündung sein könnte. Der P5P-Spiegel korrelierte umgekehrt mit der Blutsenkungsgeschwindigkeit (BSG), dem CRP-Spiegel, der Morgensteifigkeit und dem Schmerzgrad.[251]

Huang und andere schrieben 2010 zum Thema CRP und P5P: »Unsere Feststellung, dass eine Vitamin-B6-Supplementierung bei

---

251 Chiang, E.P., Bagley, P.J., Selhub, J., Nadeau, M., Roubenoff, R. Abnormal vitamin B(6) status is associated with severity of symptoms in patients with rheumatoid arthritis. Am J Med. 2003 Mar;114(4):283-7. doi: 10.1016/s0002-9343(02)01528-0. PMID: 12681455.

der Senkung der hs-CRP- und BSG-Werte unwirksam war, stimmt teilweise mit den Ergebnissen einer Studie von Chiang und anderen (2005a) überein. Eine mögliche Erklärung könnte sein, dass die Verwendung und der Umsatz von Plasma-P5P bei einer akuten systemischen Entzündungsreaktion zunimmt oder P5P vom Plasma in die Erythrozyten umverteilt wird. Plasma-P5P war daher in unserer früheren Studie, die kritisch kranke Patienten einschloss, negativ mit dem CRP-Spiegel assoziiert. Die rheumatoide Arthritis ist jedoch eher eine chronische als eine akute Entzündungskrankheit. Pro-inflammatorische Zytokine wie IL-6 und TNF-a spielen eine Schlüsselrolle bei der Entzündung und der Proliferation der Synovialzellen, die für die Gelenkzerstörung bei rheumatoider Arthritis charakteristisch sind. Der P5P-Spiegel im Plasma ist nachweislich umgekehrt korreliert mit der Produktion von TNF-a durch periphere mononukleäre Blutzellen von Patienten mit rheumatoider Arthritis und mit dem IL-6-Rezeptor. Eine Vitamin-B6-Supplementierung von 50 mg/Tag über einen Zeitraum von 30 Tagen unterdrückte in einer Studie von Chiang und andere (2005b) nicht die Produktion von pro-inflammatorischen Zytokinen.« Huang und andere schreiben über ihre eigene Erfahrung: »Eine Vitamin-B6-Supplementierung von 100 mg/Tag über einen Zeitraum von [zwölf] Wochen war in der Lage, die Produktion von pro-inflammatorischen Zytokinen (das heißt IL-6 und TNF-a) bei unseren RA-Patienten zu unterdrücken.«[252]

---

252 Huang, SC., Wei, JC., Wu, DJ., Huang, YC. Vitamin B(6) supplementation improves pro-inflammatory responses in patients with rheumatoid arthritis. Eur J Clin Nutr. 2010 Sep;64(9):1007-13. doi: 10.1038/ejcn.2010.107. Epub 2010 Jun 23. PMID: 20571496.

Einfach gesagt

- Veränderte Vitamin-B6-Werte im Zusammenhang mit rheumatoider Arthritis können als Folge der Entzündung gesehen werden.

- Der P5P-Spiegel korrelierte umgekehrt mit der Blutsenkungsgeschwindigkeit (BSG = Entzündungswert), dem CRP-Spiegel (Entzündungswert), der Morgensteifigkeit und dem Schmerzgrad.

- Es gibt Forscher, die keinen Einfluss von Vitamin-B6-Gaben auf die Entzündungsbotenstoffe sehen (bei 50 mg Vitamin B6/Tag), und es gibt Forscher, die eine Senkung der Entzündungsbotenstoffe durch Vitamin-B6-Gabe (bei 100 mg Vitamin B6/Tag) sehen. Das bedeutet, dass die Vitamin-B6-Werte nicht nur Folge der Entzündung sein müssen, sondern therapeutische Gaben von Vitamin B6 durchaus auch das Entzündungsgeschehen positiv beeinflussen könnten.

Zuckerstoffwechsel und Diabetes

Diabetes mellitus, auch bekannt als Diabetes, ist eine chronische Stoffwechselerkrankung, bei der der Körper entweder nicht genügend Insulin produziert oder das produzierte Insulin nicht effektiv verwendet. Insulin ist ein Hormon, das den Blutzuckerspiegel reguliert und dafür sorgt, dass Glukose aus dem Blut in die Zellen gelangt, um diese Energiequelle zu nutzen.

Es gibt verschiedene Arten von Diabetes, darunter Typ-1-Diabetes, Typ-2-Diabetes und Schwangerschaftsdiabetes. Bei Typ-1-Diabetes produziert der Körper kein Insulin und bei Typ-2-Diabetes kann der Körper entweder nicht genügend Insulin produzieren oder es nicht effektiv nutzen. Schwangerschaftsdiabetes tritt während der Schwangerschaft auf und normalerweise normalisiert sich der Blutzuckerspiegel nach der Geburt wieder.

Die Prävalenz von Diabetes in Deutschland ist hoch. Laut dem Robert Koch-Institut sind etwa 7 bis 8 Prozent der Erwachsenen in Deutschland von Diabetes betroffen. Die meisten Fälle sind Typ-2-Diabetes, der oft mit Übergewicht, Bewegungsmangel und ungesunder Ernährung in Verbindung gebracht wird.[253]

Unbehandelter oder schlecht kontrollierter Diabetes kann zu schwerwiegenden Komplikationen führen, wie Herz-Kreislauf-Erkrankungen, Nierenproblemen, Augenerkrankungen, Nervenschäden und Wundheilungsstörungen.

253 Vgl. https://www.rki.de/DE/Themen/Nichtuebertragbare-Krankheiten/Koerperliche-Gesundheit/Diabetes/themenschwerpunkt-diabetes.html; besucht am 25.02.2025.

Welche Rolle spielt Vitamin-B6-Mangel bei der Entstehung eines Diabetes?

Die Ergebnisse einer Studie von Kim und anderen aus dem Jahr 2018 deuten darauf hin, dass Vitamin Pyridoxin und seine Derivate den Blutzuckerspiegel über die Hemmung von Enzymen im Dünndarm, die Kohlenhydrate hydrolisieren und absorbieren, senken können. Daher könnte Pyridoxal das Potenzial haben, als Lebensmittelzusatzstoff zur Vorbeugung des Fortschreitens von Prädiabetes zu Typ-2-Diabetes eingesetzt zu werden.[254] Und Toyota und andere zeigten schon 1981, dass ein niedriger P5P-Spiegel die Insulinsekretion der Inselzellen des Pankreas vermindern kann.[255]

Es mehren sich die Hinweise darauf, dass ein Mangel an Vitamin B6 auch zum Auftreten von schweren Erkrankungen wie Krebs und Diabetes beitragen oder die Hauptursache dafür sein kann.[256] So konnten mehrere Studiengruppen feststellen, dass es eine inverse Beziehung zwischen Vitamin B6 und Diabetes gibt. Je stärker

---

254 Kim, HH., Kang, YR., Lee, JY., Chang, HB., Lee, KW., Apostolidis, E., Kwon, YI.. The Postprandial Anti-Hyperglycemic Effect of Pyridoxine and Its Derivatives Using In Vitro and In Vivo Animal Models. Nutrients. 2018 Feb 28;10(3):285. doi: 10.3390/nu10030285. PMID: 29495635; PMCID: PMC5872703.

255 Toyota, T., Kai, Y., Kakizaki, M., Ohtsuka, H., Shibata, Y., Goto, Y. The endocrine pancreas in pyridoxine deficient rats. Tohoku J Exp Med. 1981 Jul;134(3):331-6. doi: 10.1620/tjem.134.331. PMID: 7031987.

256 Contestabile, R., di Salvo, ML., Bunik, V., Tramonti, A., Vernì, F. The multifaceted role of vitamin B6 in cancer: Drosophila as a model system to investigate DNA damage. Open Biol. 2020 Mar;10(3):200034. doi: 10.1098/rsob.200034. Epub 2020 Mar 25. PMID: 32208818; PMCID: PMC7125957.

die Krankheit, desto augenfälliger das Ergebnis.[257,258] Verminderte P5P-Werte fand man auch schon 1999 bei Versuchen mit diabetischen Ratten.[259] Man ist sich allerdings noch nicht im Klaren, ob der Vitamin-B6-Mangel durch den Diabetes entsteht oder ob der Vitamin-B6-Mangel ein Faktor ist, der den Diabetes verstärkt. Beides erscheint plausibel.[260] Interessanterweise zeigten Leklem and Hollenback schon 1990, dass Zuckerkonsum bei gesunden Menschen dazu führt, dass der P5P-Spiegel abfällt.[261]

Iwakawa und andere fanden 2016 in einer Studie mit nur 22 Diabetikern deutlich verminderte P5P-Werte. Die niedrigeren Konzentrationen im Blut wurden auf eine verstärkte Ausscheidung von P5P

---

257 Nix, WA., Zirwes, R., Bangert, V., Kaiser, RP., Schilling, M., Hostalek, U., Obeid, R. Vitamin B status in patients with type 2 diabetes mellitus with and without incipient nephropathy. Diabetes Res Clin Pract. 2015 Jan;107(1):157-65. doi: 10.1016/j.diabres.2014.09.058. Epub 2014 Oct 8. PMID: 25458341.

258 Satyanarayana, A., Balakrishna, N., Pitla, S., Reddy, PY., Mudili, S., Lopamudra, P., Suryanarayana, P., Viswanath, K., Ayyagari, R., Reddy GB. Status of B-vitamins and homocysteine in diabetic retinopathy: association with vitamin-B12 deficiency and hyperhomocysteinemia. PLoS One. 2011;6(11):e26747. doi: 10.1371/journal.pone.0026747. Epub 2011 Nov 1. PMID: 22069468; PMCID: PMC3206053.

259 Okada, M., Shibuya, M., Yamamoto, E., Murakami, Y. Effect of diabetes on vitamin B6 requirement in experimental animals. Diabetes Obes Metab. 1999 Jul;1(4):221-5. doi: 10.1046/j.1463-1326.1999.00028.x. PMID: 11228757.

260 Stach, K., Stach, W., Augoff, K. Vitamin B6 in Health and Disease. Nutrients. 2021 Sep 17;13(9):3229. doi: 10.3390/nu13093229. PMID: 34579110; PMCID: PMC8467949.

261 Leklem, JE., Hollenbeck, CB. Acute ingestion of glucose decreases plasma pyridoxal 5'-phosphate and total vitamin B-6 concentration. Am J Clin Nutr. 1990 May;51(5):832-6. doi: 10.1093/ajcn/51.5.832. PMID: 2185623.

über die Nieren zurückgeführt, die möglicherweise auf eine gestörte Rückresorption bei Patienten mit Diabetes zurückzuführen sei.[262]

Einen weiteren Hinweis, weshalb der P5P-Spiegel als Folge eines Diabetes abfallen könnte, gaben Priscilla G. Massé und andere mit einer Studie aus dem Jahr 2012. Die wichtigste Erkenntnis aus dieser Studie ist die erhöhte alkalischen Phosphatase-Aktivität im Plasma von Diabetikern, die sich direkt auf den Vitamin-B6-Stoffwechsel auswirkt.[263] Diese Beobachtung steht übrigens im Einklang mit Goldberg und anderen[264], die als Erste über diese Anomalie berichteten. Priscilla G. Massé und andere fanden in der Diabetikergruppe ein signifikant niedrigeres P5P/Pyridoxal-Verhältnis im Plasma und eine höhere alkalischen Phosphatase-Aktivität, ein Faktor, der direkt mit der glykämischen Kontrolle der Krankheit zusammenhängt. Da P5P im Plasma unter Einwirkung von alkalischer Phosphatase zu Pyridoxal dephosphoryliert wird, wollten sie den Zusammenhang zwischen dem P5P/Pyridoxal-Verhältnis im Plasma und dieser Enzymaktivität untersuchen und stellten einen signifikanten inversen Koeffizienten fest. Diese enzymatische Veränderung kann zu einer Verschiebung des P5P-Pyridoxal-Profils im Plasma führen, wobei mehr Pyridoxal die Plasmamembran zu den Erythrozyten passiert und schließlich mehr Vitamin B6 in den Nierenzellen zu 4-Pyridoxinsäure oxidiert wird, dem wichtigsten Endmetaboliten von Vitamin B6 im Urin.

---

262 Iwakawa, H., Nakamura, Y., Fukui, T., Fukuwatari, T., Ugi, S., Maegawa, H., Doi, Y., Shibata, K. Concentrations of Water-Soluble Vitamins in Blood and Urinary Excretion in Patients with Diabetes Mellitus. Nutr Metab Insights. 2016 Nov 1;9:85-92. doi: 10.4137/NMI.S40595. PMID: 27812289; PMCID: PMC5091094.

263 Massé, PG., Boudreau, J., Tranchant, CC., Ouellette, R., Ericson, KL. Type 1 diabetes impairs vitamin B(6) metabolism at an early stage of women's adulthood. Appl Physiol Nutr Metab. 2012 Feb;37(1):167-75. doi: 10.1139/h11-146. Epub 2012 Jan 30. PMID: 22288928.

264 Goldberg, DM., Martin, JV., and Knight, AH. 1977. Elevation of serum alkaline phosphatase activity and related enzymes in diabetes mellitus. Clin. Biochem. 10(1): 8–11. doi:10.1016/ S0009-9120(77)90116-3. PMID:837529.

Dieser letzter letzte Umbauprozess kann schließlich den Vitamin-B6-Status von Diabetikern gefährden.

Zusammenfassend lässt sich sagen, dass Plasma-P5P kein Indikator für den Vitamin-B6-Status in einem klinischen Kontext wie Diabetes sein sollte, der häufig durch eine Erhöhung der alkalischen Phosphatase gekennzeichnet ist. Man sollte vielmehr die gesamten Vitamin-B6-Aldehyde (P5P + Pyridoxal) messen, wenn es um den Zusammenhang zwischen P5P und alkalischer Phosphatase geht. Leider wurde noch kein Referenzwert festgelegt.[265]

Andererseits schreiben Stach und Stach, dass es sich bei Diabetes, wie bekannt, um eine Erkrankung handele, die mit Entzündungen zu tun hat und diese Entzündungen könnten dafür verantwortlich sein, dass P5P in die Entzündungspathways gehen und somit absinken könnte.[266] Die zuvor genannte Studie von Priscilla G. Massé und anderen hat allerdings schon 2012 versucht, eine Antwort darauf zu geben.

Elisa Mascolo und Fiammetta Vernì schreiben zu dem Thema Folgendes: »Es gibt überzeugende Beweise dafür, dass Vitamin B6 und Diabetes über mehrere Mechanismen und Wege eng miteinander verbunden sind. Bei Diabetes Typ I schützt Vitamin B6 im Wesentlichen vor Komplikationen. Im Gegensatz dazu ist der Einfluss von Vitamin B6 auf Diabetes Typ II aufgrund der unterschiedlichen Pathophysiologie der beiden Krankheiten größer. Bei Diabetes Typ II kann der Mangel an Vitamin B6 nicht nur zur Entwicklung von Komplikationen beitragen, sondern auch den Ausbruch des Diabetes fördern. Die Literaturrecherche zeigt, dass ein Vitamin-B6-Mangel sowohl eine Folge als auch eine Ursache von Diabetes sein kann. Im

---

265 Massé, PG., Boudreau, J., Tranchant, CC., Ouellette, R., Ericson, KL. Type 1 diabetes impairs vitamin B(6) metabolism at an early stage of women's adulthood. Appl Physiol Nutr Metab. 2012 Feb;37(1):167-75. doi: 10.1139/h11-146. Epub 2012 Jan 30. PMID: 22288928.

266 Stach, K., Stach, W., Augoff, K. Vitamin B6 in Health and Disease. Nutrients. 2021 Sep 17;13(9):3229. doi: 10.3390/nu13093229. PMID: 34579110; PMCID: PMC8467949.

ersten Szenario kann ein erhöhter Bedarf an Vitamin B6 durch spezifische P5P-abhängige Enzyme sowie durch die Auslösung von Entzündungsprozessen die Verfügbarkeit von Vitamin B6 verringern, zum Beispiel in der Schwangerschaft und bei Übergewicht. Im zweiten Szenario könnte ein verminderter Vitamin-B6-Spiegel die Entstehung von Diabetes auslösen, indem er die Insulinsekretion oder seine biologische Aktivität beeinträchtigt. In diesem Fall könnten Mechanismen wie ein verstärkter Tryptophanabbau über den Kynureninweg, eine verringerte Adipogenese, ein beeinträchtigter Lipidstoffwechsel oder eine verminderte Fähigkeit, der Bildung von AGEs entgegenzuwirken, zur Entstehung des Diabetes beitragen. Darüber hinaus kann auch eine beeinträchtigte antioxidative Aktivität von Vitamin B6 die Entwicklung von Diabetes-Komplikationen begünstigen. Berücksichtigt man auch die Rolle von P5P bei der Aufrechterhaltung der Chromosomenintegrität und das hohe Krebsrisiko, das mit der diabetischen Pathologie verbunden ist, ist es wichtig, weitere Studien durchzuführen.«[267]

Das Enzym Kynureninase reagiert extrem empfindlich auf eine Verringerung der P5P-Verfügbarkeit. Eine Blockade des Tryptophanabbaus auf dieser Ebene führt zu größeren Mengen an Xanthurensäure, die mit dem Urin ausgeschieden werden. Diese Anomalie wurde bei Diabetikern und in experimentellen Tiermodellen beobachtet.[268] Darüber hinaus wurde die Wirkung von Xanthurensäure auf Insulin durch die Bildung eines Xanthurensäure-Bindungskomplexes,

267 Mascolo, E., Vernì, F. Vitamin B6 and Diabetes: Relationship and Molecular Mechanisms. Int J Mol Sci. 2020 May 23;21(10):3669. doi: 10.3390/ijms21103669. PMID: 32456137; PMCID: PMC7279184.

268 Rogers, KS., Mohan, C. 1994. Vitamin B6 metabolism and diabetes. Biochem. Med. Metab. Biol. 52(1): 10–17. doi:10.1006/ bmmb.1994.1027. PMID:7917462.

der die Aktivität dieses Hormons verringert, im Serum von Ratten nachgewiesen.[269]

Diabetes Typ I

Interessant ist, dass P5P ein Cofaktor der Glutamat-Decarboxylase ist, die GABA bildet und unter anderem in den Inselzellen des Pankreas vorliegt. Antikörper gegen die Glutamat-Decarboxylase gelten als wichtiger Marker für Diabetes Typ I. Nach Rubí könnte ein verminderter P5P-Spiegel Autoimmunprozesse triggern, die die Inselzellen des Pankreas zerstören.[270]

AGE-Bildung

Glykierung ist die nicht-enzymatische Reaktion von freien reduzierenden Zuckern mit freien Aminogruppen von Proteinen, DNA und Lipiden. Die Reaktion beginnt mit der Bildung hochinstabiler Schiff´scher Basen, die dann in frühe Glykierungsprodukte umgewandelt werden, die auch als Amadori-Produkte bekannt sind. Diese Zwischenprodukte durchlaufen eine Reihe komplexer Reaktionen und erzeugen vernetzte Derivate, die als fortgeschrittene Glykierungsendprodukte (AGEs) bekannt sind. AGEs reichern sich in den Geweben der Gefäßwände und auf Plasmalipoproteinen an und binden sich mit zunehmendem Alter an AGE-spezifische Rezeptoren (RAGEs). AGEs binden bei Diabetikern verstärkt an RAGE und spielen eine

269 Kotake, Y., Murakami, E. 1971. A possible diabetogenic role for tryptophan metabolites and effects of xanthurenic acid on insulin. Am. J. Clin. Nutr. 24(7): 826–829. PMID:5091523

270 Rubí, B. Pyridoxal 5'-phosphate (PLP) deficiency might contribute to the onset of type I diabetes. Med Hypotheses. 2012 Jan;78(1):179-82. doi: 10.1016/j.mehy.2011.10.021. Epub 2011 Nov 15. PMID: 22088923.

wichtige Rolle bei der Entwicklung von Diabeteskomplikationen, altersbedingten Herz-Kreislauf-Erkrankungen und Osteoarthritis.

Es gibt zahlreiche Belege dafür, dass die Bildung und Anhäufung von AGEs ein wichtiger Faktor bei der Entstehung von diabetischen Komplikationen, Atherosklerose, Alzheimer und dem normalen Alterungsprozess ist. Die Bedeutung dieses Phänomens wird noch deutlicher, wenn man die enge Verbindung zwischen Lipoxidationsreaktionen, der Überproduktion reaktiver Sauerstoffspezies (Oxidationsstress) und der Überproduktion reaktiver Carbonylspezies (RCS) (Carbonylstress) mit dem Prozess der AGE-Bildung betrachtet. Darüber hinaus können Gewebeschäden insbesondere in vaskulären Endothelzellen durch die Auslösung wichtiger Zellsignalsysteme und die Stimulierung unangemessener zellulärer Aktivitäten durch Sekretion von Zytokinen und vaskulären Zelladhäsionsmolekülen entstehen.[271] Ahmad und andere stellen fest: »Die Hemmung der Bildung von Glykierungsreaktionen zeigt, dass Pyridoxamin in allen Phasen der Glykierung ein besseres Antiglykierungsmittel ist als Metformin.«[272]

In Bezug auf Diabetes scheint Pyridoxamin in der Tat eine besondere Rolle zu spielen. Es sei das wohl wirksamste B6-Vitamin, das mit der Bildung von AGEs und ALEs (Lipoxidations-Endprodukte)

---

271 Ahmad, S., Shahab, U., Baig, MH., Khan, MS., Khan, MS., Srivastava, AK., Saeed, M., Moinuddin. Inhibitory effect of metformin and pyridoxamine in the formation of early, intermediate and advanced glycation end-products. PLoS One. 2013 Sep 4;8(9):e72128. doi: 10.1371/journal.pone.0072128. PMID: 24023728; PMCID: PMC3762829.

272 Ahmad, S., Shahab, U., Baig, MH., Khan, MS., Khan, MS., Srivastava, AK., Saeed, M., Moinuddin. Inhibitory effect of metformin and pyridoxamine in the formation of early, intermediate and advanced glycation end-products. PLoS One. 2013 Sep 4;8(9):e72128. doi: 10.1371/journal.pone.0072128. PMID: 24023728; PMCID: PMC3762829.

konkurriere.[273,274,275,276] (Studien zwischen 2005 und 2015) Da Pyridoxamin die Bildung von AGE und ALE wirksam verhindern kann, hatte man sich schon 2002/2003 mit dem Gedanken befasst, es zu einem Kandidaten für die Behandlung von Nebenwirkungen bei Diabetes- und Arteriosklerosepatienten zu machen.[277,278] Sehr deutlich wurden die AGEs vermindert, wenn Vitamin B6 und Vitamin B1 kombiniert wurden.[279]

---

273 Adrover, M., Vilanova, B., Muñoz, F., Donoso, J. Inhibition of glycosylation processes: the reaction between pyridoxamine and glucose. Chem Biodivers. 2005 Jul;2(7):964-75. doi: 10.1002/cbdv.200590074. PMID: 17193188.

274 Nakamura, S., Li, H., Adijiang, A., Pischetsrieder, M., Niwa, T. Pyridoxal phosphate prevents progression of diabetic nephropathy. Nephrol Dial Transplant. 2007 Aug;22(8):2165-74. doi: 10.1093/ndt/gfm166. Epub 2007 Apr 20. PMID: 17449494.

275 Adrover, M., Vilanova, B., Frau, J., Muñoz, F., Donoso, J. A comparative study of the chemical reactivity of pyridoxamine, Ac-Phe-Lys and Ac-Cys with various glycating carbonyl compounds. Amino Acids. 2009 Mar;36(3):437-48. doi: 10.1007/s00726-008-0098-6. Epub 2008 May 15. PMID: 18480960.

276 Dakshinamurti, K. Vitamins and their derivatives in the prevention and treatment of metabolic syndrome diseases (diabetes). Can J Physiol Pharmacol. 2015 May;93(5):355-62. doi: 10.1139/cjpp-2014-0479. PMID: 25929424.

277 Metz, TO., Alderson, NL., Thorpe, SR., Baynes, JW. Pyridoxamine, an inhibitor of advanced glycation and lipoxidation reactions: a novel therapy for treatment of diabetic complications. Arch Biochem Biophys. 2003 Nov 1;419(1):41-9. doi: 10.1016/j.abb.2003.08.021. PMID: 14568007.

278 Voziyan, PA., Metz, TO., Baynes, JW., Hudson, BG. A post-Amadori inhibitor pyridoxamine also inhibits chemical modification of proteins by scavenging carbonyl intermediates of carbohydrate and lipid degradation. J Biol Chem. 2002 Feb 1;277(5):3397-403. doi: 10.1074/jbc.M109935200. Epub 2001 Nov 29. PMID: 11729198.

279 Nix, WA., Zirwes, R., Bangert, V., Kaiser, RP., Schilling, M., Hostalek, U., Obeid, R. Vitamin B status in patients with type 2 diabetes mellitus with and without incipient nephropathy. Diabetes Res Clin Pract. 2015 Jan;107(1):157-65. doi: 10.1016/j.diabres.2014.09.058. Epub 2014 Oct 8. PMID: 25458341.

Diabetes und Arteriosklerose

Eine Reihe von Artikeln über Diabetes mellitus befasst sich mit den Auswirkungen von Vitamin B6 auf den Blutzuckerspiegel und auf Arteriosklerose.

So konnte eine Studie zeigen, dass die endotheliale Dysfunktion bei Kindern mit Typ-1-Diabetes durch eine Behandlung mit Folaten und Vitamin B6 normalisiert wurde. Karen E. MacKenzie und andere haben zum ersten Mal gezeigt, dass bei Kindern mit Typ-1-Diabetes und normalem Folatstatus sowohl hochdosiertes Folat als auch hochdosiertes Vitamin B6 die Endothelfunktion innerhalb von zwei Stunden normalisierte. Ein Effekt, der bei fortgesetzter Behandlung mit hochdosiertem Folat und/oder Vitamin B6 über acht Wochen erhalten blieb. Die Kombination von Folat und Vitamin B6 führte im Vergleich zu Folat oder Vitamin B6 allein zu keiner weiteren Verbesserung der Endothelfunktion. Die Glyceryltrinitrat-induzierte Vasodilatation (endothelunabhängige Vasodilatation) wurde durch Folat und/oder Vitamin B6 nicht verändert, was darauf hinweist, dass beide keine Auswirkungen auf die Funktion der glatten Muskulatur haben.[280]

280 MacKenzie, KE., Wiltshire, EJ., Gent, R., Hirte, C., Piotto, L., Couper, JJ. Folate and vitamin B6 rapidly normalize endothelial dysfunction in children with type 1 diabetes mellitus. Pediatrics 2006, 118, 242–253.

Diabetische Nephropathie

Vitamin B6 scheint eine positive Rolle bei fortschreitender Nierenerkrankung zu spielen, die häufig mit diabetischer Nephropathie einhergeht.[281,282,283]

Es ist zudem bekannt, dass hohe Blutzuckerspiegel zur Bildung der oben genannten advanced glycation products (AGEs) führen und dadurch zu oxidativem Stress. Leider führt auch eine strikte glykämische Kontrolle nicht dazu, dass Schäden in den kleinsten Gefäßen definitiv vermieden werden können. Deshalb hat man geschaut, welche Auswirkungen Vitamin B6 auf dieses Krankheitsgeschehen haben kann. 2007 wurde eine Studie mit Ratten durchgeführt, bei der man feststellte, dass P5P stärker gegen eine Ansammlung von AGEs wirke als Pyridoxamin.

Zudem konnte durch P5P eine Albuminurie deutlicher verbessert werden als mittels Pyridoxamin. Gleiches fanden Nakamura und andere auch für glomeruläre Hypertrophie und mesangiale Expansion. P5P verhinderte eine glomeruläre Schädigung. Weiterhin schützte

---

281 Nakamura, S., Li, H., Adijiang, A., Pischetsrieder, M., Niwa, T. Pyridoxal phosphate prevents progression of diabetic nephropathy. Nephrol Dial Transplant. 2007 Aug;22(8):2165-74. doi: 10.1093/ndt/gfm166. Epub 2007 Apr 20. PMID: 17449494.

282 Bostom, AG., Carpenter, MA., Kusek, JW., Hunsicker, LG., Pfeffer, MA., Levey, AS., Jacques, PF., McKenney, J. FAVORIT Investigators. Rationale and design of the Folic Acid for Vascular Outcome Reduction In Transplantation (FAVORIT) trial. Am Heart J. 2006 Sep;152(3):448.e1-7. doi: 10.1016/j.ahj.2006.03.004. PMID: 16923411.

283 Menon, V., Wang, X., Greene, T., Beck, G.J., Kusek, J.W.; Selhub, J., Levey, A.S., Sarnak, MJ. Homocysteine in chronic kidney disease: Effect of low protein diet and repletion with B vitamins. Kidney Int. 2005, 67, 1539–1546.

P5P vor Fibrose und minderte die Expression von Kollagen in den Glomeruli.[284]

Pyridoxamin galt 2008 als vielversprechender Kandidat für die Behandlung der diabetischen Nephropathie. Die therapeutische Wirkung von Pyridoxamin wurde in mehreren Tiermodellen für Diabetes und in klinischen Studien der Phase II nachgewiesen. Ein möglicher Mechanismus sei die Beseitigung von pathogenen reaktiven Carbonylspezies, die bei Diabetes erhöht sind. Sergei V. Chetyrkin und andere postulieren, dass die Pathogenität der Carbonylspezies Methylglyoxal* auf die Modifikation kritischer Argininreste in Matrixproteinen und die Störung der Interaktion zwischen Nierenzellen und Matrix zurückzuführen sein könnte. Sie haben auch gezeigt, dass dieser Methylglyoxal-Effekt durch Pyridoxamin gehemmt werden kann. Des Weiteren stellten sie fest, dass 3-Desoxyglucoson (3-DG)** die Proteinfunktionalität schädigen kann, einschließlich der Fähigkeit von Kollagen IV mit glomerulären Mesangialzellen zu interagieren. Es zeigte sich, dass Pyridoxamin vor 3-DG-induzierten Proteinschäden schützen kann, und zwar über einen neuartigen Mechanismus, der eine vorübergehende Bindung von 3-DG durch Pyridoxamin umfasst, gefolgt von einer irreversiblen Pyridoxamin-vermittelten oxidativen Spaltung von 3-DG.[285]

---

284 Nakamura, S., Li, H., Adijiang, A., Pischetsrieder, M., Niwa, T. Pyridoxal phosphate prevents progression of diabetic nephropathy. Nephrol Dial Transplant. 2007 Aug;22(8):2165-74. doi: 10.1093/ndt/gfm166. Epub 2007 Apr 20. PMID: 17449494.

285 Chetyrkin, SV., Zhang, W., Hudson, BG., Serianni, AS., Voziyan, PA. Pyridoxamine protects proteins from functional damage by 3-deoxyglucosone: mechanism of action of pyridoxamine. Biochemistry. 2008 Jan 22;47(3):997-1006. doi: 10.1021/bi701190s. Epub 2007 Dec 28. PMID: 18161948.

* Die Bedeutung des Methylglyoxals für die Entstehung der diabetischen Nervenerkrankung wurde im Jahr 2012 entdeckt. In Organismen entsteht Methylglyoxal häufig als Nebenprodukt von Stoffwechselvorgängen, insbesondere im Zusammenhang mit der Glykolyse. Es wird bei der nichtenzymatischen Eliminierung der Phosphatgruppe des Glycerinaldehyd-3-Phosphats beziehungsweise des Dihydroxyacetonphosphats (DHAP) gebildet. Beide Stoffe stellen Zwischenprodukte der Glykolyse dar, die bei der Aldolspaltung des Fructose-1,6-bisphosphats durch die Aldolase entstehen. Da das Methylglyoxal jedoch eine zytotoxische Wirkung aufweist, besitzt der Körper einen Abbaumechanismus, bei welchem der Stoff durch die Enzyme Glyoxylase I und Glyoxylase II in Lactat umgewandelt wird.[286]

** 3-Deoxyglucoson (3DG) ist ein Zucker, der als Marker für Diabetes bekannt ist. 3DG reagiert mit Proteinen und bildet AGEs.[287]

Diabetische Retinopathie

Eine Multicenterstudie aus dem Jahr 2020 von Chika Horikawa und anderen führte zu folgender Schlussfolgerung: Die Ergebnisse deuten darauf hin, dass eine hohe Vitamin-B6-Zufuhr bei Japanern mit Typ-2-Diabetes mit einer geringeren Inzidenz der diabetischen Retinopathie verbunden ist.[288]

---

286 https://de.wikipedia.org/wiki/Methylglyoxal; besucht am 10.09.2023.

287 https://en.wikipedia.org/wiki/3-Deoxyglucosone; besucht am 10.09.2023.

288 Horikawa, C., Aida, R., Kamada, C., Fujihara, K., Tanaka, S., Tanaka, S., Araki, A., Yoshimura, Y., Moriya, T., Akanuma, Y., Sone, H. Japan Diabetes Complications Study Group. Vitamin B6 intake and incidence of diabetic retinopathy in Japanese patients with type 2 diabetes: analysis of data from the Japan Diabetes Complications Study (JDCS). Eur J Nutr. 2020 Jun;59(4):1585-1594. doi: 10.1007/s00394-019-02014-4. Epub 2019 May 31. PMID: 31152214.

Kann Depression zu Diabetes führen?

Einige Studien legen nahe, dass Depressionen zu Diabetes führen können. Ein Mangel an Vitamin B6, einem Cofaktor der Schlüsselenzyme des Kynurenin-NAD-Stoffwechsels, verlagert den Kynurenin-Stoffwechsel von der Bildung von NAD auf die Produktion von Xanthurensäure und Kynurensäure. Xanthurensäure, Kynurensäure und ihre Metaboliten beeinträchtigen die Produktion, Freisetzung und biologische Aktivität von Insulin. Zudem wurden bei Erkrankungen, die mit erhöhtem Nüchternblutzucker und glykiertem Hämoglobin einhergehen, niedrige Plasmakonzentrationen an P5P festgestellt.

Es gibt Tierversuche, die zeigen, wie ein niedriger Vitamin-B6-Spiegel zu Diabetes führen könnte: Xanthurensäure, Kynurensäure und ihre Derivate Quinolonsäure und 8-Hydroxyquinaldinsäure hemmten die Pro-Insulin-Synthese in isolierten Pankreasinseln der Ratte. Xanthurensäure induziert experimentellen Diabetes bei Ratten. Ein Überschuss an Tryptophan, dem Substrat für die Bildung von Xanthurensäure und Kynurensäure, induzierte Insulinresistenz bei Schweinen. Klinische und experimentelle Daten deuten darauf hin, dass der Tryptophan-Stoffwechsel bei Diabetes angeregt ist, was höchstwahrscheinlich auf eine Hochregulierung des Tryptophan-Kynurenin-Stoffwechsels zurückzuführen ist.

Gleichzeitig mit der Induktion von IDO induzieren entzündungsfördernde Faktoren (zum Beispiel IFNG, TNF-alpha, IL-1beta) die Guanosintriphosphat-Cyclohydrolase I (GTPCH), ein geschwindigkeitsbeschränkendes Enzym bei der Biosynthese von Tetrahydrobiopterin (BH4), dem obligatorischen Cofaktor der Stickstoffmonoxid (NO)-Synthase (NOS). GTPCH katalysiert die Umwandlung von GTP in 7,8-Dihydroneopterin (BH2). Die durch entzündungsfördernde Faktoren induzierte Aktivierung von GTPCH führt zu einer erhöhten Bildung von Neopterin, einem BH2-Derivat. Daher könnte die vermehrte Bildung von Neopterin bei Entzündungen nicht nur als klinischer Marker für Entzündungen, sondern auch als indirekter Marker für die IDO-Aktivierung betrachtet werden.

Diese Ergebnisse stimmen mit der Hypothese von Oxenkrug und anderen überein, dass die kombinierte Hochregulierung des Tryptophan-Kynurenin-Weges (indirekt durch die Neopterinkonzentration gemessen) und der P5P-Mangel als einer der Mechanismen dienen, die die Entwicklung von Diabetes bei Depressionen fördern. Neopterin korreliert zudem mit Insulinresistenz.

1969 wurde erstmals vorgeschlagen, dass die stressbedingte TDO-Aktivierung den Tryptophan-Stoffwechsel bei Depressionen von der Bildung von Serotonin auf die Produktion von Kynurenin umleitet. Die Entdeckung der entzündungsinduzierten IDO fügte einen weiteren Mechanismus der Hochregulierung der Kynurenin-Bildung aus Tryptophan bei Depressionen hinzu. Sowohl die IDO- als auch die TDO-Aktivierung führen zu denselben Hauptfolgen:

1. Mangelhafte Bildung von Serotonin (und seiner Metaboliten Melatonin und N-Acetylserotonin), was zu Schlaflosigkeit, Dysregulation biologischer Rhythmen und gestörter Neurogenese beiträgt, wie sie bei Depressionen beobachtet werden

2. Hochregulierte Bildung von Kynurenin und seinen neuroaktiven Abbauprodukten, die anxiogene, prooxidative und kognitiv beeinträchtigende Wirkungen ausüben, die typisch für Depressionen sind. Bei Depressionen wurde über niedrige Plasmakonzentrationen von P5P berichtet. Ein Mangel an Vitamin B6 könnte die erhöhte Produktion von Xanthurensäure bei depressiven Patienten erklären. Die Vorbeugung und Behandlung von Diabetes bei Depressionen und anderen Zuständen, die mit chronischem Stress oder chronischer Entzündung vom Typ Th-1 einhergehen, sollte die Unterstützung eines angemessenen Vitamin-B6-Status beinhalten.[289]

289 Oxenkrug, G., Ratner, R., Summergrad, P. Kynurenines and vitamin B6: link between diabetes and depression. J Bioinform Diabetes. 2013 Sep 14;1(1):http://openaccesspub.org/journals/download.php?file=51-OAP-JBD-IssuePDF.pdf. doi: 10.14302/issn.2374-9431.jbd-13-218. PMID: 25401165; PMCID: PMC4229017.

Bei HPUlern kann demnach möglicherweise ein Diabetes auftreten, aber auch Unterzucker finden wir bei HPU, und zwar sehr häufig. Eine Studie, die ich diesbezüglich von Ulvik gefunden habe, zeigt auf, über welchen biochemischen Weg dies passieren kann: Vitamin B6 ist unter anderem an der Energiehomöostase durch Glykogenabbau und Gluconeogenese beteiligt.[290] Ist der Glykogenabbau und auch die Gluconeogenese gestört, wird weniger Blutzucker gebildet und es kann zu den bekannten Unterzuckerzuständen kommen.

Einfach gesagt

- Vitamin B6 kann schon im Dünndarm dafür sorgen, dass Kohlenhydrate nicht so gut aufgenommen werden, weil es bestimmte Enzyme hemmt.

- Vitamin-B6-Mangel könnte eine Hauptursache für Krebs und Diabetes sein.

- Es gibt eine gegenläufige Beziehung zwischen Diabetes und Vitamin B6. Je stärker die Krankheit, desto augenfälliger das Ergebnis. Man ist sich allerdings noch nicht im Klaren, ob der Vitamin-B6-Mangel durch den Diabetes entsteht oder der Vitamin-B6-Mangel ein Faktor ist, der den Diabetes verstärkt. So lässt Zuckerkonsum bei gesunden Menschen schon den Vitamin-B6-Spiegel abfallen. Es gab allerdings auch die Vermutung, dass bei Diabetikern die Wiederaufnahme von Vitamin B6 in den Nieren nicht funktionieren könnte und dadurch Vitamin B6 verloren ginge. Eine andere Arbeitsgruppe stellte die Hypothese auf, dass Vitamin B6 bei Diabetikern möglicherweise verstärkt abgebaut würde, weil

---

290 Ulvik, A., Midttun, Ø., Pedersen, ER., Eussen, SJ., Nygård, O., Ueland, PM. Evidence for increased catabolism of vitamin B-6 during systemic inflammation. Am J Clin Nutr. 2014 Jul;100(1):250-5. doi: 10.3945/ajcn.114.083196. Epub 2014 May 7. PMID: 24808485.

sie typischerweise einen hohen Spiegel an alkalischer Phosphatase haben. Diese alkalische Phosphatase kann P5P in Pyridoxal umwandeln, das vermehrt über den Urin ausgeschieden wird. Da Diabetes aber auch durch Entzündungen im Körper entstehen könne (zum Beispiel durch stille Entzündung), könnte es sein, dass P5P für Entzündungsreaktionen eingesetzt wird und deshalb der Spiegel an P5P absinkt.

- Wenn das Enzym Kynureninase durch P5P-Mangel gehemmt wird, entsteht vermehrt Xanthurensäure. Diese kann mit Insulin Komplexe bilden, wodurch das Insulin nicht mehr richtig wirkt und hierdurch Probleme beim Zuckerstoffwechsel auftreten können.

- Diabetes Typ I (eine Autoimmunerkrankung) könnte durch einen Vitamin-B6-Mangel getriggert werden. Zudem wurde gezeigt, dass ein niedriger P5P-Spiegel die Insulinsekretion der Inselzellen des Pankreas vermindern kann.

- Bei Diabetes Typ I schützt Vitamin B6 im Wesentlichen vor Komplikationen.

- Bei Diabetes Typ II kann der Mangel an Vitamin B6 nicht nur zur Entwicklung von Komplikationen beitragen, sondern auch den Ausbruch des Diabetes fördern.

- Bestimmte Stoffe, AGEs (fortgeschrittene Glykierungsendprodukte) genannt, treten mit zunehmendem Alter vermehrt auf und können zu Herz-Kreislauf-Erkrankungen und Osteoarthritis führen. Bei Diabetikern werden sie besonders stark gebildet und können zu den bekannten Diabetes-Komplikationen führen. Pyridoxamin scheint diese AGE-Bildung besser zu unterbinden als das Diabetiker-Medikament Metformin. Sehr deutlich wurden die AGEs vermindert, wenn Vitamin B6 und Vitamin B1 kombiniert wurden. Es ist übrigens auch möglich, dass P5P stärker gegen AGEs wirkt als Pyridoxamin.

- Ein Vitamin-B6-Mangel kann Störungen der Gefäßinnenwand hervorrufen und so zu Durchblutungsstörungen führen. Andererseits hat man bei Untersuchungen an Kindern mit Typ-I-Diabetes festgestellt, dass die Gabe von Vitamin B6 und Folat die Störungen innerhalb von zwei Stunden aufheben konnte.

- Diabetische Nierenerkrankung: Hier kann P5P glomerulären (wichtige Gefäß- und Nervenknäuele in der Niere) Schädigungen vorbeugen, P5P kann die Albuminurie (Eiweißverluste) vermindern und vor Fibrose der Nieren schützen. Pyridoxamin kann Vorläufer der AGEs binden und somit die Nieren schützen.

- Diabetische Netzhauterkrankung. Eine hohe Vitamin-B6-Zufuhr scheint bei Japanern mit Typ-2-Diabetes mit einer geringeren Inzidenz der diabetischen Retinopathie verbunden zu sein.

- Depressionen können im Zusammenhang mit einem niedrigen P5P-Spiegel zu Diabetes führen.

- Im Gegensatz zum Diabetes, der meist mit erhöhtem Zucker einhergeht, kann bei P5P-Mangel auch eine Unterzuckerung auftreten.

Covid 19

COVID-19 steht für »Coronavirus Disease 2019« und ist eine durch das neuartige Coronavirus SARS-CoV-2 verursachte Infektionskrankheit. Das Virus wurde erstmals Ende 2019 in der chinesischen Stadt Wuhan identifiziert und hat sich seitdem weltweit ausgebreitet.

COVID-19 wird hauptsächlich von Mensch zu Mensch übertragen, in der Regel durch Tröpfcheninfektion beim Husten, Niesen oder Sprechen. Es kann auch durch direkten Kontakt mit kontaminierten Oberflächen oder Gegenständen übertragen werden.

Die Symptome von COVID-19 können von mild bis schwer variieren und umfassen Fieber, Husten, Atembeschwerden, Müdigkeit, Muskelschmerzen, Herz-Kreislauf-Störungen, Gerinnungsstörungen, Verlust des Geschmacks- oder Geruchssinns und andere grippeähnliche Symptome. Selten kann die Krankheit schwerwiegend verlaufen und zu Lungenentzündung, Organversagen und sogar zum Tod führen. Das betrifft dann tendenziell vorgeschädigte und alte Personen, die geschwächt sind.

Pyridoxal-5'-Phosphat (P5P) ist in Bevölkerungsgruppen, die besonders anfällig für COVID-19 sind, wie ältere Menschen, Heimbewohner, Diabetiker und Menschen mit Herz-Kreislauf-Erkrankungen, tendenziell unzureichend. Zudem wird P5P bei Infektionen und Entzündungen weiter abgebaut.[291] Dies bestätigen auch Shakoor und andere und erwähnen, dass dies darauf hindeuten könne, dass

291 Desbarats, J. Pyridoxal 5'-phosphate to mitigate immune dysregulation and coagulopathy in COVID-19. Preprints 2020, 2020050144. https://doi.org/10.20944/preprints202005.0144.v1; besucht am 10.09.2023.

COVID-19-Patienten mit starker Entzündung einen Vitamin-B6-Mangel haben könnten.[292]

Kumrungsee und andere wiesen 2020 darauf hin, dass Vitamin B6 die Symptome von COVID-19 sowie die Komplikationen mindern könne.[293] Zu den möglichen Mechanismen gehören die Hemmung von Entzündungen (Unterbrechung des Zytokinsturms) und oxidativem Stress, die Regulierung des Ca2+-Spiegels, die Erhöhung des Carnosinspiegels (als Herzschutzmittel) und die Verbesserung der Funktion des Immunsystems. Vitamin B6 spielt eine Schlüsselrolle bei der Produktion von T-Lymphozyten und Interleukinen. Ein Vitamin-B6-Mangel führt zu einem Rückgang der Immunität, einschließlich der Bildung von Antikörpern im Serum, einer verminderten Produktion von IL-2 und einer erhöhten IL-4-Produktion.[294]

Desbarats und andere stellten 2020 fest, dass die Normalisierung des P5P-Spiegels Anomalien bei der Thrombozytenaggregation und der Gerinnungsbildung mildere.[295] Auch dies kann ein Grund sein, weshalb Vitamin B6 bei COVID-19 hilfreich sein sollte, da wir es in diesem Zusammenhang doch häufig mit Thrombosen und Gerinnungsstörungen zu tun haben.

---

292 Shakoor, H., Feehan, J., Mikkelsen, K., Al Dhaheri, AS., Ali, HI., Platat, C., Ismail, LC., Stojanovska, L., Apostolopoulos, V. Be well: A potential role for vitamin B in COVID-19. Maturitas. 2021 Feb;144:108-111. doi: 10.1016/j.maturitas.2020.08.007. Epub 2020 Aug 15. PMID: 32829981; PMCID: PMC7428453.

293 Kumrungsee, T., Zhang, P., Chartkul, M., Yanaka, N., Kato, N. Potential Role of Vitamin B6 in Ameliorating the Severity of COVID-19 and Its Complications. Front Nutr. 2020 Oct 29;7:562051. doi: 10.3389/fnut.2020.562051. PMID: 33195363; PMCID: PMC7658555.

294 Qian, B., Shen, S., Zhang, J., Jing ,P. Effects of Vitamin B6 Deficiency on the Composition and Functional Potential of T Cell Populations. J Immunol Res. 2017;2017:2197975. doi: 10.1155/2017/2197975. Epub 2017 Mar 6. PMID: 28367454; PMCID: PMC5358464.

295 Desbarats, J. Pyridoxal 5'-phosphate to mitigate immune dysregulation and coagulopathy in COVID-19. Preprints 2020, 2020050144. https://doi.org/10.20944/preprints202005.0144.v1; besucht am 10.09.2023.

Eine P5P-Mangel führt zu einer übermäßigen Sekretion von Renin und Angiotensin sowie zu Bluthochdruck. Bei entzündlichen Erkrankungen senken pharmakologische Dosen von P5P zirkulierenden TNFα- sowie IL-6-Spiegel und D-Dimere. Tierstudien zeigen, dass eine zusätzliche Gabe von P5P die Dauer und Schwere einer viralen Lungenentzündung verkürzen beziehungsweise vermindern kann. Schwere COVID-19-Verläufe manifestieren sich als ein Ungleichgewicht in der Immunantwort und im Gerinnungssystem. Eine pharmakologische P5P-Supplementierung könnte daher die COVID-19-Symptome lindern, indem sie sowohl die der viralen Ausbreitung zugrunde liegende Immunsuppression als auch die pathologische Hypersekretion von Entzündungszytokinen abschwächt und direkt die endotheliale Integrität stärkt sowie die Hyperkoagulabilität verhindert.[296]

Einfach gesagt

- Ältere Menschen, Heimbewohner, Diabetiker und Personen mit Herz-Kreislauf-Erkrankungen neigen zu Vitamin-B6-Mangel.

- P5P wird bei Infektionen und Entzündungen abgebaut.

- P5P hemmt das Entzündungsgeschehen, oxidativen Stress, verbessert die Immunfunktion und schützt das Herz.

- P5P trägt dazu bei, dass Antikörper gebildet werden können.

- P5P normalisiert Thrombozytenaggregation und der Gerinnungsstörungen.

---

296 Desbarats, J. Pyridoxal 5'-phosphate to mitigate immune dysregulation and coagulopathy in COVID-19. Preprints 2020, 2020050144. https://doi.org/10.20944/preprints202005.0144.v1; besucht am 10.09.2023.

- P5P reguliert den Blutdruck.
- P5P kann TNFα-, IL-6- und D-Dimere senken.
- P5P kann Dauer und Schwere einer viralen Lungenentzündung verkürzen beziehungsweise vermindern.

Herz-Kreislauf

In Deutschland sind Herz-Kreislauf-Erkrankungen weit verbreitet. Jährlich ereignen sich Tausende von Herzinfarkten, einer akuten Erkrankung, bei der ein Teil des Herzmuskels aufgrund einer unzureichenden Blutzufuhr abstirbt. Die Atherosklerose, eine langfristige Erkrankung, bei der sich Plaques in den Arterien bilden, führt zu Verengungen und Verhärtungen der Gefäße. Die Koronare Herzkrankheit (KHK), eine Folge von Atherosklerose, resultiert in einer Verengung der Herzkranzgefäße und ist eine häufige Ursache für Herzinfarkte und andere Herzprobleme.

Herzinsuffizienz, eine Herzfunktionsstörung, tritt häufig als Folge von Herzinfarkten, langfristigem Bluthochdruck oder anderen Herzerkrankungen auf. Endothelfunktionsstörungen, die Dysfunktion der inneren Auskleidung der Blutgefäße, können an der Entstehung von Herz-Kreislauf-Erkrankungen beteiligt sein. Eine erhöhte Thrombozytenaggregation, die übermäßige Neigung der Blutplättchen, sich zu aggregieren und Blutgerinnsel zu bilden, erhöht das Risiko für Herzinfarkte und Schlaganfälle.

Die genaue Häufigkeit dieser Erkrankungen kann variieren und ist von verschiedenen Faktoren abhängig. In Deutschland werden jedoch Herz-Kreislauf-Erkrankungen als eine der häufigsten Todesursachen betrachtet.

Herzkreislauferkrankungen allgemein

Ein niedriger Vitamin-B6-Spiegel kann das Risiko für kardiovaskuläre Erkrankungen erhöhen.[297,298,299]

In eine aktuelle Studie (2022) zu Folat und Vitamin B6 bezüglich der Herzgesundheit wurden insgesamt 55.569 Erwachsene aus dem Third National Health and Nutrition Examination Survey (NHANES III) und NHANES 1999-2014 einbezogen. Die Autoren stellten fest, dass eine höhere Zufuhr von Folat und Vitamin B6 mit einer niedrigeren Gesamt- und kardiovaskulären Sterblichkeit verbunden war. Ihre Ergebnisse deuten darauf hin, dass eine höhere Zufuhr von Folat und Vitamin B6 das Sterblichkeitsrisiko von Erwachsenen in den USA senken könnte.[300]

Eine weitere Studie an mehr als 400 Patienten aus dem Jahr 2023 bestätigt diese Erkenntnisse und führt einen zusätzlichen Parameter an: Diabetes Typ II. Das Fazit der Autoren: »Die Ergebnisse deuten

---

297 Morris, MS., Sakakeeny, L., Jacques, PF., Picciano, MF., Selhub, J. Vitamin B-6 intake is inversely related to, and the requirement is affected by, inflammation status. J Nutr. 2010 Jan;140(1):103-10. doi: 10.3945/jn.109.114397. Epub 2009 Nov 11. PMID: 19906811; PMCID: PMC2793124.

298 Sakakeeny, L., Roubenoff, R., Obin, M., Fontes, JD., Benjamin, EJ., Bujanover, Y., Jacques, PF., Selhub, J. Plasma pyridoxal-5-phosphate is inversely associated with systemic markers of inflammation in a population of U.S. adults. J Nutr. 2012 Jul;142(7):1280-5. doi: 10.3945/jn.111.153056. Epub 2012 May 23. PMID: 22623384; PMCID: PMC3374666.

299 Shen, J., Lai, CQ., Mattei, J., Ordovas, JM., Tucker, KL. Association of vitamin B-6 status with inflammation, oxidative stress, and chronic inflammatory conditions: the Boston Puerto Rican Health Study. Am J Clin Nutr. 2010 Feb;91(2):337-42. doi: 10.3945/ajcn.2009.28571. Epub 2009 Dec 2. PMID: 19955400; PMCID: PMC2806890.

300 Bo, Y., Xu, H., Zhang, H., Zhang, J., Wan, Z., Zhao, X., Yu, Z. Intakes of Folate, Vitamin B6, and Vitamin B12 in Relation to All-Cause and Cause-Specific Mortality: A National Population-Based Cohort. Nutrients. 2022 May 27;14(11):2253. doi: 10.3390/nu14112253. PMID: 35684053; PMCID: PMC9182598.

darauf hin, dass ein hoher Verzehr von Folat und Vitamin B6, nicht aber von Vitamin B12, mit einem geringeren Risiko für kardiovaskuläre Erkrankungen bei Patienten mit Diabetes Typ 2 verbunden sein könnte. Diese Studie deutet darauf hin, dass Folat und Vitamin B6 in der Nahrung vor Herz-Kreislauf-Erkrankungen bei Patienten mit Diabetes Typ 2 schützen.«[301]

Endothelfunktion

Vitamin B6 verbesserte die Endothelfunktion bei Empfängern von Herztransplantaten.[302]

Atherosklerose und Homocysteinspiegel

Beobachtungsstudien haben einen Zusammenhang zwischen einem suboptimalen P5P-Plasmaspiegel, einem erhöhten

301 Wu, S., Feng, P., Li, W., Zhuo, S., Lu, W., Chen, P., Sui, Y., Fang, S., Yang, Z., Ye, Y. Dietary Folate, Vitamin B6, and Vitamin B12 and Risk of Cardiovascular Diseases among Individuals with Type 2 Diabetes: A Case-Control Study. Ann Nutr Metab. 2023;79(1):5-15. doi: 10.1159/000527529. Epub 2022 Oct 13. PMID: 36228591.

302 Miner, SE., Cole, DE., Evrovski, J., Forrest, Q., Hutchison, S., Holmes, K., Ross, HJ. Pyridoxine improves endothelial function in cardiac transplant recipients. J Heart Lung Transplant. 2001 Sep;20(9):964-9. doi: 10.1016/s1053-2498(01)00293-5. PMID: 11557191.

Homocystein-Blutspiegel und einem erhöhten Risiko für Herz-Kreislauf-Erkrankungen gezeigt.[303,304,305]

P5P spielt eine wichtige Rolle im Homocystein-Stoffwechselweg als Cofaktor zweier Cystathionin-Enzyme: bei der Umwandlung von Homocystein in Cystathionin mittels Cystathionine-β-synthase sowie bei der Synthese von Cystein aus Cystathionin mittels Cystathionin-γ-Lyase. Der Mangel am Cofaktor Vitamin B6 führt zu einem erhöhten Homocysteinspiegel, der schwerwiegende gesundheitliche Folgen haben kann, wie zum Beispiel die Entwicklung einer Atherosklerose.[306,307]

---

303 Folsom, AR., Nieto, FJ., McGovern, PG., Tsai, MY., Malinow, MR., Eckfeldt, JH., Hess, DL., Davis, CE. Prospective study of coronary heart disease incidence in relation to fasting total homocysteine, related genetic polymorphisms, and B vitamins: the Atherosclerosis Risk in Communities (ARIC) study. Circulation. 1998 Jul 21;98(3):204-10. doi: 10.1161/01.cir.98.3.204. PMID: 9697819.

304 Robinson, K., Arheart, K., Refsum, H., Brattström, L., Boers, G., Ueland, P., Rubba, P., Palma-Reis, R,. Meleady, R., Daly, L., Witteman, J., Graham, I. Low circulating folate and vitamin B6 concentrations: risk factors for stroke, peripheral vascular disease, and coronary artery disease. European COMAC Group. Circulation. 1998 Feb 10;97(5):437-43. doi: 10.1161/01.cir.97.5.437. Erratum in: Circulation 1999 Feb 23;99(7):983. PMID: 9490237.

305 Robinson, K., Mayer, EL., Miller, DP., Green, R., van Lente, F., Gupta, A., Kottke-Marchant, K., Savon, SR., Selhub, J., Nissen, SE. et al. Hyperhomocysteinemia and low pyridoxal phosphate. Common and independent reversible risk factors for coronary artery disease. Circulation. 1995 Nov 15;92(10):2825-30. doi: 10.1161/01.cir.92.10.2825. PMID: 7586248.

306 Ganguly, P., Alam, SF. Role of homocysteine in the development of cardiovascular disease. Nutr J. 2015 Jan 10;14:6. doi: 10.1186/1475-2891-14-6. PMID: 25577237; PMCID: PMC4326479.

307 Gregory, JF. 3rd, Park, Y., Lamers, Y., Bandyopadhyay, N., Chi, YY., Lee, K., Kim, S., da Silva, V., Hove, N., Ranka, S., Kahveci, T., Muller, KE., Stevens, RD., Newgard, CB., Stacpoole, PW., Jones, DP. Metabolomic analysis reveals extended metabolic consequences of marginal vitamin B-6 deficiency in healthy human subjects. PLoS One. 2013 Jun 11;8(6):e63544. doi: 10.1371/journal.pone.0063544. PMID: 23776431; PMCID: PMC3679127.

Koronare Herzkrankheit

Die Verwendung von Multivitaminpräparaten (einschließlich Vitamin B6) wurde in einer großen prospektiven Studie mit 80.082 Frauen aus der US-amerikanischen Nurses' Health Study Kohorte mit einem um 24 Prozent geringeren Risiko einer koronaren Herzkrankheit (KHK) in Verbindung gebracht. Die Autoren stellten fest, dass Frauen, die sowohl aus der Nahrung als auch aus Supplementen Vitamin B6 zu sich nahmen, und besonders hohe Vitamin-B6-Spiegel hatten, ein 34 Prozent vermindertes Risiko für KHK hatten.[308]

Neuere Untersuchungen haben bestätigt, dass ein niedriger Plasma-P5P-Status ein Risikofaktor für KHK ist. In einer Fall-Kontroll-Studie, an der 184 Teilnehmer mit KHK und 516 gesunde Kontrollpersonen teilnahmen, waren niedrige Plasma-P5P-Werte (< 30 Nanomol/Liter) im Vergleich zu höheren P5P-Werten (≥ 30 Nanomol/Liter) mit einer nahezu Verdoppelung des KHK-Risikos verbunden.[309] Ein hohes Kynurenin:Tryptophan-Verhältnis sagt Berichten zufolge schwere koronare Ereignisse voraus. Es besteht eine inverse Beziehung zwischen der Plasma-P5P-Konzentration und 3-Hydroxykyneurenin, einem der Abbauprodukte von Tryptophan, bei Patienten mit koronarer Herzkrankheit.[310]

Die Ergebnisse einer Studie aus dem Jahr 2012 mit Patienten mit stabiler Angina pectoris deuten darauf hin, dass die akute Phase und

---

308 Rimm, EB., Willett, WC., Hu, FB., Sampson, L., Colditz, GA., Manson, JE., Hennekens, C., Stampfer, MJ. Folate and vitamin B6 from diet and supplements in relation to risk of coronary heart disease among women. JAMA. 1998 Feb 4;279(5):359-64. doi: 10.1001/jama.279.5.359. PMID: 9459468.

309 Lin, PT., Cheng, CH., Liaw, YP., Lee, BJ., Lee, TW., Huang, YC. Low pyridoxal 5'-phosphate is associated with increased risk of coronary artery disease. Nutrition. 2006 Nov-Dec;22(11-12):1146-51. doi: 10.1016/j.nut.2006.08.013. Epub 2006 Oct 10. PMID: 17045461.

310 Paul, L., Ueland, PM., Selhub, J. Mechanistic perspective on the relationship between pyridoxal 5'-phosphate and inflammation. Nutr Rev. 2013 Apr;71(4):239-44. doi: 10.1111/nure.12014. Epub 2013 Mar 8. PMID: 23550784.

die aktivierte zelluläre Immunität mit einer erhöhten zellulären Aufnahme beziehungsweise einem erhöhten Abbau von Vitamin B6 verbunden sind.[311]

2014: Eine geringe Zufuhr von Vitamin B6 und eine niedrige P5P-Konzentration im Plasma sind nachweislich unabhängige Risikofaktoren für Herz-Kreislauf-Erkrankungen. Obwohl viele Hypothesen vorgeschlagen wurden, konnte bislang kein Mechanismus gefunden werden, der das erklärt hätte. Allerdings wurde endogen produziertes H2S als gefäßerweiterndes und die glatte Muskulatur entspannendes Mittel identifiziert. Studien am Menschen haben gezeigt, dass Patienten mit koronarer Herzkrankheit deutlich niedrigere H2S-Konzentrationen aufwiesen als normale Kontrollpersonen, was auf eine gestörte Synthese hindeutet und mit dem Schweregrad der Erkrankung korrelieren könnte. Die beobachtete Verringerung des intrazellulären P5P und die beobachteten absoluten-Synthese-Raten deuten darauf hin, dass die Cystathionine-γ-Lyase bei Vitamin-B6-Mangel beeinträchtigt sein könnte. Da die Cystathionine-γ-Lyase in einigen Geweben eine wichtige Rolle bei der H2S-Produktion spielt, deuten aktuelle Ergebnisse darauf hin, dass aufgrund der Empfindlichkeit der Cystathionine-γ-Lyase gegenüber P5P-Mangel die Produktion von H2S durch dieses Enzym beeinträchtigt sein könnte. Die direkte Messung der H2S-Synthesekapazität durch Zellextrakte liefert einen weiteren Beweis für die Beeinträchtigung der zellulären Fähigkeit zur H2S-Produktion aufgrund der Vitamin-B6-Einschränkung.

Die hier berichteten Ergebnisse deuten auf einen Zusammenhang zwischen dem Vitamin-B6-Status und der H2S-Produktion hin, was

311 Ulvik, A., Midttun, Ø., Pedersen, ER., Nygård, O., Ueland, PM. Association of plasma B-6 vitamers with systemic markers of inflammation before and after pyridoxine treatment in patients with stable angina pectoris. Am J Clin Nutr. 2012 May;95(5):1072-8. doi: 10.3945/ajcn.111.029751. Epub 2012 Apr 4. PMID: 22492365.

einen ersten Hinweis auf einen plausiblen molekularen Mechanismus liefert, der Vitamin-B6-Mangel mit Gefäßerkrankungen verbindet.[312]

2015 wurde gezeigt, dass der PAr-Index bei Patienten mit Angina pectoris ein stärkerer Prädiktor für die Gesamtmortalität als aktuelles Rauchen, Diabetes, Bluthochdruck, Apolipoproteine oder CRP sei.[313]

Herzfinsuffizienz

Suidasari und andere bestätigten mit einer Studie an Ratten, dass niedrige Spiegel an Vitamin B6 zu niedrigeren Konzentrationen von Carnosin und Anserin im Herzen führten, die als Schutzfaktoren gegen Herzfunktionsstörungen gelten. Eine angemessene B6-Zufuhr scheint also notwendig zu sein, um diese Peptide im Herzen zu erhalten.[314]

Herzinfarkt

Bei einer japanische Kohortenstudie aus dem Jahr 2008 an mehr als 40.000 Personen mittleren Alters, die über 11,5 Jahre lang beobachtet wurden, berichteten die Autoren: »Die Aufnahme von Vitamin

---

312 DeRatt, BN., Ralat, MA., Kabil, O., Chi, YY., Banerjee, R., Gregory, JF. 3rd. Vitamin B-6 restriction reduces the production of hydrogen sulfide and its biomarkers by the transsulfuration pathway in cultured human hepatoma cells. J Nutr. 2014 Oct;144(10):1501-8. doi: 10.3945/jn.114.196808. Epub 2014 Aug 27. PMID: 25165392; PMCID: PMC4162474.

313 Inflammation, vitamin B6 and related pathways; Ueland, PM., McCann A., Midttun Ø., Ulvik, A. Molecular Aspects of Medicine, Volume 53, February 2017, Pages 10-27.

314 Suidasari, S., Hasegawa, T., Yanaka, N., Kato, N. Dietary supplemental vitamin B6 increases carnosine and anserine concentrations in the heart of rats. Springerplus. 2015 Jun 19;4:280. doi: 10.1186/s40064-015-1074-8. PMID: 26101732; PMCID: PMC4472654.

B6 über die Nahrung war bei Personen mittleren Alters, die keine Multivitaminpräparate einnahmen, mit einem geringeren Risiko für koronare Herzkrankheiten verbunden.«[315]

In einer Fall-Kontroll-Studie 2009, die auf der Kohorte der Nurses' Health Study basierte und 144 Fälle von Myokardinfarkt (von denen 21 tödlich verliefen) umfasste, hatten Frauen im höchsten Quartil der P5P-Werte im Blut (≥ 70 Nanomol/Liter) ein geringeres Herzinfarktrisiko im Vergleich zu denen im untersten Quartil (< 27,9 Nanomol/Liter).[316]

Page und andere stellten in einer prospektiven Studie mit 32.826 Teilnehmerinnen fest, dass eine niedrigere Nüchternkonzentration von P5P signifikant mit einem erhöhten Myokardinfarktrisiko bei überwiegend postmenopausalen Frauen verbunden ist - ein Zusammenhang, der möglicherweise kausal ist.[317]

Trotz mehrerer Studien, die die antiischämische Wirkung von Vitamin B6 und P5P belegen, schreiben Dhalla und andere 2013, seien die Mechanismen der P5P-Wirkung auf das ischämische Myokard noch lange nicht geklärt. Diesen Umstand wollten die Autoren ändern. Sie beschäftigen sich mit unterschiedlichen Aspekten: Da berichtet wurde, dass P5P die Acetyl-CoA-Carboxylase hemmt, die bekanntermaßen eine wichtige Rolle bei der Synthese, Verlängerung

315 Ishihara, J., Iso, H., Inoue, M., Iwasaki, M., Okada, K., Kita, Y., Kokubo, Y., Okayama, A., Tsugane, S.; JPHC Study Group. Intake of folate, vitamin B6 and vitamin B12 and the risk of CHD: the Japan Public Health Center-Based Prospective Study Cohort I. J Am Coll Nutr. 2008 Feb;27(1):127-36. doi: 10.1080/07315724.2008.10719684. PMID: 18460491.

316 Page, JH., Ma, J., Chiuve, SE., Stampfer, MJ., Selhub, J., Manson, JE., Rimm, EB. Plasma vitamin B(6) and risk of myocardial infarction in women. Circulation. 2009 Aug 25;120(8):649-55. doi: 10.1161/CIRCULATIONAHA.108.809038. Epub 2009 Aug 10. PMID: 19667235; PMCID: PMC2833014.

317 Page, JH., Ma, J., Chiuve, SE., Stampfer, MJ., Selhub, J., Manson, JE., Rimm, EB. Plasma vitamin B(6) and risk of myocardial infarction in women. Circulation. 2009 Aug 25;120(8):649-55. doi: 10.1161/CIRCULATIONAHA.108.809038. Epub 2009 Aug 10. PMID: 19667235; PMCID: PMC2833014.

und Oxidation langkettiger Fettsäuren spielt, kann argumentiert werden, dass die positiven Wirkungen von P5P durch die Verringerung der übermäßigen Bildung von Fettsäuren im ischämischen Herzen vermittelt werden. Tatsächlich wurde berichtet, dass verschiedene P5P-verwandte Verbindungen kardioprotektive Wirkungen auf das ischämische Myokard ausüben, indem sie eine Verlagerung von der Fettsäureoxidation zur Glukoseoxidation bewirken. Es wurde auch gezeigt, dass Vitamin-B6-Verbindungen, einschließlich P5P, die Bildung von Sauerstoffradikalen und die durch oxidativen Stress verursachte Lipidperoxidation verhindern und somit wahrscheinlich das ischämische Myokard durch ihre antioxidativen Eigenschaften schützen.

Um herauszufinden, ob P5P direkte positive Auswirkungen auf Ischämie-/Reperfusions(I/R)-induzierte Veränderungen der Herzleistung hat, wurden isolierte, perfundierte Herzen einer 30-minütigen globalen Ischämie und einer anschließenden 30-minütigen Reperfusion unterzogen. Die Ergebnisse zeigen, dass die Folgen der I/R-Verletzung durch P5P dosisabhängig reduziert wurden. Da das sarkoplasmatische Retikulum (SR) aufgrund seiner Fähigkeit, intrazelluläres Ca2+ zu regulieren, eine zentrale Rolle bei der Bestimmung des Status von Herzkontraktion und -relaxation spielt, wurden die SR-Ca2+-Aufnahme- und SR-Ca2+-Freisetzungsaktivitäten von Herzen, die einer I/R-Verletzung ausgesetzt waren, mit oder ohne P5P-Behandlung untersucht. Die Ergebnisse zeigen, dass die I/R-induzierten Defekte im SR-Ca2+-Transport durch die P5P-Behandlung signifikant abgeschwächt wurden. Diese Beobachtungen liefern Hinweise auf den potenziellen Einsatz von P5P als therapeutische Intervention zur Vorbeugung von ischämischen Herzerkrankungen.

In Anbetracht ihrer hemmenden Wirkung auf das sympathische Nervensystem können Vitamin B6 und P5P auch antiischämische Wirkungen auf das Herz haben, indem sie die Aktivität des sympathischen Systems und die damit verbundenen Adrenozeptor-verknüpften Signaltransduktionsmechanismen reduzieren. Darüber hinaus könnte die Verbesserung der Herzfunktion durch Vitamin B6 und P5P durch den Schutz des Endothels im ischämischen Herzen erfolgen, da Vitamin B6 die Endothelfunktion bei Empfängern von Herztransplantaten verbessert hat.

Da Pyridoxin, im Gegensatz zu P5P, unter akuten experimentellen Bedingungen nicht in der Lage war, kardiale Anomalien infolge eines Koronararterienverschlusses abzuschwächen, ist es wahrscheinlich, dass die berichteten vorteilhaften Wirkungen von Vitamin B6 bei Patienten mit Myokardinfarkt auftreten, wenn ein ausreichender Spiegel seines aktiven Metaboliten P5P in den Kardiomyozyten erreicht wird.

Die antagonistische Wirkung von P5P auf den ATP-induzierten Anstieg des linksventrikulären Druckes war spezifischer Natur. In einer Versuchsreihe wurde beobachtet, dass P5P den ATP-induzierten Anstieg von [Ca2+]i unterdrückt, ohne den Basalwert von [Ca2+]i in adulten Kardiomyozyten zu beeinflussen. Darüber hinaus war die dämpfende Wirkung von P5P auf den ATP-induzierten Anstieg von [Ca2+]i bei unterschiedlichen ATP-Konzentrationen offensichtlich, und P5P erzeugte eine dosisabhängige hemmende Wirkung auf den ATP-induzierten Anstieg von [Ca2+]i in Kardiomyozyten. Es wurde auch beobachtet, dass P5P die maximale Bindung von ATP sowohl an den hoch- als auch an den niedrig-affinen Stellen in der aus dem Myokard isolierten sarcolemmalen Membran reduzierte; diese Wirkung von P5P wurde durch Suramin, einen bekannten purinergen Rezeptorantagonisten, der auch bei Herzrhythmusstörungen eingesetzt wurde, simuliert. Darüber hinaus wurde beobachtet, dass P5P die ATP-Bindung sowohl an Bindungsstellen mit hoher als auch mit niedriger Dichte in der sarcolemmalen Membran in einer konzentrationsabhängigen Weise verringert. Diese Beobachtungen liefern einen überzeugenden Beweis dafür, dass P5P ein spezifischer purinerger Rezeptorantagonist ist. Es ist daher offensichtlich, dass die Verbesserung der Herzfunktion bei ischämischen Herzerkrankungen durch die Behandlung mit P5P teilweise durch die Blockade der purinergen P2-Rezeptoren vermittelt wird.

Vitamin B6 und P5P scheinen also an mehreren Stellen zu wirken, unter anderem an der Acetyl-CoA-Carboxylase, auf den oxidativen Stress, an sympathischen Nerven, am Endothel und an purinergen Rezeptoren, um die unterschiedlichen Folgen bei ischämischen

Herzerkrankungen abzuschwächen. Vitamin B6 übt seine therapeutischen Wirkungen bei ischämischen Herzkrankheiten nicht direkt aus, sondern es ist der aktive Metabolit P5P, der auch die durch den Herzinfarkt verursachten Arrhythmien abschwächen kann.[318]

Gerinnung

Vitamin B6 hat eine antithrombotische Wirkung. Diese wird aufgrund der Ergebnisse von In-vitro-Studien auf eine thrombozytenhemmende Wirkung zurückgeführt. Van Wyk und andere haben die In-vivo-Wirkung von Vitamin B6 untersucht, indem sie die Auswirkungen einer langfristigen Verabreichung von Vitamin B6 auf die Blutplättchenfunktion und die Blutgerinnung gemessen haben. Zehn Freiwilligen wurde über 15 Tage zweimal täglich 100 mg Vitamin B6 (Pyridoxinhydrochlorid) peroral (p.o.) verabreicht. Die Blutungszeit wurde vor der ersten Dosis und 15 Tage danach gemessen. Die Aggregation von Thrombozyten mit Kollagen wurde leicht, aber nicht signifikant gehemmt. Die mit den Agonisten ADP oder Adrenalin induzierte Thrombozytenaggregation wurde durch Vitamin B6 signifikant gehemmt, und die Thrombozyten neigten dazu, mit einer leicht verringerten Rate zu aggregieren. Die mittlere Thromboxan-A2-Produktion war leicht, aber nicht signifikant, vermindert. Vitamin B6 hatte keinen Einfluss auf die Empfindlichkeit der Blutplättchen gegenüber Prostazyklin oder auf das Gerinnungssystem. Die Studienergebnisse deuten darauf hin, dass sich die antithrombotische Wirkung von Vitamin B6 auf die Hemmung der Thrombozytenfunktion beschränkt;

318 Dhalla, NS., Takeda, S., Elimban, V. Mechanisms of the beneficial effects of vitamin B6 and pyridoxal 5-phosphate on cardiac performance in ischemic heart disease. Clin Chem Lab Med. 2013 Mar 1;51(3):535-43. doi: 10.1515/cclm-2012-0553. PMID: 23314545.

ein messbarer Einfluss auf die Gerinnung war nicht festzustellen. Es sollten weitere Studien folgen.[319]

Einfach gesagt

- Ein niedriger Vitamin-B6-Spiegel könnte das Risiko für Herz-Kreislauf-Erkrankungen erhöhen.

- Studien zeigen, dass eine höhere Zufuhr von Folat und Vitamin B6 mit einem geringeren Sterberisiko durch Herz-Kreislauf-Erkrankungen verbunden ist, auch bei Menschen mit Diabetes Typ 2.

- Vitamin B6 verbessert die Funktion der Blutgefäßinnenwand (Endothelfunktion) und spielt eine wichtige Rolle im Stoffwechselweg, der das Risiko für Atherosklerose (Arterienverkalkung) beeinflusst. Ein Mangel kann das Risiko für die Entstehung einer Arterienverkalkung erhöhen.

- Vitamin B6 wurde mit einem verminderten Risiko für Herzkranzgefäßerkrankungen in Verbindung gebracht.

- Ein niedriger Vitamin-B6-Spiegel und niedrige P5P-Konzentrationen wurden als unabhängige Risikofaktoren für Herz-Kreislauf-Erkrankungen identifiziert.

- Es wurde gezeigt, dass der PAr-Index bei Patienten mit Angina pectoris (Brustschmerzen, zum Beispiel durch Durchblutungsstörungen am Herzen) ein stärkerer Marker für die Gesamtsterblichkeit

319 van Wyk, V., Luus, HG., Heyns, AD. The in vivo effect in humans of pyridoxal-5'-phosphate on platelet function and blood coagulation. Thromb Res. 1992 Jun 15;66(6):657-68. doi: 10.1016/0049-3848(92)90042-9. PMID: 1519226.

als die aktuell genutzten Marker Rauchen, Diabetes, Bluthochdruck, Apolipoproteine oder CRP sind.

- Ein Labormarker, nämlich ein hohes Kynurenin:Tryptophan-Verhältnis gilt als Hinweis auf schwere koronare Ereignisse (Herzkranzgefäßerkrankungen).

- Vitamin B6 könnte vor Herzinsuffizienz schützen, indem es bestimmte Schutzfaktoren im Herzen aufrechterhält.

- Studien deuten darauf hin, dass eine ausreichende Vitamin-B6-Zufuhr das Risiko für Herzinfarkt verringern kann, möglicherweise durch verschiedene Mechanismen wie antioxidative Eigenschaften und Beeinflussung des Stoffwechsels.

- Vitamin B6 hat wahrscheinlich eine antithrombotische Wirkung, was bedeutet, dass die Thrombozyten nicht mehr so leicht miteinander verkleben und Thrombosen bilden.

Hypertonie

In Deutschland leidet etwa ein Drittel der erwachsenen Bevölkerung an hohem Blutdruck, auch als Hypertonie bekannt. Dies bedeutet, dass Millionen von Menschen von dieser Erkrankung betroffen sind. Hypertonie ist eine ernste gesundheitliche Herausforderung und kann schwerwiegende Folgen haben.

Unbehandelter hoher Blutdruck kann zu verschiedenen Komplikationen führen, darunter Herzerkrankungen wie Herzinfarkt, Herzinsuffizienz und andere Gefäßerkrankungen. Das Risiko von Schlaganfällen erhöht sich ebenfalls deutlich, da hoher Blutdruck die Blutgefäße im Gehirn schädigen kann. Nierenschäden und Nierenerkrankungen sind weitere mögliche Konsequenzen, da der Blutdruck die Blutgefäße in den Nieren beeinträchtigen kann.

Auch die Augen können unter hohem Blutdruck leiden, wobei Schäden an den Blutgefäßen Sehstörungen oder sogar Blindheit verursachen können. Zudem können Gefäßerkrankungen im gesamten Körper auftreten, die die Durchblutung in den Extremitäten beeinträchtigen.

Man findet einige Studien, die zeigen, dass sich eine Therapie mit Vitamin B6 senkend auf den Blutdruck auswirken kann.[320,321,322,323] Es gibt Überlegungen, auf welchem Weg Vitamin B6 den Blutdruck senken kann, und man nimmt an, dass dies über das Abbinden von Aldehyden passiert. Sie sind hochreaktiv und, indem sie an Sulfhydrylgruppen von Membranproteinen binden, könnten sie Ca2+-Kanäle aktivieren; Calcium strömt in das Zytosol ein, was dazu führt, dass der periphere Widerstand erhöht wird und somit der Blutdruck steigt. P5P puffert Aldehyde ab und hat somit das Potenzial, den Blutdruck zu senken.[324] Andererseits ist P5P auch wichtig für die Bildung von Dopamin, das für seine blutdrucksteigernde Wirkung bekannt ist.[325] Insofern ist es bemerkenswert, dass P5P eher ein blutdrucksenkender Effekt zugeschrieben wird.

---

320 Lal, KJ., Dakshinamurti, K. The relationship between low-calcium-induced increase in systolic blood pressure and vitamin B6. J Hypertens. 1995 Mar;13(3):327-32. PMID: 7622854.

321 Lal, KJ., Dakshinamurti, K., Thliveris, J. The effect of vitamin B6 on the systolic blood pressure of rats in various animal models of hypertension. J Hypertens. 1996 Mar;14(3):355-63. doi: 10.1097/00004872-199603000-00013. PMID: 8723990.

322 Dakshinamurti, K., Lal, KJ., Ganguly, PK. Hypertension, calcium channel and pyridoxine (vitamin B6). Mol Cell Biochem. 1998 Nov;188(1-2):137-48. PMID: 9823019.

323 Aybak, M., Sermet, A., Ayyildiz, MO., Karakilçik, AZ. Effect of oral pyridoxine hydrochloride supplementation on arterial blood pressure in patients with essential hypertension. Arzneimittelforschung. 1995 Dec;45(12):1271-3. PMID: 8595083.

324 Hellmann, H., Mooney, S. Vitamin B6: a molecule for human health? Molecules. 2010 Jan 20;15(1):442-59. doi: 10.3390/molecules15010442. PMID: 20110903; PMCID: PMC6257116.

325 Huber, KH., Rexroth, W., Werle, E., Koeth, T., Weicker, H., Hild, R. Sympathetic neuronal activity in diabetic and non-diabetic subjects with peripheral arterial occlusive disease. Klin Wochenschr. 1991 Apr 4;69(6):233-8. doi: 10.1007/BF01666848. PMID: 2038172.

Auch Stach und andere beschreiben, dass Vitamin B6 den Ca2+-Einstrom in die Zellen über spannungsabhängige ATP-abhängige purinerge Rezeptoren reguliert, was auf seine Rolle bei der Regulierung von Bluthochdruck und Herzfunktionsstörungen schließen lässt.[326] Da der Noradrenalinumsatz im Herzen von Tieren mit Vitamin-B6-Mangel deutlich erhöht war, wurde vermutet, dass der Bluthochdruck bei Vitamin-B6-Mangel durch die verstärkte Aktivität des sympathischen Nervensystems vermittelt werden könnte.[327]

Als weiteren Aspekt stellten Okuda und andere fest, dass der Ausgleich einer erhöhten Aufnahme von Salz deutlich besser bei guten Vitamin-B6-Spiegeln gelingt.[328] Insofern könnte man Vitamin B6 bei einer natriumsensitiven Hypertonie durchaus einsetzen und schauen, ob es hilft, den Blutdruck zu senken.

Ziel einer Studie 1995 war es, die Wirkung einer Supplementierung mit Vitamin B6 (Pyridoxin-HCl) auf den arteriellen Blutdruck bei essenzieller Hypertonie zu untersuchen. Die Studie umfasste neun normotensive Probanden und 20 Patienten mit essenzieller Hypertonie. Die Patienten wurden vier Wochen lang mit einer oralen Einzeldosis Pyridoxin (5 mg/kg Körpergewicht/Tag) behandelt. Nach einer fünfminütigen Ruhephase wurden die Messungen in Rückenlage durchgeführt. Im Vergleich zu den normotensiven Probanden wies die Gruppe der Hypertoniker vor der Pyridoxinbehandlung einen signifikant höheren systolischen und diastolischen Blutdruck

---

326 Stach, K., Stach, W., Augoff, K. Vitamin B6 in Health and Disease. Nutrients. 2021 Sep 17;13(9):3229. doi: 10.3390/nu13093229. PMID: 34579110; PMCID: PMC8467949.

327 Viswanathan, M., Paulose, CS., Lal, KJ., Sharma, SK., Dakshinamurti, K. 1990, Alterations in brainstem α2 adrenoreceptor activity in pyridoxine- deficient rat model of hypertension, Neuroscience Letters Volume 111, Issues 1–2, 26 March 1990, Pages 201-205.

328 Okuda, T., Sumiya, T., Iwai, N., Miyata, T. Pyridoxine 5'-phosphate oxidase is a candidate gene responsible for hypertension in Dahl-S rats. Biochem Biophys Res Commun. 2004 Jan 16;313(3):647-53. doi: 10.1016/j.bbrc.2003.11.149. PMID: 14697241.

auf. Die Behandlung von Bluthochdruckpatienten mit Pyridoxin führte innerhalb von vier Wochen zu einer signifikanten Senkung des systolischen und diastolischen Blutdrucks. Diese Ergebnisse deuten auf einen Zusammenhang zwischen dem Pyridoxinstatus und dem arteriellen Blutdruck bei Patienten mit essenzieller Hypertonie hin.[329]

Einfach gesagt

- Mehrere Studien deuten darauf hin, dass eine Vitamin-B6-Supplementation den Blutdruck senken kann.

- Es wird angenommen, dass insbesondere P5P diesen Effekt durch die Bindung von reaktiven Substanzen namens Aldehyde erreicht. Diese Aldehyde könnten den Blutdruck erhöhen, indem sie an bestimmte Membraneiweiße binden, dadurch Calcium in die Zelle lassen, wodurch der Blutdruck steigt. Vitamin B6 könnte diesen Effekt abmildern und somit den Blutdruck senken.

- Andererseits ist P5P auch wichtig für die Bildung von Dopamin, das für seine blutdrucksteigernde Wirkung bekannt ist. Insofern ist es bemerkenswert, dass P5P eher ein blutdrucksenkender Effekt zugeschrieben wird.

- Es ist auch möglich, dass Vitamin-B6-Mangel zu verstärkter Aktivierung des Sympathikus führen kann, wodurch wiederum der Blutdruck steigt.

- Ein weiterer Aspekt ist der, dass der Ausgleich einer erhöhten Aufnahme von Salz deutlich besser bei guten Vitamin-B6-Spiegeln

329 Aybak, M., Sermet, A., Ayyildiz, MO., Karakilçik, AZ. Effect of oral pyridoxine hydrochloride supplementation on arterial blood pressure in patients with essential hypertension. Arzneimittelforschung. 1995 Dec;45(12):1271-3. PMID: 8595083.

gelingt. Insofern könnte man Vitamin B6 bei hohem Blutdruck einsetzen, der durch Kochsalz verschlimmert wird (was nicht immer der Fall ist) und schauen, ob es hilft den Blutdruck zu senken.

- Ich muss allerdings aus meiner eigenen Erfahrung heraus sagen, dass ich in Bezug auf Hypertonie nie nur eine Maßnahme ergreifen würde. Bei uns in der Praxis beziehen wir bei der Therapie der Hypertonie zusätzlich unbedingt die Ernährung, Stressmanagement, den Ausgleich weiterer Mikronährstoffe, die Behandlung des Mikrobioms und andere Faktoren mit ein. Eine Senkung des Blutdruckes einzig durch Gabe von Vitamin B6 habe ich bisher in der Praxis nicht gesehen.

Gynäkologie

Vitamin B6 spielt eine wesentliche Rolle in der Gynäkologie, insbesondere im Kontext verschiedener Aspekte der reproduktiven Gesundheit von Frauen. In Bezug auf die Hormonregulation ist Vitamin B6 maßgeblich an der Steuerung von Hormonen beteiligt, die im weiblichen Fortpflanzungssystem eine zentrale Rolle spielen. Es unterstützt insbesondere die Umwandlung von Aminosäuren in Neurotransmitter, die für die Hormonregulation von Bedeutung sind.

Ein ausgeglichener Vitamin-B6-Spiegel kann dazu beitragen, einen regulären Menstruationszyklus aufrechtzuerhalten. Frauen mit unregelmäßigen Perioden könnten von einer Stabilisierung ihrer Zyklen profitieren.

In der Schwangerschaft spielt Vitamin B6 eine Rolle bei der Entwicklung des Nervensystems des Fötus. Es gibt auch Hinweise darauf, dass es möglicherweise Übelkeit während der Schwangerschaft lindern kann, obwohl weitere Forschung erforderlich ist, um diese Wirkung zu bestätigen.

Vitamin B6 wird gelegentlich zur Linderung von Prämenstruellem Syndrom (PMS) empfohlen und kann dazu beitragen, emotionale Symptome wie Reizbarkeit und Depression zu reduzieren.

Prämenstruelles Syndrom

Eine systematische Überprüfung und Metaanalyse von neun randomisierten, placebokontrollierten Studien deutete darauf hin, dass eine zusätzliche Vitamin-B6-Zufuhr von bis zu 100 mg/Tag bei der Behandlung von PMS, einschließlich Stimmungssymptomen, von Nutzen sein kann. Es konnten jedoch nur begrenzte Schlussfolgerungen gezogen werden, da die meisten Studien von schlechter Qualität waren.[330]

Eine weitere neuere Überprüfung von 13 randomisierten kontrollierten Studien forderte ebenfalls die Notwendigkeit schlüssiger Evidenz, bevor Empfehlungen ausgesprochen werden können.[331]

Morgenübelkeit in der Schwangerschaft

Seit den 1940er-Jahren wird Vitamin B6 bei Morgenübelkeit eingesetzt. Es wird als sicher während der Schwangerschaft eingeschätzt und wurde bei schwangeren Frauen ohne irgendwelche negativen Effekte verwendet.[332] Mehrere Studien zeigen, dass Vitamin-B6-Gaben Morgenübelkeit in der Schwangerschaft reduzieren können.[333,334]

Die Ergebnisse zweier doppelblinder, placebokontrollierter Studien, an denen 401 schwangere Frauen teilnahmen, die drei Tage lang

---

330 Wyatt, KM., Dimmock, PW., Jones, PW., Shaughn O'Brien, PM. Efficacy of vitamin B-6 in the treatment of premenstrual syndrome: systematic review. BMJ. 1999 May 22;318(7195):1375-81. doi: 10.1136/bmj.318.7195.1375. PMID: 10334745; PMCID: PMC27878.

331 Whelan, AM., Jurgens, TM., Naylor, H. Herbs, vitamins and minerals in the treatment of premenstrual syndrome: a systematic review. Can J Clin Pharmacol. 2009 Fall;16(3):e407-29. Epub 2009 Oct 29. PMID: 19923637.

332 Magee, LA., Mazzotta, P., Koren, G. Evidence-based view of safety and effectiveness of pharmacologic therapy for nausea and vomiting of pregnancy (NVP). Am J Obstet Gynecol. 2002 May;186(5 Suppl Understanding):S256-61. doi: 10.1067/mob.2002.122596. PMID: 12011897.

333 Maltepe, C., Koren, G. The management of nausea and vomiting of pregnancy and hyperemesis gravidarum--a 2013 update. J Popul Ther Clin Pharmacol. 2013;20(2):e184-92. Epub 2013 Jul 14. PMID: 23863612.

334 Koren, G., Clark, S., Hankins, GD., Caritis, SN., Miodovnik, M., Umans, JG., Mattison, DR. Effectiveness of delayed-release doxylamine and pyridoxine for nausea and vomiting of pregnancy: a randomized placebo controlled trial. Am J Obstet Gynecol. 2010 Dec;203(6):571.e1-7. doi: 10.1016/j.ajog.2010.07.030. Epub 2010 Sep 16. PMID: 20843504.

alle acht Stunden 25 mg Pyridoxin[335] einnahmen, oder eine Studie, bei der Schwangere fünf Tage lang alle acht Stunden 10 mg Pyridoxin einnahmen[336], deuteten darauf hin, dass Vitamin B6 bei der Verringerung von Übelkeit von Vorteil sein kann. Eine kürzlich durchgeführte systematische Überprüfung randomisierter kontrollierter Studien zu Schwangerschaftsübelkeit ergab ebenfalls, dass zusätzliches Vitamin B6 hilfreich sein kann.[337]

Gestationsdiabetes

Gestationsdiabetes ist eine häufige Schwangerschaftskomplikation, von der weltweit etwa 14 Prozent der Schwangerschaften betroffen sind. Sie wird mit einer Insulinresistenz in Verbindung gebracht, die wiederum durch eine kombinierte Wirkung von Schwangerschaftshormonen und anderen Faktoren entsteht.[338]

Ein niedriger P5P-Spiegel steht anscheinend im Zusammenhang mit Gestationsdiabetes. In einer Studie, die an einer Gruppe von Frauen mit Gestationsdiabetes durchgeführt wurde, stellten Bennink

---

335 Sahakian, V., Rouse, D., Sipes, S., Rose, N., Niebyl, J. Vitamin B6 is effective therapy for nausea and vomiting of pregnancy: a randomized, double-blind placebo-controlled study. Obstet Gynecol. 1991 Jul;78(1):33-6. PMID: 2047064.

336 Vutyavanich, T., Wongtra-ngan, S., Ruangsri, R. Pyridoxine for nausea and vomiting of pregnancy: a randomized, double-blind, placebo-controlled trial. Am J Obstet Gynecol. 1995 Sep;173(3 Pt 1):881-4. doi: 10.1016/0002-9378(95)90359-3. PMID: 7573262.

337 Matthews, A., Haas, DM., O'Mathúna, DP., Dowswell, T., Doyle, M. Interventions for nausea and vomiting in early pregnancy. Cochrane Database Syst Rev. 2014 Mar 21;(3):CD007575. doi: 10.1002/14651858.CD007575.pub3. Update in: Cochrane Database Syst Rev. 2015;(9):CD007575. PMID: 24659261.

338 Plows, JF., Stanley, JL., Baker, PN., Reynolds, CM., Vickers, MH. The Pathophysiology of Gestational Diabetes Mellitus. Int J Mol Sci. 2018 Oct 26;19(11):3342. doi: 10.3390/ijms19113342. PMID: 30373146; PMCID: PMC6274679.

und Schreurs fest, dass 13 von 14 Frauen verminderte P5P-Spiegel aufwiesen. Außerdem verbesserte die Gabe von Pyridoxin die orale Glukosetoleranz.[339] Ähnliche Ergebnisse erzielten Spellacy und andere, die bei Frauen mit Gestationsdiabetes nach einer Pyridoxintherapie eine deutliche Senkung des Blutzuckerspiegels und eine Normalisierung der Insulinsekretion feststellten, was darauf hindeutet, dass Vitamin B6 die biologische Aktivität von Insulin im Plasma verbessern könnte.[340]

Schwangerschaft

Vitamin B6 ist während der Schwangerschaft sowie während der postnatalen Gehirnentwicklung unerlässlich, wahrscheinlich auch durch die Regulierung des GABA-Spiegels. Ratten, die während dieser Zeit einem Vitamin-B6-Mangel ausgesetzt waren, wiesen deutlich niedrigere GABA-Werte und dauerhaft geschädigte Gehirne auf.

Im Monocarbon-Stoffwechsel katalysiert die P5P-aktivierte Serin-Hydroxymethyltransferase (SHMT) den Prozess, bei dem Monocarbnon-Einheiten aus Serin gebildet und durch Assoziation mit Tetrahydrofolat (THF) aktiviert werden. Auf diesem Weg wird 5,10-Methylen-THF für die Nukleinsäuresynthese und der Methyl-Donor 5-Methyl-THF gebildet, der für die Proteinsynthese und die Methylierung von Homocystein zu Methionin benötigt wird, ein Prozess, der auch von Vitamin B12 und Folat abhängt. Ein großer Teil des gebildeten Methionins wird in S-Adenosylmethionin (SAM) umgewandelt, einen universellen Spender von Methylgruppen, der

339 Bennink, HJ., Schreurs, WH. Improvement of oral glucose tolerance in gestational diabetes by pyridoxine. Br Med J. 1975 Jul 5;3(5974):13-5. doi: 10.1136/bmj.3.5974.13. PMID: 1131652; PMCID: PMC1673682.

340 Spellacy, WN., Buhi, WC., Birk, SA. Vitamin B6 treatment of gestational diabetes mellitus: studies of blood glucose and plasma insulin. Am J Obstet Gynecol. 1977 Mar 15;127(6):599-602. doi: 10.1016/0002-9378(77)90356-8. PMID: 842585.

für die Synthese von DNA, RNA, Hormonen, Neurotransmittern, Membranlipiden, Proteinen und anderen benötigt wird.[341]

Laktationsperiode

Der Vitamin-B6-Gehalt in der Muttermilch ist stark mit dem mütterlichen Plasma-P5P assoziiert.[342]

Einfach gesagt

- Laut Studienlage gibt es Hinweise, dass Vitamin B6 erfolgreich beim prämenstruellen Syndrom eingesetzt werden kann. Wir haben in unserer Praxis gute Erfahrungen bei der Behandlung des prämenstruellen Syndroms mit P5P gesammelt.

- Vitamin-B6-Gaben in der Schwangerschaft werden als sicher eingeschätzt und bereits seit vielen Jahrzehnten mit Erfolg gegen Schwangerschaftsübelkeit eingesetzt.

- Man beobachtete, dass die Gabe von Vitamin B6 in der Schwangerschaft einen Schwangerschaftsdiabetes bessern oder sogar beheben konnte.

---

341 Calderón-Ospina, CA., Nava-Mesa, MO. B Vitamins in the nervous system: Current knowledge of the biochemical modes of action and synergies of thiamine, pyridoxine, and cobalamin. CNS Neurosci Ther. 2020 Jan;26(1):5-13. doi: 10.1111/cns.13207. Epub 2019 Sep 6. PMID: 31490017; PMCID: PMC6930825.

342 Ueland, PM., Ulvik, A., Rios-Avila, L., Midttun, Ø., Gregory, JF. Direct and Functional Biomarkers of Vitamin B6 Status. Annu Rev Nutr. 2015;35:33-70. doi: 10.1146/annurev-nutr-071714-034330. Epub 2015 May 13. PMID: 25974692; PMCID: PMC5988249.

- Vitamin B6 ist während der Schwangerschaft sowie während der frühen Gehirnentwicklung des Kindes unerlässlich. In Tierversuchen fand man Schädigungen der Gehirne der Nachkommen, wenn die Mütter einem Vitamin-B6-Mangel ausgesetzt waren.

- Vitamin B6 hat einen starken Einfluss auf weite Teile des Stoffwechsels, insbesondere auch auf die Bildung von Eiweißen, Genbausteinen, Hormonen, Botenstoffen des Gehirns, wichtigen Zellbestandteilen und so weiter. Deshalb ist es in der Schwangerschaft von großer Bedeutung.

- Wie viel Vitamin B6 einem Säugling über die Muttermilch weitergegeben wird, ist vom P5P-Spiegel der Mutter abhängig.

- In unserer Praxis hatten wir bereits mehrere Frauen, die einen unerfüllten Schwangerschaftswunsch hatten und die nach Beginn der Behandlung ihrer HPU mit P5P schwanger wurden.

Hormone

In Deutschland sind hormonelle Verhütungsmittel, wie die Antibabypille, äußerst verbreitet. Etwa 40 bis 50 Prozent der Frauen im gebärfähigen Alter verwenden diese Methoden, um eine ungewollte Schwangerschaft zu verhindern. Der Zusammenhang mit Vitamin B6, insbesondere in Form von Pyridoxal-5-Phosphat (P5P), liegt in der Wechselwirkung mit dem Hormonstoffwechsel und dem Stoffwechsel von Tryptophan, einer essenziellen Aminosäure. Hormonelle Verhütungsmittel können den Vitamin-B6-Bedarf erhöhen und den Stoffwechsel von Tryptophan beeinflussen. Diese Medikamente können dazu führen, dass mehr Tryptophan über den Kynurenin-Weg abgebaut wird. Enzyme, die diesen Prozess steuern, benötigen Vitamin B6 als Cofaktor.

Ein Mangel an Vitamin B6 kann zu einer gestörten Regulation von Hormonen führen und den Stoffwechsel von Tryptophan beeinträchtigen, was mit Symptomen wie Depression, Angstzuständen und Glukosetoleranzstörungen in Verbindung stehen kann.

Interaktionen zwischen P5P und Hormonen

Mitte der 90er-Jahre erhobene Studienergebnisse deuteten darauf hin, dass mäßige Schwankungen der intrazellulären Konzentration von P5P ausgeprägte modulierende Auswirkungen auf die steroidinduzierte Genexpression haben könnten. Insbesondere führte eine Erhöhung des intrazellulären P5P-Spiegels zu verminderten Transkriptionsreaktionen auf Glucocorticoid-, Progesteron-, Androgen- oder

Östrogenhormone. Umgekehrt reagierten Zellen, die unter Vitamin-B6-Mangel leiden, verstärkt auf Steroidhormone.[343]

Victoria E. Allgood schrieb: »Es ist möglich, dass Pyridoxalphosphat auch mit dem Glukokortikoidrezeptor durch eine ähnliche Assoziation mit spezifischen Aminosäuren, möglicherweise Lysinen, interagiert. Die P5P-Konzentration beeinflusst die durch den Glukokortikoidrezeptor induzierte Genexpression ohne Abhängigkeit von der Rezeptorart oder dem Zelltyp. Es ist klar, dass P5P über einen spezifischen Mechanismus, die Modulation der Transkriptionsaktivierung, die physiologischen Wirkungen mehrerer Mitglieder der Steroidhormonrezeptor-Superfamilie reguliert.

Sowohl die Androgen- als auch die Progesteronrezeptoren waren bei einer erhöhten P5P-Konzentration um 35 [bis] 40 [Prozent] reduziert und bei einem Mangel um 60 [bis] 90 [Prozent] vermehrt. Die Östrogen-induzierte Genexpression war bei erhöhtem intrazellulärem P5P um 30 [Prozent] reduziert und bei Vitaminmangel um 85 [Prozent] erhöht. P5P moduliert also die Transkriptionsaktivierung durch mehrere Klassen von Steroidhormonrezeptoren.«[344] Es scheint demnach wahrscheinlich, dass P5P die Einwirkung von Steroidhormonen auf den Zellkern finalisiert.[345]

---

343 Tully, DB., Allgood, VE., Cidlowski, JA. Modulation of steroid receptor-mediated gene expression by vitamin B6. FASEB J. 1994 Mar 1;8(3):343-9. PMID: 8143940.

344 Allgood, VE., Cidlowski, JA. Vitamin B6 modulates transcriptional activation by multiple members of the steroid hormone receptor superfamily. J Biol Chem. 1992 Feb 25;267(6):3819-24. PMID: 1310983.

345 Bender, D. A. (2009). Nutritional Biochemistry of the Vitamins, Cambridge University Press, Cambridge (second edition). S. 246.

Antikontrazeptiva und P5P

Die Einnahme von hormonellen Verhütungsmitteln wird mit Veränderungen des basalen neuroendokrinen und entzündlichen Profils in Verbindung gebracht, was die Anfälligkeit für Stimmungsschwankungen erhöhen kann. Orale Kontrazeptiva enthalten entweder eine Kombination aus Östrogen und Progesteron oder nur Progesteron. Beide Hormone werden mit Stimmungsschwankungen in Verbindung gebracht. Epidemiologische Daten deuten auf ein erhöhtes Risiko für das Auftreten von Depressionen bei Anwenderinnen oraler Kontrazeptiva hin, insbesondere bei Jugendlichen.

Es wird auch berichtet, dass Östrogene den Abbau von Tryptophan über den Kynurenin-Weg beeinflussen. Veränderungen der Kynurenin-Metabolite werden mit der Entstehung neuropsychiatrischer Störungen in Verbindung gebracht.

Die essenzielle Aminosäure Tryptophan wird hauptsächlich (zu 90 Prozent) zu Kynurenin verstoffwechselt, während ein kleiner Teil als Vorläufer von Serotonin dient. Die Umwandlung von Tryptophan in Kynurenin wird durch die Tryptophan-2,3-Dioxygenase (TDO) oder die Indol-2,3-Dioxygenase (IDO) metabolisiert. Die Aktivität der TDO wird hauptsächlich durch Cortisol aktiviert, während die IDO durch proinflammatorische Zytokine wie Interferon-gamma, Tumor-Nekrose-Faktor-alpha (TNF-a) und Interleukin-6 stimuliert wird. Kynurenin wird durch das Enzym Kynurenin-Aminotransferase zu Kynurensäure oder durch Kynurenin-3-Monooxygenase zu 3-Hydroxykynurenin weiter verstoffwechselt. Hydroxykynurenin kann durch die Kynurenin-Aminotransferase in Xanthurensäure umgewandelt oder durch Kynureninase über 3-Hydroxyanthranilsäure entweder zu Picolinsäure oder Quinolinsäure metabolisiert werden. Kynurenin kann auch durch das Enzym Kynureninase in Anthranilsäure umgewandelt werden.

Die Enzyme Kynurenin-Aminotransferase und Kynureninase benötigen Vitamin B6 in Form von P5P als Cofaktor, während Kynurenin-3-Monooxygenase Vitamin B2 in Form von

Flavin-Adenin-Dinukleotid (FAD) als Cofaktor benötigt. Ein Mangel an einem der beiden Vitamine führt zu Störungen bei den Kynurenin-Metaboliten. Bei Patienten mit niedrigen P5P-Spiegeln sind die Kynureninsäure-Konzentrationen niedrig, während Hydroxykynurenin, Xanthurensäure und Quinolinsäure im Vergleich zu gesunden Kontrollpersonen hoch sind.

Die Behandlung mit östrogenhaltigen oralen Kontrazeptiva führt Berichten zufolge zu erhöhten Ausscheidungen von Xanthurensäure, Kynurenin, 3-Hydroxykynurenin und 3-Hydroxyanthranilsäure im Urin - Veränderungen, die den bei ernährungsbedingtem Vitamin-B6-Mangel beobachteten Veränderungen ähneln. Die Einnahme von kombinierten oralen Kontrazeptiva erhöht Berichten zufolge auch die Konzentrationen des zirkulierenden C-reaktiven Proteins (CRP wird hauptsächlich in Hepatozyten als Reaktion auf erhöhte Werte von entzündlichen Zytokinen, insbesondere Interleukin-6, gebildet).

Plasma-P5P ist der am häufigsten verwendete Marker für den Vitamin-B6-Status und hat sich bei entzündlichen Zuständen durchweg als niedrig erwiesen.

Eine vorherrschende Hypothese für die metabolischen Veränderungen, die einem Vitamin-B6-Mangel bei Östrogen-Anwenderinnen ähneln, ist, dass Östrogenkonjugate, die während der Schwangerschaft typischerweise erhöht sind, die Bindung von P5P sowohl an Kynurenin-Aminotransferase als auch an Kynureninase hemmen. Ein deutlicher Rückgang der Ausscheidung von Xanthurensäure nach einer Pyridoxinbehandlung wurde bei Frauen beobachtet, die Gestagen-Östrogen einnehmen, was darauf hindeutet, dass die hormonelle Wirkung auf eine Störung der Koenzymfunktion von P5P für diese speziellen Enzyme zurückzuführen sein könnte.

Kynureninsäure ist der einzige natürlich vorkommende Antagonist des glutamatergen NMDA-Rezeptors im menschlichen Gehirn und hat sich unter experimentellen Bedingungen als neuroprotektiv erwiesen. Niedrigere Kynureninsäure-Konzentrationen und ein geringeres Kynureninsäure/Quinolonsäure-Verhältnis fand man bei Konsumenten östrogenhaltiger Verhütungsmittel im Vergleich zu Nicht-Konsumenten. In einer kürzlich durchgeführten Meta-Analyse wurde berichtet, dass Kynureninsäure und das Kynureninsäure/Quinolonsäure-Verhältnis bei Gemütskrankheiten wie Major-Depression, bipolarer Störung und schizoaffektiver Störung verringert sind.[346]

Studien, die in den letzten 15 Jahren in verschiedenen Ländern durchgeführt wurden, haben den Nachweis erbracht, dass eine Supplementierung mit (oder ein Überschuss an) Östrogen-Gestagen-Hormonen mit einer erhöhten Ausscheidung von Tryptophan-Metaboliten im Urin einhergehen kann, wie dies bei Pyridoxinmangel der Fall ist. Weitere Methoden zur Bewertung von Vitamin B6 beim Menschen haben einen beeinträchtigten Status bei Frauen, die hormonelle Verhütungsmittel verwenden, bestätigt. Störungen im Tryptophan-Stoffwechsel sind nachweislich für Symptome wie Depression, Angstzustände, Abnahme der Libido und Beeinträchtigung der Glukosetoleranz verantwortlich, die bei einigen Antikontrazeptiva-Anwenderinnen auftreten. Die tägliche Verabreichung von 40 mg Vitamin B6 stelle nicht nur die normalen biochemischen Werte wieder her, sondern lindere auch die klinischen Symptome bei Frauen mit Vitamin-B6-Mangel, die Antikontrazeptiva einnehmen.[347,348]

1978: Vitamin B6 interagiert sowohl mit endogenen als auch mit exogenen Hormonen. Die hier vorgestellten Daten betreffen hauptsächlich Östrogene. Östrogen-Steroide konkurrieren in vitro mit Pyridoxalphosphat-abhängigen Apoenzymen um den Cofaktor Vitamin B6. Eine ähnliche Wirkung tritt wahrscheinlich auch in vivo auf. Die Einnahme von östrogenhaltigen oralen Kontrazeptiva wurde

---

346 Bjørke-Monsen, AL., Varsi, K., Sakkestad, ST., Ulvik, A., Ebbing, C., Ueland, PM. Lower levels of the neuroprotective tryptophan metabolite, kynurenic acid, in users of estrogen contraceptives. Sci Rep. 2023 Sep 29;13(1):16370. doi: 10.1038/s41598-023-43196-6. PMID: 37773439; PMCID: PMC10541439.

347 Bermond, P. Therapy of side effects of oral contraceptive agents with vitamin B6. Acta Vitaminol Enzymol. 1982;4(1-2):45-54. PMID: 6889807.

348 Anderson, KE., Bodansky, O., Kappas A. Effects of oral contraceptives on vitamin metabolism. Adv Clin Chem. 1976;18:247-87. doi: 10.1016/s0065-2423(08)60300-5. PMID: 769494.

mit einer Anomalie des Tryptophan-Stoffwechsels in Verbindung gebracht, die derjenigen bei Vitamin-B6-Mangel in der Nahrung ähnelt. Dies wurde durch die Verabreichung von Pyrodoxin korrigiert. Die Plasmakonzentration von Pyridoxalphosphat und andere Indizes für den Vitamin-B6-Ernährungszustand waren jedoch nur bei einer Minderheit dieser Patientinnen abnormal. Ein Vitamin-B6-Mangel trat auch in der Schwangerschaft auf und wurde als mindestens einer der Faktoren vorgeschlagen, die an der Ätiologie der Präeklampsie beteiligt sind. Obwohl es einige Hinweise darauf gab, dass sowohl Kortikosteroide als auch Schilddrüsenhormone den Vitamin-B6-Bedarf erhöhen und die Aktivität der von Pyridoxalphosphat abhängigen Enzyme verändern, wurden diese Zusammenhänge bisher nur wenig beachtet. Aktuelle Arbeiten zeigen jedoch einige interessante Zusammenhänge zwischen Vitamin B6 und der Regulierung von Hormonen des Hypophysenvorderlappens.[349]

Ein Bericht der Weltgesundheitsorganisation (WHO) weist darauf hin, dass der Einfluss von oralen Kontrazeptiva auf den Nährstoffbedarf ein Thema von hoher klinischer Relevanz sei und daher große Aufmerksamkeit erhalten sollte. Es hat sich gezeigt, dass die wichtigsten Nährstoffdefizite Folsäure, die Vitamine B2, B6, B12, Vitamin C und E sowie die Mineralstoffe Magnesium, Selen und Zink betreffen.[350]

Di Salvo und andere schreiben 2012: Eine der Hauptursachen für einen Vitamin-B6-Mangel in den Industrieländern könnte die Verwendung von Verhütungsmitteln sein. Es wurde auch vorgeschlagen, dass der Vitamin-B6-Status durch die Einnahme oraler

---

349 Rose, DP. The interactions between vitamin B6 and hormones. Vitam Horm. 1978;36:53-99. doi: 10.1016/s0083-6729(08)60982-6. PMID: 217175.

350 Palmery, M-, Saraceno, A-, Vaiarelli, A-, Carlomagno, G. Oral contraceptives and changes in nutritional requirements. Eur Rev Med Pharmacol Sci. 2013 Jul;17(13):1804-13. PMID: 23852908.

Verhütungsmittel beeinträchtigt werden kann.[351] Sie beziehen sich auf Arbeiten aus dem Jahr 1974[352] und 2003[353].

Einfach gesagt

- P5P beeinflusst die Art und Weise, wie unser Körper auf Hormone reagiert. Es spielt eine Rolle bei der Steuerung von Hormonen wie Östrogen und Progesteron. Wenn der P5P-Spiegel ausgewogen ist, funktionieren diese Hormone normal. Wenn es aber einen Mangel gibt, können Probleme wie Stimmungsschwankungen auftreten, besonders bei Frauen, die hormonelle Verhütungsmittel verwenden.

- Studien deuten darauf hin, dass Vitamin B6 auch den Stoffwechsel von Tryptophan beeinflusst, eine Aminosäure, die wichtig für das Wohlbefinden ist. Frauen, die Verhütungsmittel mit Östrogenen einnehmen, zeigen ähnliche Stoffwechselveränderungen wie bei einem Mangel an Vitamin B6.

- Die tägliche Verabreichung von 40 mg Vitamin B6 stelle nicht nur die normalen biochemischen Werte wieder her, sondern lindere auch die klinischen Symptome bei Frauen mit Vitamin-B6-Mangel, die hormonelle Verhütungsmittel einnehmen.

---

351 di Salvo, ML., Safo, MK., Contestabile, R. Biomedical aspects of pyridoxal 5'-phosphate availability. Front Biosci (Elite Ed). 2012 Jan 1;4(3):897-913. doi: 10.2741/E428. PMID: 22201923.

352 Lumeng, L., Cleary, RE., Li, TK. Effect of oral contraceptives on the plasma concentration of pyridoxal phosphate. Am J Clin Nutr. 1974 Apr;27(4):326-33. doi: 10.1093/ajcn/27.4.326. PMID: 4206322.

353 Lussana, F., Zighetti, ML., Bucciarelli, P., Cugno, M., Cattaneo, M. Blood levels of homocysteine, folate, vitamin B6 and B12 in women using oral contraceptives compared to non-users. Thromb Res. 2003;112(1-2):37-41. doi: 10.1016/j.thromres.2003.11.007. PMID: 15013271.

- Ein Bericht der Weltgesundheitsorganisation (WHO) weist darauf hin, dass der Einfluss von hormonellen Verhütungsmitteln auf den Nährstoffbedarf ein Thema von hoher klinischer Relevanz sei und daher große Aufmerksamkeit erhalten sollte. Mehrere Studien weisen darauf hin, dass hormonelle Verhütungsmittel den Vitamin-B6-Spiegel senken können.

- In unserer Praxis empfehlen wir Frauen, die hormonelle Verhütungsmittel einnehmen, Vitamin B6 (neben Vitamin C und Magnesium) einzunehmen.

Darm/Mikrobiom

Die Darmmikrobiota, auch bekannt als Darmflora oder Darmbakterien, bezeichnet die Gesamtheit der Mikroorganismen, die im menschlichen Darmtrakt leben. Diese Mikroorganismen spielen eine wichtige Rolle bei der Verdauung, der Aufnahme von Nährstoffen und der Stärkung des Immunsystems.

In Deutschland hat die Darmmikrobiota in den letzten Jahren zunehmend an Bedeutung gewonnen, da immer mehr Studien aufzeigen, wie eng sie mit der Gesundheit des Menschen verbunden ist. Eine gestörte Darmflora kann zu verschiedenen gesundheitlichen Problemen führen, wie zum Beispiel Verdauungsstörungen, Allergien, Entzündungen und sogar psychischen Erkrankungen.

Reizdarm (auch als Reizdarmsyndrom bezeichnet) ist keine entzündliche Erkrankung wie Morbus Crohn oder Colitis ulcerosa, sondern ein funktionelles Störungsbild des Verdauungssystems. Die genaue Ursache von Reizdarm ist unbekannt, aber es wird angenommen, dass eine gestörte Kommunikation zwischen Gehirn und Darm eine Rolle spielt. Typische Symptome sind Bauchschmerzen, Blähungen, Durchfall oder Verstopfung. Reizdarm kann in jedem Alter auftreten, tritt jedoch häufiger bei jungen Erwachsenen auf. Weltweit sind schätzungsweise 5 bis 10 Prozent der Bevölkerung von Reizdarm betroffen[354].

Morbus Crohn ist eine chronisch-entzündliche Darmerkrankung, bei der es zu Entzündungen in verschiedenen Teilen des

---

354 Staudacher HM., Black CJ., Teasdale SB., Mikocka-Walus A., Keefer L. Irritable bowel syndrome and mental health comorbidity - approach to multidisciplinary management. Nat Rev Gastroenterol Hepatol. 2023 Sep;20(9):582-596. doi: 10.1038/s41575-023-00794-z. Epub 2023 Jun 2. PMID: 37268741; PMCID: PMC10237074.

Verdauungstrakts kommen kann. Die genaue Ursache von Morbus Crohn ist unbekannt, aber es wird angenommen, dass eine Kombination aus genetischen, immunologischen und Umweltfaktoren eine Rolle spielt. Typische Symptome sind Bauchschmerzen, Durchfall, Gewichtsverlust und Müdigkeit. Morbus Crohn kann in jedem Alter auftreten, tritt jedoch häufiger bei jungen Erwachsenen auf. In Deutschland sind schätzungsweise 320.000 Menschen von Morbus Crohn betroffen.

Colitis ulcerosa ist ebenfalls eine chronisch-entzündliche Darmerkrankung, bei der es zu Entzündungen und Geschwüren im Dickdarm und im Mastdarm kommt. Die genaue Ursache von Colitis ulcerosa ist ebenfalls unbekannt, aber auch hier spielen genetische und immunologische Faktoren eine Rolle. Typische Symptome sind blutiger Durchfall, Bauchschmerzen und Gewichtsverlust. Colitis ulcerosa tritt normalerweise zwischen dem 15. und 30. Lebensjahr oder zwischen dem 50. und 70. Lebensjahr auf. In Deutschland sind schätzungsweise 170.000 Menschen von Colitis ulcerosa betroffen.

Die Darmmikrobiota und Vitamin B6

Es ist äußerst interessant, dass P5P auch die Bildung der Darmmikrobiota beeinflusst. Die Zusammensetzung der Mikrobiota wiederum beeinflusst die menschliche Immunität. Da Säugetiere Vitamin B6 nicht synthetisieren, müssen sie es mit der Nahrung aufnehmen und können durch einige Darmbakterien mit Vitamin B6 versorgt werden, die Pathways für dessen Synthese haben (zum Beispiel Bacteroides fragilis, Prevotella copri, Bifidobacterium longum, Collinsella aerofaciens). Einige Organismen der Mikrobiota müssen Vitamine auch aus der von ihrem Wirt verzehrten Nahrung oder von anderen Darmbakterien beziehen. Zu den Bakterien, die kein Vitamin B6 synthetisieren, gehören unter anderem Veillonella, Ruminococcus,

Faecalibacterium und einige Lactobacillus-Arten. Sie verfügen nicht über den Biosyntheseweg für Vitamin B6.[355,356,357]

Interessanterweise korrigiert die Besiedlung mit Bacteroides Immundefekte in keimfreien Mäusen.[358] Eine Meta-Analyse hat außerdem gezeigt, dass niedrige Bacteroides-Spiegel mit entzündlichen Darmerkrankungen in Verbindung stehen.[359] Die positive Assoziation dieser Bakterien mit Pyridoxal im Serum deutet auf mögliche

---

355 Biesalski, HK. Nutrition meets the microbiome: micronutrients and the microbiota. Ann N Y Acad Sci. 2016 May;1372(1):53-64. doi: 10.1111/nyas.13145. PMID: 27362360.

356 Yoshii, K., Hosomi, K., Sawane, K., Kunisawa, J. Metabolism of Dietary and Microbial Vitamin B Family in the Regulation of Host Immunity. Front Nutr. 2019 Apr 17;6:48. doi: 10.3389/fnut.2019.00048. PMID: 31058161; PMCID: PMC6478888.

357 Yoshii, K., Hosomi, K., Sawane, K., Kunisawa, J. Metabolism of Dietary and Microbial Vitamin B Family in the Regulation of Host Immunity. Front Nutr. 2019 Apr 17;6:48. doi: 10.3389/fnut.2019.00048. PMID: 31058161; PMCID: PMC6478888.

358 Ivanov, II., de Llanos Frutos, R., Manel, N., Yoshinaga, K., Rifkin, DB., Sartor, RB., Finlay, BB., Littman, DR. Specific microbiota direct the differentiation of IL-17-producing T-helper cells in the mucosa of the small intestine. Cell Host Microbe. 2008 Oct 16;4(4):337-49. doi: 10.1016/j.chom.2008.09.009. PMID: 18854238; PMCID: PMC2597589.

359 Zhou Y, Zhi F. Lower Level of Bacteroides in the Gut Microbiota Is Associated with Inflammatory Bowel Disease: A Meta-Analysis. Biomed Res Int. 2016;2016:5828959. doi: 10.1155/2016/5828959. Epub 2016 Nov 24. PMID: 27999802; PMCID: PMC5143693.

Schutzfunktionen von Bacteroides gegen Stoffwechselstörungen oder Immunfehlfunktionen hin, eine neue Rolle von Vitamin B6.[360,361]

Die Analyse der Stoffwechselwege ergab, dass ein Vitamin-B6-Mangel die Metabolite im Zäkum und im Serum des Wirtes erheblich veränderte. Im Zäkum war die Arginin-Biosynthese deutlich beeinträchtigt. Arginin dient nicht nur als Substrat für die Proteinsynthese, sondern auch als wichtiger Vorläufer für eine Vielzahl von Molekülen, die mit der Zellfunktion verbunden sind, wie zum Beispiel Stickstoffmonoxid.[362]

Die Häufigkeit von Prevotella war bei Vitamin-B6-Mangel erhöht, während die Häufigkeit von Bacteroides abnahm, wenn die Vitamin-B6-Zufuhr hoch war. Die Häufigkeit von Bifidobacterium, Slackia, Enterococcus, Thiococcus, Klebsiella, Serratia und Enterobacter nahm bei Patienten mit Laktoseintoleranz durch die Gabe von Vitamin B6 ebenfalls ab, schreiben Carrothers und andere.[363]

---

360 Walden, M., Tian, L., Ross, RL., Sykora, UM., Byrne, DP., Hesketh, EL., Masandi, SK., Cassel, J., George, R., Ault, JR., El Oualid, F., Pawłowski, K., Salvino, JM., Eyers, PA., Ranson, NA., Del Galdo, F., Greenberg, RA., Zeqiraj, E. Metabolic control of BRISC-SHMT2 assembly regulates immune signalling. Nature. 2019 Jun;570(7760):194-199. doi: 10.1038/s41586-019-1232-1. Epub 2019 May 29. PMID: 31142841; PMCID: PMC6914362.

361 Rall, LC., Meydani, SN. Vitamin B6 and immune competence. Nutr. Rev. 1993, 51, 217–225.

362 Wu, G., Bazer, FW., Davis, TA., Kim, SW, Li, P., Marc Rhoads, J., Carey Satterfield, M., Smith, SB., Spencer, TE., Yin, Y. Arginine metabolism and nutrition in growth, health and disease. Amino Acids 2009, 37, 153–168.

363 Carrothers, JM., York, MA., Brooker, SL., Lackey, KA., Williams, JE., Shafii, B., Price, WJ., Settles, ML., McGuire, MA., McGuire, MK. Fecal Microbial Community Structure Is Stable over Time and Related to Variation in Macronutrient and Micronutrient Intakes in Lactating Women. J Nutr. 2015 Oct;145(10):2379-88. doi: 10.3945/jn.115.211110. Epub 2015 Aug 26. PMID: 26311809; PMCID: PMC4580954.

Mayengbam und andere sehen es anders, sie meinen: »Mangel, aber nicht Überschuss an Vitamin B6 in der Nahrung verändert die mikrobielle Gemeinschaft im Darm. Die im Darm produzierte Menge an Vitamin B6 ist nicht ausreichend, um den täglichen Bedarf des Wirts zu decken. Ein Mangel an diesem Vitamin führt zu einer Verringerung der mikrobiellen β-Diversität und verändert signifikant die intestinalen Metabolite im Vergleich zu den Kontrollgruppen bei Ratten.«[364]

Magnusdottir und andere identifizierten Riboflavin und Niacin als die beiden B-Vitamine, die am häufigsten im Darm synthetisiert werden. Ihrer Einschätzung nach könnte die Darmmikrobiota nicht genug B-Vitamine liefern, um den Tagesbedarf des Wirts zu decken. Außerdem muss ein großer Teil der bakteriell synthetisierten Vitamine zwischen dem Wirt und den Nicht-Produzenten im Darm konkurrieren. Der Dickdarm enthält die höchste Dichte an Mikroben im menschlichen Darm; daher ist es wahrscheinlich, dass die Bakterien die menschlichen Darmzellen mit ausreichend B-Vitaminen versorgen, um einen Mangel während kurzer Perioden vitaminarmer Ernährung zu vermeiden. Nach der Einschätzung der Autoren wäre die Darmmikrobiota nicht in der Lage, den Wirt mit der empfohlenen Tagesdosis an B-Vitaminen zu versorgen, und ein großer Teil dieser Vitamine könne von nicht produzierenden Darmmikroben aufgenommen werden, die mit dem Wirt konkurrieren. Tatsächlich deuten ihre Ergebnisse darauf hin, dass menschliche Darmmikroben aktiv B-Vitamine synthetisieren und sie über symbiotische Beziehungen an ihre Nachbarbakterien weitergeben. Ein großer Teil der empfohlenen Pyridoxinzufuhr und etwa ein Drittel der empfohlenen Zufuhr von Cobalamin und Folat könnten von den Darmbakterien bereitgestellt werden. Es wird davon ausgegangen, dass diese Vitamine nicht nur über die Nahrung aufgenommen, sondern auch von

---

364 Mayengbam, S., Chleilat, F., Reimer, RA. Dietary Vitamin B6 Deficiency Impairs Gut Microbiota and Host and Microbial Metabolites in Rats. Biomedicines. 2020 Nov 2;8(11):469. doi: 10.3390/biomedicines8110469. PMID: 33147768; PMCID: PMC7693528.

der menschlichen Darmmikrobiota produziert werden.[365] Im Darm dient Vitamin B6 als essenzieller Nährstoff für die Darmmikrobiota. Einige Arten der Mikrobiota sind nicht in der Lage, Vitamin B6 zu biosynthetisieren, wie die meisten Gattungen des Firmicutes-Stamms (Veillonella, Ruminococcus, Faecalibacterium und Lactobacillus spp.). Daher nehmen sie exogenes Vitamin B6 aus dem Darmtrakt auf, um ihre Lebensaktivitäten aufrechtzuerhalten. Der Anteil der Lebensmittel, die Vitamin B6 enthalten, kann das Profil der Darmmikrobiota beeinflussen. So wurde eine größere Menge an Vitamin B6, die mit der Nahrung aufgenommen wurde, mit einer reichhaltigeren und gleichmäßigeren Darmmikrobiota in Verbindung gebracht.[366]

Tryptophanstoffwechsel des Darms und Vitamin B6

Die Untersuchung des Tryptophan-Stoffwechsels im Darmmikrobiom hat die Produktion einer Vielzahl von Tryptophan-Metaboliten gezeigt. Die wichtigsten Wege des Tryptophan-Abbaus umfassen in einem ersten Schritt die Produktion von Indol, Indol-3-Brenztraubensäure, Tryptamin und Indol-Acetamid. Die ersten drei Produkte werden durch die Aktivität von P5P-abhängigen Enzymen erzeugt: Indol wird durch Tryptophanase, ein P5P-Enzym, das durch Kaliumionen aktiviert wird, Indol-3-Brenztraubensäure durch P5P-abhängige aromatische Aminosäure-Aminotransferasen (AroAT) und Tryptamin durch eine ebenfalls P5P-abhängige Tryptophan-Decarboxylase gebildet.

365 Magnúsdóttir, S., Ravcheev, D., de Crécy-Lagard, V., Thiele, I. Systematic genome assessment of B-vitamin biosynthesis suggests co-operation among gut microbes. Front Genet. 2015 Apr 20;6:148. doi: 10.3389/fgene.2015.00148. PMID: 25941533; PMCID: PMC4403557.

366 Wan, Z., Zheng, J., Zhu, Z., Sang, L., Zhu, J., Luo, S., Zhao, Y., Wang, R., Zhang, Y., Hao, K., Chen, L., Du, J., Kan, J., He, H. Intermediate role of gut microbiota in vitamin B nutrition and its influences on human health. Front Nutr. 2022 Dec 13;9:1031502. doi: 10.3389/fnut.2022.1031502. PMID: 36583209; PMCID: PMC9792504.

Insgesamt deuten diese Daten darauf hin, dass Vitamin B6 in der aktiven Form von P5P einen gemeinsamen Nenner zwischen den Hauptwegen des Tryptophan-Stoffwechsels sowohl im Wirt als auch in Mikroben darstellt, was darauf hindeutet, dass sein Gehalt den Tryptophan-Stoffwechsel regulieren kann.

Im Darm spielen enteroendokrine Zellen, die so genannten enterochromaffinen Zellen, eine Sensorrolle für Reize aus dem Lumen und sind hauptsächlich für die Serotoninproduktion verantwortlich. Das im Darm produzierte Serotonin vermittelt eine Vielzahl von Prozessen, darunter Peristaltik, Sekretion, Vasodilatation und die Wahrnehmung von Schmerzen oder Übelkeit. Eine veränderte Serotoninproduktion im Darm wird auch bei verschiedenen pathologischen Zuständen im Zusammenhang mit Entzündungen beobachtet, wie zum Beispiel bei entzündlichen Darmerkrankungen, Kolitis und Zöliakie. In verschiedenen Experimenten wurde nachgewiesen, dass der ratenlimitierende Schritt der Serotoninsynthese die Tryptophan-Hydroxylierung im Gehirngewebe ist. Die letztgenannte Aktivität wird hauptsächlich durch die Verfügbarkeit von Tryptophan beeinflusst, da die Hydroxylase einen niedrigen Km für das Substrat aufweist. Es hat sich jedoch gezeigt, dass die neuronale Aromatische-L-Aminosäure-Decarboxylase-Aktivität (Aromatische-L-Aminosäure-Decarboxylase wandelt 5-Hydroxytryptophan in Serotonin um) bei Vitamin-B6-Mangel reduziert ist. Somit kann der Decarboxylierungsschritt unter den Bedingungen eines P5P-Mangels im ZNS limitiert werden. »Ob eine ähnliche Regulierung auch auf intestinaler Ebene stattfindet, muss noch geklärt werden«, schreiben Cellini und andere 2020.

Aber schon 2014 wurde das Vorhandensein eines mikrobiellen Enzyms mit Aromatische-L-Aminosäure-Decarboxylase-Aktivität von Williams und anderen nachgewiesen, die ein P5P-Enzym beschrieben, das von den beiden menschlichen Kommensalen Clostridium sporogenes und Ruminococcus gnavus produziert wird und eine Tryptophan-Decarboxylierungsaktivität aufweist, die Tryptamin erzeugt. Die Produktion von Tryptamin durch das Darmmikrobiom stellt einen sehr wichtigen Weg des Tryptophan-Stoffwechsels dar, der den Wirtsstoffwechsel beeinflussen könnte. Tatsächlich steigt der Tryptamingehalt bei der Besiedlung von keimfreien Mäusen mit menschlichem Stuhl um das 200-fache. Kürzlich wurde nachgewiesen, dass bakteriell produziertes Tryptamin die Magen-Darm-Passage durch Stimulation von GPCR-Rezeptoren im Darmepithel beschleunigt. Somit wird die Physiologie des Wirts durch ein bakterielles Produkt des Tryptophan-Stoffwechsels beeinflusst, was die zentrale Rolle der P5P-Enzyme als therapeutische Ziele an der Schnittstelle zwischen Wirt und Mikrobe weiter untermauert.

Bei der Bewertung der Gewebeverteilung in Mäusen, die mit unterschiedlichen Pyridoxin-Konzentrationen gefüttert wurden, stellte man einen großen Unterschied zwischen den verschiedenen Geweben in Bezug auf ihren Gehalt an B6-Vitameren fest. Interessanterweise wurde eine dosisabhängige Akkumulation von Pyridoxin und P5P nur im Dünn- und Dickdarm, nicht aber in anderen Organen beobachtet, was darauf hindeutet, dass die Darmzellen direkt nach der Nahrungsaufnahme P5P aufnehmen und teilweise produzieren können. Neben der Aufnahme mit der Nahrung kann Vitamin B6 auch vom Mikrobiom in Form von P5P produziert werden. Celini und andere konstatieren entgegen anderen Autoren, der mikrobielle Beitrag zum menschlichen B6-Bedarf sei konsistent, sodass ein B6-Mangel im Zusammenhang mit der Nahrung selten sei. Interessanterweise könne die Zufuhr von Vitaminen über die Nahrung die Zusammensetzung und Struktur des Darmmikrobioms beeinflussen - hier stimmen sie mit anderen Autoren überein. Insbesondere wurde ein höherer Verzehr von unter anderem Vitamin B6 mit einer reichhaltigeren und gleichmäßigeren Darmmikrobiota in Verbindung gebracht. Daraus folgt, dass der Tryptophan-Stoffwechsel durch P5P-abhängige Enzyme im Darm den Vitamin-B6-Spiegel widerspiegeln könnte und die Produktion von Tryptophan-Metaboliten entsprechend variieren könnte. Bei uneingeschränkter Tryptophanverfügbarkeit vermehren sich die Laktobazillen und produzieren ein Indolderivat, Indol-3-Aldehyd (3-IAld), das den Aryl-Kohlenwasserstoff-Rezeptor (AhR) aktiviert, um IL-22 zu produzieren und die Darmbarriere zu schützen. Im Gegensatz dazu überwiege bei IDO1-Suffizienz der IDO1-Weg in Epithel- und dendritischen Zellen mit der Produktion von

Kynurenin, der Bildung von Treg und der Produktion von IL-10. Ein veränderter Vitamin-B6-Spiegel könne dieses Szenario nachahmen. In der Tat beeinflusst der P5P-Spiegel nicht nur die Synthese von Tryptophan, sondern auch die Aktivität von AroAT und die Bildung seines Substrats Indol-3-pyruvat, einer potenziellen Vorstufe von 3-IAld, während die Aktivität von IDO1 nicht von P5P abhängt und die Synthese von Kynurenin ungestört erfolgen kann. Vitamin B6 scheint also ein metabolischer Kontrollpunkt zu sein, der den Tryptophanmetabolismus im Wirt und in den Mikroben steuert, um die Immunantwort auf externe Herausforderungen zu beeinflussen.[367]

Reizdarm, Darmentzündung und Vitamin B6

Eine Querschnittsstudie hat gezeigt, dass ein Zusammenhang zwischen der Schwere von Reizdarmsymptomen und einer niedrigen Vitamin-B6-Aufnahme besteht. Eine plausible Erklärung ist die Auslösung von Entzündungen durch Verschiebungen des Gleichgewichts zwischen entzündungshemmenden und entzündungsfördernden Zytokinen bei niedrigem Vitamin-B6-Spiegel.[368]

Selhub und andere haben gezeigt, dass die histologischen und molekularen Merkmale einer Dickdarmentzündung sowohl durch einen leichten Vitamin-B6-Mangel als auch durch eine moderate Vitamin-B6-Supplementierung im IL10-/-Mausmodell für Reizdarm deutlich abgeschwächt werden. Die Ergebnisse des Mangelarms

367 Cellini, B., Zelante, T., Dindo, M., Bellet, MM., Renga, G., Romani, L., Costantini, C. Pyridoxal 5'-Phosphate-Dependent Enzymes at the Crossroads of Host-Microbe Tryptophan Metabolism. Int J Mol Sci. 2020 Aug 13;21(16):5823. doi: 10.3390/ijms21165823. PMID: 32823705; PMCID: PMC7461572.

368 Ligaarden, SC., Farup, PG. Low intake of vitamin B6 is associated with irritable bowel syndrome symptoms. Nutr Res. 2011 May;31(5):356-61. doi: 10.1016/j.nutres.2011.04.001. Epub 2011 Apr 30. PMID: 21636013.

decken sich dabei mit denen ihrer Kollegen[369], aber ihres Wissens sei dies der erste Bericht über die Unterdrückung von Reizdarm durch zusätzliche Vitamin-B6-Gaben. Obwohl sie die entzündungshemmende Wirkung eines Vitamin-B6-Mangels eindeutig bestätigten, sei die Tatsache, dass sie zum ersten Mal zeigten, dass eine moderate Vitamin-B6-Supplementierung den entzündlichen Phänotyp dieses Modells erheblich (~60 Prozent) abschwächte, neuartig und für potenzielle therapeutische Anwendungen viel relevanter.

Ein zweiter Stoffwechselweg, der für die Beobachtungen von Bedeutung sein könnte, ist der Tryptophan-Katabolismus. Bei diesem Stoffwechselweg wird Tryptophan über IDO in Kynurenin umgewandelt. Schlussendlich schreiben sie aber, dass der veränderte Tryptophan-Stoffwechsel wahrscheinlich eher eine Auswirkung als ein Modulator der Entzündung sei.[370]

Saibeni und andere berichten, dass die P5P-Konzentrationen im Plasma bei Patienten mit entzündlichen Darmerkrankungen signifikant niedriger waren als bei Kontrollpersonen und dass die Prävalenz niedriger P5P-Konzentrationen (< 20 nmol/L) bei Patienten mit aktiver Erkrankung signifikant höher war als bei Patienten im Ruhezustand. Sie stellen einen Zusammenhang her zwischen entzündlichen Darmerkrankungen und Thromboseneigung. Als Verbindung

---

369 Benight, NM., Stoll, B., Chacko, S., da Silva, VR., Marini, JC., Gregory, JF. 3rd, Stabler, SP., Burrin, DG. B-vitamin deficiency is protective against DSS-induced colitis in mice. Am J Physiol Gastrointest Liver Physiol. 2011 Aug;301(2):G249-59. doi: 10.1152/ajpgi.00076.2011. Epub 2011 May 19. PMID: 21596995; PMCID: PMC3154603.

370 Selhub, J., Byun, A., Liu, Z., Mason, JB., Bronson, RT., Crott, JW. Dietary vitamin B6 intake modulates colonic inflammation in the IL10-/- model of inflammatory bowel disease. J Nutr Biochem. 2013 Dec;24(12):2138-43. doi: 10.1016/j.jnutbio.2013.08.005. Epub 2013 Oct 2. PMID: 24183308; PMCID: PMC4199223.

schlagen sie erhöhte Homocysteinspiegel durch Vitamin-B6-Mangel vor.[371]

Morbus Crohn, Colitis ulcerosa und Vitamin B6

2023: Erniedrigte Vitamin-B6-Spiegel werden häufig bei Patienten mit systemischen Entzündungen, Lebererkrankungen und rheumatoider Arthritis sowie bei einigen Frauen mit Typ-1-Diabetes festgestellt. Zhongsheng Feng und andere haben festgestellt, dass sich die Gesamtstruktur des Darmmikrobioms verändert, wenn Patienten mit Morbus Crohn einen verminderten Vitamin-B6-Status aufweisen.

In der Studie von Zhongsheng Feng und anderen war ein Vitamin-B6-Mangel bei Morbus-Crohn-Patienten häufiger als bei Colitis-ulcerosa-Patienten. Dies stimmt auch mit früheren Studien überein und könnte die offensichtliche Heterogenität zwischen Morbus Crohn und Colitis ulcerosa widerspiegeln. Anhaltende Entzündungen können zu Mikronährstoffmängeln beitragen. Darüber hinaus war die derzeitige Einnahme von Immunsuppressiva ein unabhängiger Schutzfaktor, was ein weiterer Beleg dafür ist, dass Entzündungen bei Morbus-Crohn-Patienten zu Vitamin-B6-Mangel beitragen. Überraschenderweise wiesen Patienten ohne extraintestinale Manifestationen im Vergleich zu Patienten mit extraintestinalen Manifestationen häufiger einen abnormalen Vitamin-B6-Wert auf. Der Mechanismus, der diesem Phänomen zugrunde liegt, muss noch weiter erforscht werden. Da einige Darmbakterien Vitamin B6 synthetisieren können und eine Dysbiose ein typisches Merkmal von Morbus-Crohn-Patienten ist, spekulieren Zhongsheng Feng und andere, dass ein Vitamin-B6-Mangel mit einer spezifischen Veränderung der Darmmikrobiota in Verbindung stehen könnte. Einige Arten der Lactobacillaceae,

371 Saibeni, S., Cattaneo, M., Vecchi, M., Zighetti, ML., Lecchi, A., Lombardi, R., Meucci, G., Spina, L., de Franchis, R. Low vitamin B(6) plasma levels, a risk factor for thrombosis, in inflammatory bowel disease: role of inflammation and correlation with acute phase reactants. Am J Gastroenterol. 2003 Jan;98(1):112-7. doi: 10.1111/j.1572-0241.2003.07160.x. PMID: 12526945.

wie Lactobacillus casei und Lactobacillus delcruebkii, benötigen für ihr Wachstum bestimmte Formen von Vitamin B6. Ein übermäßiges Wachstum dieser Bakterien verbraucht mehr Vitamin B6 und stört die normale Aufnahme durch den Wirt, was den Mangel an Vitamin B6 bei diesen Patienten teilweise erklären könnte.

Butyrat, eine Art kurzkettiger Fettsäuren, wird von einer kleinen Anzahl von Fäkalibakterien produziert. Es wurde festgestellt, dass Fäkalibakterien bei Patienten mit abnormalem Vitamin B6 im Vergleich zu Patienten mit normaler Vitamin-B6-Absorption vermehrt vorkommen.[372]

Mangelernährung bei Patienten mit chronisch entzündlichen Darmerkrankungen ist in der Literatur gut dokumentiert und kann auf Faktoren wie unzureichende Nahrungsaufnahme, Malabsorption und Krankheitsaktivität zurückzuführen sein. Vagianos und andere empfehlen die routinemäßige Bestimmung der Serumspiegel von Vitamin B6 sowie eine routinemäßige Multivitaminsupplementierung bei chronisch entzündlichen Darmerkrankungen. Selbst wenn Personen mit chronisch entzündlichen Darmerkrankungen scheinbar gut ernährt sind, können sie Vitamin-/Mineralstoffmängel aufweisen.[373]

Im normalen Dickdarm wird IDO exprimiert und im Rahmen der TNBS (Trinitrobenzol-Sulfonsäure)-Kolitis hochreguliert. Die Hemmung von IDO während der TNBS-Kolitis bei Mäusen führte zu einer erhöhten Sterblichkeit und einer Verstärkung der normalen Entzündungsreaktion. Diese Ergebnisse deuten darauf hin, dass IDO

372 Feng, Z., Hua, J., Guo, F., Liu, Z., Zhao, Y., Wu, W. A retrospective analysis of vitamin B6 deficiency and associated changes of gut microbes in Crohn's disease. Eur J Clin Nutr. 2023 Nov;77(11):1034-1043. doi: 10.1038/s41430-023-01324-5. Epub 2023 Aug 7. PMID: 37550534.

373 Vagianos, K., Bector, S., McConnell, J., Bernstein, CN. Nutrition assessment of patients with inflammatory bowel disease. JPEN J Parenter Enteral Nutr. 2007 Jul-Aug;31(4):311-9. doi: 10.1177/0148607107031004311. PMID: 17595441.

eine wichtige Rolle bei der Herunterregulierung von Th1-Reaktionen im Gastrointestinaltrakt spielt.[374]

Chronisch entzündlichen Darmerkrankungen und Hyperhomocysteinämie

Hyperhomocysteinämie ist ein Risikofaktor sowohl für arterielle als auch für venöse Thromboembolien. Eine Hyperhomocysteinämie kann durch einen genetischen Defekt (C677T-Methylentetrahydrofolat-Reduktase-Genmutation) und auch durch einen Mangel an Cofaktoren wie Vitamin B12, B6 und Folat entstehen. Homocystein wird im Plasma durch rasche Autooxidation, starke Reaktanten wie Superoxid und Wasserstoffperoxid in Homocysteinthiolacton und gemischte Disulfide umgewandelt, was insbesondere bei Hyperhomocysteinämie stärker ausgeprägt ist.

Homocystein-Thiolacton und LDL konjugieren und bilden Aggregate, was zur Bildung von Schaumzellen führt und zur Entstehung reaktiver Sauerstoffradikale beiträgt. Reaktive Sauerstoffradikale führen zu Endothelschäden und -dysfunktion, was wiederum zu einer übermäßigen Thrombozytenaktivierung und -aggregation führt. Es wurde festgestellt, dass die Thrombose bei Hyperhomocysteinämie reich an Blutplättchen ist. Reaktive Sauerstoffradikale tragen ebenfalls zur Thromboseentstehung bei, indem sie LDL oxidieren, zur Lipidperoxidation führen und eine Proliferation in den glatten Gefäßmuskelzellen verursachen.

Der Zusammenhang zwischen Hyperhomocysteinämie und Thromboseentwicklung bei chronisch entzündlichen Darmerkrankungen wurde umfassend erforscht. Hyperhomocysteinämie kann genetisch bedingt sein und entwickelt sich auch im Zusammenhang

374 Gurtner, GJ., Newberry, RD., Schloemann, SR., McDonald, KG., Stenson, WF. Inhibition of indoleamine 2,3-dioxygenase augments trinitrobenzene sulfonic acid colitis in mice. Gastroenterology. 2003 Dec;125(6):1762-73. doi: 10.1053/j.gastro.2003.08.031. PMID: 14724829.

mit einem Mangel an Cofaktoren wie den Vitaminen B6, Folat und B12, die den Homocystein-Stoffwechsel beeinflussen. Nährstoffmangel, eine Beeinträchtigung der Resorption und eine Verringerung ihrer Spiegel aufgrund der Wirkung von Medikamenten wie Sulfasalazin können bei chronisch entzündlichen Darmerkrankungen auftreten. In zwei Studien, die die Koexistenz von chronisch entzündlichen Darmerkrankungen und Hyperhomocysteinämie untersuchten, wurde festgestellt, dass die Homocysteinspiegel bei Patienten mit chronisch entzündlichen Darmerkrankungen im Vergleich zu gesunden Probanden signifikant höher waren, jedoch konnte in besagten Studien kein Zusammenhang zwischen Hyperhomocysteinämie und Thromboseentwicklung festgestellt werden.[375]

Verdauungsenzyme und Vitamin B6

Bei Vitamin-B6-Mangel vermindert sich die Synthese der pankreatischen Verdauungsenzyme, andere pankreatische Proteine sind davon nicht betroffen.[376]

375 Tezel, A., Demir, M. Inflammatory bowel disease and thrombosis. Turk J Haematol. 2012 Jun;29(2):111-9. doi: 10.5505/tjh.2012.04557. Epub 2012 Jun 5. PMID: 24744641; PMCID: PMC3986948.

376 Bender, D. A. (2009). Nutritional Biochemistry of the Vitamins, Cambridge University Press, Cambridge (second edition). S. 249.

Einfach gesagt

- Darmbakterien, die Vitamin B6 produzieren, sind unter anderen Bacteroides fragilis, Prevotella copri, Bifidobacterium longum, Collinsella aerofaciens.

- Die Häufigkeit von Prevotella war bei Vitamin-B6-Mangel erhöht, während die Häufigkeit von Bacteroides abnahm, wenn die Vitamin-B6-Zufuhr hoch war. Interessanterweise korrigiert die Besiedlung mit Bacteroides Immundefekte in keimfreien Mäusen. Eine Meta-Analyse hat außerdem gezeigt, dass niedrige Bacteroides-Spiegel mit entzündlichen Darmerkrankungen in Verbindung stehen. Die positive Assoziation dieser Bakterien mit Pyridoxal im Serum deutet auf mögliche Schutzfunktionen von Bacteroides gegen Stoffwechselstörungen oder Immunfunktionsstörungen hin.

- Forscher nehmen an, dass die Darmmikrobiota nicht genügend B-Vitamine liefert, um den Tagesbedarf des Wirts zu decken.

- Außerdem muss ein großer Teil der bakteriell synthetisierten Vitamine zwischen dem Wirt und den Nicht-Produzenten im Darm konkurrieren.

- Im Darmmikrobiom spielt Tryptophan, dessen Stoffwechsel von P5P abhängig ist, eine große Rolle.

- Aus Tryptophan wird, unter Mitwirkung von P5P, Serotonin hergestellt. Serotonin wird einerseits als »Glückshormon« tituliert, wenn es im Gehirn wirkt. Andererseits vermittelt das im Darm produzierte Serotonin eine Vielzahl von Prozessen, darunter Bewegungen, Absonderungen, Gefäßweitung und die Wahrnehmung von Schmerzen oder Übelkeit. Eine veränderte Serotoninproduktion im Darm wird auch bei verschiedenen pathologischen Zuständen im Zusammenhang mit Entzündungen beobachtet, wie zum Beispiel bei entzündlichen Darmerkrankungen, Kolitis und Zöliakie. Vom Gehirn ist bekannt, dass weniger Serotonin produziert wird, wenn bei P5P-Mangel das Enzym Decarboxylase weniger Tryptophan in Serontonin umbaut. Man fragte sich, ob es diesen Mechanismus auch im Darm gibt. Und tatsächlich haben Forscher Bakterien gefunden, die auch im Menschen leben, die dieses Enzym bilden. Sie machen daraus allerdings nicht Serotonin sondern Tryptamin. Tryptamin beschleunigt, wie Serotonin, die Darmbewegungen, wirkt hier also ähnlich. Bei Mäusen hat man die Beweglichkeit des Darms durch Besiedelung eines keimfreien Darms mit menschlichen Bakterien um das 200-fache gesteigert, weil dadurch der Tryptamin-Spiegel angehoben wurde. Somit wird die Physiologie des Wirts durch ein bakterielles Produkt des Tryptophan-Stoffwechsels beeinflusst, was die zentrale Rolle der P5P-Enzyme als therapeutische Ziele an der Schnittstelle zwischen Wirt und Mikrobe weiter untermauert. Dass P5P im Darm eine große Rolle spielt, zeigen auch Studien zur Verteilung von P5P und Pyridoxin in Geweben. Interessanterweise wurde nach Nahrungsaufnahme eine dosisabhängige Ansammlung von Pyridoxin und P5P nur im Dünn- und Dickdarm, nicht aber in anderen Organen beobachtet, was darauf hindeutet, dass die Darmzellen direkt nach der Nahrungsaufnahme P5P aufnehmen und teilweise produzieren können. Neben der Aufnahme mit der Nahrung kann Vitamin B6 auch vom Mikrobiom in Form von P5P produziert werden. Ob diese Produktion durch das Mikrobiom so hoch ist, dass P5P-Mangel eher selten vorkäme, wird von verschiedenen Forschern unterschiedlich bewertet. Allerdings kann auch die Aufnahme von Vitamin B6 das Mikrobiom verändern. Insbesondere wurde ein höherer Verzehr von Vitamin B6 mit einer reichhaltigeren und gleichmäßigeren Darmmikrobiota in Verbindung gebracht. Daraus folgt, dass der Tryptophan-Stoffwechsel durch P5P-abhängige Enzyme im Darm den Vitamin-B6-Spiegel widerspiegeln könnte und die Produktion von Tryptophan-Metaboliten entsprechend variieren könnte. Bei uneingeschränkter Tryptophanverfügbarkeit vermehren sich zum Beispiel Laktobazillen und produzieren Stoffe, die die Darmbarriere schützen können. Vitamin B6 scheint also ein metabolischer Kontrollpunkt zu sein, der den Tryptophanmetabolismus im Wirt und in den Mikroben steuert, um die Immunantwort auf externe Herausforderungen zu beeinflussen.

- Es scheint ein Zusammenhang zwischen der Schwere von Reizdarmsymptomen und einer niedrigen Vitamin-B6-Aufnahme zu bestehen. Eine plausible Erklärung ist die Auslösung von Entzündungen durch Verschiebungen des Gleichgewichts zwischen entzündungshemmenden und entzündungsfördernden Botenstoffen bei niedrigem Vitamin-B6-Spiegel.

- Eine Vitamin-B6-Substitution scheint bei Reizdarm erfolgversprechend zu sein.

- Forscher stellen einen Zusammenhang zwischen entzündlichen Darmerkrankungen und Thromboseneigung her. Als Verbindung sehen sie erhöhte Homocysteinspiegel infolge Vitamin-B6-Mangels.

- Forscher haben beobachtet, dass die Gesamtstruktur des Darmmikrobioms verändert wird, wenn Patienten mit Morbus Crohn einen verminderten Vitamin-B6-Status aufweisen. Vitamin-B6-Mangel ist bei Morbus-Crohn-Patienten häufiger als bei Colitis-ulcerosa-Patienten. Dies stimmt auch mit früheren Studien überein und könnte den offensichtlichen Unterschied zwischen Morbus Crohn und Colitis ulcerosa widerspiegeln. Anhaltende Entzündungen können zu Mikronährstoffmängeln beitragen. Überraschenderweise wiesen Patienten *ohne* Krankheitssymptome, die nicht den Darm betrafen, im Vergleich zu Patienten *mit* Krankheitssymptomen, die nicht den Darm betrafen, häufiger einen Vitamin-B6-Mangel auf. Der Mechanismus, der diesem Phänomen zugrunde liegt, muss noch weiter erforscht werden.

- Da einige Darmbakterien Vitamin B6 synthetisieren können und eine Veränderung des Mikrobioms ein typisches Merkmal von Morbus-Crohn-Patienten ist, spekulieren Forscher, dass ein Vitamin-B6-Mangel mit einer spezifischen Veränderung der Darmmikrobiota in Verbindung stehen könnte. Einige Arten der Lactobacillaceae, wie Lactobacillus casei und Lactobacillus delcruebkii, benötigen für ihr Wachstum bestimmte Formen von Vitamin B6. Ein übermäßiges Wachstum dieser Bakterien verbraucht mehr Vitamin B6 und stört die normale Aufnahme durch den Wirt, was den Mangel an Vitamin B6 bei diesen Patienten teilweise erklären könnte.

- Butyrat, eine kurzkettige Fettsäure, wird von einer kleinen Anzahl von Fäkalibakterien produziert. Es wurde festgestellt, dass Fäkalibakterien bei Patienten mit Vitamin-B6-Mangel im Vergleich zu Patienten mit normaler B6-Aufnahme vermehrt vorkommen.

- Mangelernährung bei Patienten mit chronisch entzündlichen Darmerkrankungen ist in der Literatur gut dokumentiert und kann auf Faktoren wie unzureichende Nahrungsaufnahme und Krankheitsaktivität zurückzuführen sein. Forscher empfehlen die routinemäßige Bestimmung der Serumspiegels von Vitamin B6 bei chronisch entzündlichen Darmerkrankungen. Selbst wenn Personen mit chronisch entzündlichen Darmerkrankungen scheinbar gut ernährt sind, können sie Vitamin-/Mineralstoffmängel aufweisen.

- Wenn zu viel Homocystein im Blut festgestellt wird, gilt dies als Risikofaktor für Thrombosebildung. Diese Störung kann genetisch bedingt sein oder/und entwickelt sich auch im Zusammenhang mit einem Mangel an Cofaktoren wie den Vitaminen B6, Folat und B12, die den Homocystein-Stoffwechsel beeinflussen. In zwei Studien wurde festgestellt, dass die Homocysteinspiegel bei Patienten mit chronisch entzündlichen Darmerkrankungen im Vergleich zu gesunden Probanden signifikant höher waren. Man könnte deshalb folgern, dass ein Zuviel an Homocystein durch Vitamin-B6-Mangel bei chronisch entzündlichen Darmerkrankungen ein höheres Risiko für Thrombosen mit sich bringen könnte.

- Bei Vitamin-B6-Mangel vermindert sich die Bildung von Verdauungsenzymen.

Lebererkrankungen

Primär sklerosierende Cholangitis (PSC) ist eine seltene Erkrankung der Gallengänge, bei der es zu einer fortschreitenden Entzündung und Vernarbung der Gallenwege kommt. Die genaue Häufigkeit von PSC kann variieren, und es gibt regionale Unterschiede. Schätzungsweise leiden in Deutschland etwa ein bis zwei von 100.000 Menschen an primär sklerosierender Cholangitis.

Die Prävalenz von erhöhten Leberwerten in Deutschland kann aufgrund verschiedener Ursachen variieren, einschließlich unterschiedlicher Risikofaktoren wie Alkoholkonsum, Ernährungsgewohnheiten, Infektionen und genetischer Veranlagung. Erhöhte Leberwerte sind ein unspezifischer Indikator für Leberschäden und können durch verschiedene Faktoren verursacht werden.

Etwa 20 bis 30 Prozent der deutschen Bevölkerung haben oder hatten schon einmal erhöhte Leberwerte. Dies bedeutet, dass eine erhebliche Anzahl von Menschen zumindest zeitweise mit erhöhten Leberenzymen konfrontiert sein kann.

Primär sklerosierende Cholangitis

Es handelt sich um eine chronisch entzündliche Erkrankung der Gallenwege, die durch fortschreitende fibrotische Strikturen und ein stark erhöhtes Risiko für ein entzündungsbedingtes Gallengangskarzinom gekennzeichnet ist. Die Krankheit betrifft vor allem junge Erwachsene, und es gibt keine verfügbaren medizinischen Therapien, die den Krankheitsverlauf nachweislich beeinflussen könnten. Die primär sklerosierende Cholangitis ist eine häufige Indikation für eine Lebertransplantation, die eine wirksame Behandlung darstellt, aber es besteht ein erhebliches Risiko einer rezidivierenden primär sklerosierende Cholangitis (PSC) in der neuen Leber trotz erheblicher Immunsuppression.

Eine entzündliche Darmerkrankung liegt bei bis zu 80 Prozent der PSC-Patienten vor und geht mit einem kürzeren transplantationsfreien Überleben und einem höheren Risiko eines Wiederauftretens nach einer Transplantation einher. Das genetische Potenzial der Darmmikrobiota, die Coenzymform von Vitamin B6, P5P, zu synthetisieren, war bei Menschen mit PSC im Vergleich zu gesunden Kontrollpersonen reduziert.

Braadland und andere schlussfolgern 2023: »Wir stellen fest, dass ein niedriger P5P-Wert sowie ein funktioneller Vitamin-B6-Mangel bei Menschen mit PSC wie auch bei Empfängern von Lebertransplantaten vorherrschend waren. P5P trug zur Vorhersage des transplantationsfreien Überlebens bei, unabhängig davon, ob die PSC in der körpereigenen oder der transplantierten Leber diagnostiziert wurde, was darauf hindeutet, dass es eine vielversprechende Variable für die Entwicklung von Vorhersagemodellen ist. Unsere Studie bestätigt keinen kausalen Zusammenhang zwischen Veränderungen des Darmmikrobioms und einem verminderten Vitamin-B6-Spiegel bei PSC. Dies sollte in Studien untersucht werden, die ein integriertes metabolomisches und metagenomisches Studiendesign mit zeitlich abgestimmten Blut- und Stuhlproben aus großen Kohorten verwenden. Unsere Ergebnisse stimmen jedoch mit der Möglichkeit überein, dass die Wiederherstellung der Vitamin-B6-Homöostase den Krankheitsverlauf positiv beeinflussen kann, und sollten als Folge dieser Beobachtungen in einer randomisierten Studie getestet werden.«[377]

---

377 Braadland, PR., Bergquist, A., Kummen, M., Bossen, L., Engesæter, LK., Reims, HM., Björk, I., Grzyb, K., Abildgaard, A., Småstuen, MC., Folseraas, T., Trøseid, M., Ulvik, A., Ueland, PM., Melum, E., Line, PD., Høivik, ML., Grønbæk, H., Karlsen, TH., Vesterhus, M., Hov, JR. Clinical and biochemical impact of vitamin B6 deficiency in primary sclerosing cholangitis before and after liver transplantation. J Hepatol. 2023 Oct;79(4):955-966. doi: 10.1016/j.jhep.2023.05.038. Epub 2023 Jun 14. PMID: 37328069.

Leberwerte und P5P

Eine In-vitro-Supplementierung mit P5P erhöht die Messungen der beiden Aminotransferase-Enzyme im Serum, L-Aspartat: 2-Oxoglutarat-Aminotransferase (AST) und L-Alanin:2-Oxoglutarat-Aminotransferase (ALT). Der P5P-Plasmaspiegel normaler Personen steht eindeutig in umgekehrtem Verhältnis zum Grad der Stimulation von AST und ALT im Serum. Da ein Vitamin-B6-Mangel bei Alkoholikern, bei einem signifikanten Prozentsatz von Krankenhauspatienten und bei scheinbar gesunden Menschen über 64 Jahren beobachtet wird, zeigen diese Personen eine P5P-Stimulation ihrer Serum-Aminotransferase-Enzyme. Bei Patienten mit Lebererkrankungen ist die P5P-Aktivierung der AST-Aktivität, nicht aber der ALT-Aktivität, geringer als bei Patienten mit Herzerkrankungen (Myokardinfarkt).[378]

Niedrige AST- und ALT-Werte bei Hämodialyse-Patienten sind zum Teil auf einen Mangel an P5P zurückzuführen, das als Coenzym für diese Transaminasen dient.[379]

378 Vanderlinde, RE. Review of pyridoxal phosphate and the transaminases in liver disease. Ann Clin Lab Sci. 1986 Mar-Apr;16(2):79-93. PMID: 3008634.

379 Ono, K., Ono, T., Matsumata, T. The pathogenesis of decreased aspartate aminotransferase and alanine aminotransferase activity in the plasma of hemodialysis patients: the role of vitamin B6 deficiency. Clin Nephrol. 1995 Jun;43(6):405-8. PMID: 7554526.

Einfach gesagt

- Bei der Studienrecherche fielen zwei Leberprobleme in Bezug auf P5P ins Auge:
  - die primär sklerosierende Cholangitis und
  - Veränderungen der Leberwerte AST (früher GOT genannt) und ALT (früher GPT genannt).

- Die primär sklerosierende Cholangitis ist eine entzündliche Erkrankung der Gallengänge, die zu Gallengangskrebs führen kann. Hauptsächlich sind junge Erwachsene betroffen. Da es keine verfügbaren medizinischen Therapien gibt, muss häufig transplantiert werden. 80 Prozent der Patienten haben zusätzlich eine entzündliche Darmerkrankung. Das genetische Potenzial der Darmmikrobiota, P5P zu synthetisieren, war bei Menschen mit primär sklerosierender Cholangitis im Vergleich zu gesunden Kontrollpersonen reduziert. Die Forscher stellten fest, dass ein niedriger P5P-Wert sowie ein funktioneller Vitamin-B6-Mangel bei Menschen mit primär sklerosierender Cholangitis wie auch bei Empfängern von Lebertransplantaten vorherrschend waren. P5P trug zur Vorhersage des transplantationsfreien Überlebens bei. Sie folgern, dass die Wiederherstellung der Vitamin-B6-Homöostase den Krankheitsverlauf positiv beeinflussen kann, was allerdings weiterhin erforscht werden sollte.

- Der P5P-Wert normaler Personen steht eindeutig in umgekehrtem Verhältnis zur Höhe der Leberwerte AST (früher GOT genannt) und ALT (früher GPT genannt) im Serum. Dies sieht man insbesondere bei Alkoholikern und bei Patienten mit Nierendialyse. Bei Patienten mit Herzinfarkt und Lebererkrankung fällt dies auch auf, die AST ist bei Herzinfarkt allerdings deutlich stärker erhöht als bei Lebererkrankungen.

Fettstoffwechsel

Fettsäuren spielen eine zentrale Rolle im Körper und erfüllen verschiedene lebenswichtige Funktionen. Sie dienen als eine wichtige Quelle für Energie und werden von verschiedenen Geweben und Organen, insbesondere von Muskeln und dem Gehirn, als effiziente Brennstoffe genutzt.

Bestimmte Fettsäuren, insbesondere Phospholipide, sind entscheidende Bestandteile von Zellmembranen und beeinflussen die Struktur, Integrität und Funktion von Zellen. Einige Fettsäuren fungieren als Vorläufer für die Produktion von Hormonen, die diverse physiologische Prozesse im Körper steuern, darunter Prostaglandine, die an Entzündungs- und Immunreaktionen beteiligt sind. Bestimmte Fettsäuren, wie Omega-3-Fettsäuren, haben entzündungshemmende Eigenschaften und können dazu beitragen, Entzündungsprozesse im Körper zu regulieren.

P5P spielt eine deutliche Rolle im Fettstoffwechsel als Coenzym für die Decarboxylierung von Phosphatidylserin, wodurch Phosphatidylethanolamin und dann Phosphatidylcholin entsteht. Membranlipide von Tieren mit Vitamin-B6-Mangel haben niedrige Phosphatidylcholinspiegel.[380]

Zudem führt Vitamin-B6-Mangel zu einer verminderten Aktivität der Delta-6-Desaturase und hemmt die Synthese von

380 She, QB., Hayakawa, T., Tsuge, H. Alteration in the phosphatidylcholine biosynthesis of rat liver microsomes caused by vitamin B6 deficiency. Biosci Biotechnol Biochem. 1995 Feb;59(2):163-7. doi: 10.1271/bbb.59.163. PMID: 7766014.

Eicosapentaen- und Docosahexaensäure.[381] H. Tsuge schreibt 2000: »Über die Wechselwirkungen zwischen Vitamin B6 und dem Fettsäurestoffwechsel ist relativ wenig bekannt. Die Aktivität der Delta-6-Desaturase war in der Gruppe mit Vitamin-B6-Mangel signifikant niedriger als in der Kontrollgruppe. Dies bedeutet wahrscheinlich, dass die aufgenommene Alpha-Linolensäure nicht in andere PUFA umgewandelt wurde und in den Leberzellen verblieb. Die Aktivität der Acyl-CoA-Oxidase, die als ein erstes Enzym des peroxisomalen Beta-Oxidationsweges bekannt ist und als der richtige Weg für die Umwandlung von EPA in DHA anerkannt ist, war in der Gruppe mit Vitamin-B6-Mangel um etwa 80 [Prozent] reduziert.

Diese Daten deuten darauf hin, dass ein Vitamin-B6-Mangel den Stoffwechsel von (n-3)-PUFA aus Alpha-Linolensäure zu EPA und DHA beeinträchtigt, wobei die Produktion von DHA am stärksten reduziert ist. Die Hauptursache für diese Phänomene ist wahrscheinlich die geringere Aktivität von P5P-abhängigen Enzymen, die am Methioninstoffwechsel beteiligt sind.[382]

---

381 Bender, D. A. (2009). Nutritional Biochemistry of the Vitamins, Cambridge University Press, Cambridge (second edition).S. 237

382 Tsuge, H., Hotta, N., Hayakawa, T. Effects of vitamin B-6 on (n-3) polyunsaturated fatty acid metabolism. J Nutr. 2000 Feb;130(2S Suppl):333S-334S. doi: 10.1093/jn/130.2.333S. PMID: 10721899.

Einfach gesagt

- Phosphatidylcholin ist ein wichtiger Bestandteil unserer Zellmembranen. Das sind nicht nur die Wände unserer Zellen, sondern auch die Wände der Zellorganellen, der Organe der Zellen. Es ist wichtig für die Struktur, Integrität und Funktion der Zellen. Ich möchte hinzufügen, dass Phosphatidylcholin auch wichtiger Bestandteil unserer Gallenflüssigkeit ist und vor Gallensteinbildung schützt.

- Forscher haben festgestellt, dass Phosphatidylcholin bei Vitamin-B6-Mangel in geringerer Menge hergestellt wird. Vitamin-B6-Mangel kann also unter anderem Auswirkungen auf unsere Zellmembranen als auch auf die Qualität der Gallenflüssigkeit haben.

- Zudem hemmt ein Vitamin-B6-Mangel laut einer Studie aus dem Jahr 2000 die Bildung der für uns sehr wichtigen Omega-3-Fettsäuren EPA (Eicosapentaensäure) und DHA (Docosahexaensäure), wobei DHA stärker betroffen ist. EPA nutzt der Körper insbesondere um Entzündungen zu kontrollieren, DHA ist für Augen und Gehirn sehr wichtig. Hier wären sicher weitere Studien wünschenswert.

Histaminstoffwechsel

Histamin ist eine wichtige chemische Verbindung im Körper, die eine zentrale Rolle bei der Immunantwort spielt und als Neurotransmitter fungiert. Es ist an der Regulation physiologischer Funktionen beteiligt und wird bei allergischen Reaktionen freigesetzt, um den Körper vor wahrgenommenen Bedrohungen zu schützen. Histamin erweitert die Blutgefäße und erhöht ihre Durchlässigkeit, wodurch Immunzellen schneller zum Ort einer Infektion oder Verletzung gelangen können. Außerdem ist es an der Regulation der Magensäuresekretion beteiligt und trägt zur Verdauung bei. Im Gehirn wirkt Histamin als Neurotransmitter und beeinflusst Wachheit, Schlafzyklen sowie kognitive Funktionen. Obwohl es für diese Prozesse unerlässlich ist, kann eine übermäßige Freisetzung von Histamin zu Symptomen wie Juckreiz, Schwellungen und anderen allergischen Reaktionen führen.

P5P spielt eine große Rolle im Histaminstoffwechsel und ist für die Bildung und den Abbau von Histamin wichtig. P5P ist für folgende metabolische Umbauvorgänge Cofaktor:

- Die Histidindecarboxylase wandelt Histidin in Histamin um (siehe Tabelle *Enzyme mit Cofaktor P5P*).

- Die Umwandlung von Histidin in Histamin ist auch durch die Aromatische-L-Aminosäure-Decarboxylase möglich, wichtiger ist aber die Histidindecarboxylase[383] (siehe Tabelle *Enzyme mit Cofaktor P5P*).

- Histamin wird durch die kupferhaltige Diaminoxidase zu Imidazol-4-Acetaldehyd abgebaut (siehe Tabelle *Enzyme mit Cofaktor P5P*).

- Es gibt einzelne Studien, die den Einfluss von Vitamin B6 auf die Diaminoxidase zeigen.[384,385]

Einfach gesagt

- P5P ist für den Histaminstoffwechsel wichtig, weil es für Enzyme des Auf- und Abbaus von Histamin Cofaktor ist.

383 Galluzzi, L., Vacchelli, E., Michels, J., Garcia, P., Kepp, O., Senovilla, L., Vitale, I,, Kroemer. G. Effects of vitamin B6 metabolism on oncogenesis, tumor progression and therapeutic responses. Oncogene. 2013 Oct 17;32(42):4995-5004. doi: 10.1038/onc.2012.623. Epub 2013 Jan 21. PMID: 23334322.

384 Martner-Hewes, PM., Hunt, IF., Murphy, NJ., Swendseid, ME., Settlage, RH. Vitamin B-6 nutriture and plasma diamine oxidase activity in pregnant Hispanic teenagers. Am J Clin Nutr. 1986 Dec;44(6):907-13. doi: 10.1093/ajcn/44.6.907. PMID: 3098085.

385 Neree, AT., Soret, R., Marcocci, L., Pietrangeli, P., Pilon, N., Mateescu, MA. Vegetal diamine oxidase alleviates histamine-induced contraction of colonic muscles. Sci Rep. 2020 Dec 9;10(1):21563. doi: 10.1038/s41598-020-78134-3. PMID: 33299054; PMCID: PMC7726047.

Immunsystem

Das Immunsystem ist ein komplexer Abwehrmechanismus im Körper, der darauf ausgerichtet ist, Krankheitserreger wie Viren, Bakterien und andere schädliche Substanzen zu erkennen, zu bekämpfen und zu neutralisieren. Es besteht aus verschiedenen Zellen, Geweben und Organen, die zusammenarbeiten, um den Körper vor Infektionen zu schützen und die Gesundheit zu erhalten.

Allgemeine Immunreaktionen und Vitamin B6

Schon 1993 erkannte man: Vitamin B6 ist wichtig für die Immunantwort. Die Differenzierung und Reifung der Lymphozyten ist bei einem Vitamin-B6-Mangel beeinträchtigt, die Überempfindlichkeitsreaktionen des verzögerten Typen sind reduziert und die Antikörperproduktion kann indirekt beeinträchtigt sein. Weitere Humanstudien deuten darauf hin, dass der Vitamin-B6-Status das Tumorwachstum und Krankheitsprozesse beeinflussen kann. Ein Mangel an diesem Vitamin wurde mit immunologischen Veränderungen in Verbindung gebracht, die bei älteren Menschen, bei Personen, die mit dem Humanen Immundefizienz-Virus (HIV) infiziert sind, und bei Personen mit Urämie oder rheumatischer Arthritis beobachtet wurden.[386]

1997: Vitamin-B6-Mangel wurde in Verbindung gebracht mit einer Atrophie von Thymus und Milz, verminderter Lymphozytenreaktion, veränderten T-Zell-vermittelten zytotoxischen Reaktionen, erhöhter Tumorinzidenz und vermehrtem Tumorwachstum sowie

386 Rall, LC., Meydani, SN. Vitamin B6 and immune competence. Nutr Rev. 1993 Aug;51(8):217-25. doi: 10.1111/j.1753-4887.1993.tb03109.x. PMID: 8302491.

einer signifikanten Verringerung der humoralen Immunreaktionen auf antigene Stimuli.[387]

In experimentellen Studien an Nagetieren wurden diese Ergebnisse 2017 bestätigt. Anhand von Nagern mit Vitamin-B6-Mangel wurde eine Verringerung der Lymphozytenproliferation, der T-Zell-vermittelten Zytotoxizität, verzögerten Hypersensitivität, der Abstoßung von Transplantaten und ein verändertes Zytokinprofil nachgewiesen.[388]

Eine Studie aus dem Jahr 2017 zeigt: Vitamin-B6-Mangel beeinflusste das Immunsystem auf drei Arten: (1) Herunterregulierung der SOCS-1-Expression sowie Hochregulierung der T-Bet-Expression, (2) Verminderung der T-Lymphozyten-Differenzierung und (3) Verringerung der IL-2-Sekretion und Erhöhung der IL-4-Sekretion.[389]

---

387 Doke, S., Inagaki, N., Hayakawa, T., Tsuge, H. Effect of vitamin B6 deficiency on an antibody production in mice. Biosci Biotechnol Biochem. 1997 Aug;61(8):1331-6. doi: 10.1271/bbb.61.1331. PMID: 9301116.

388 Inflammation, vitamin B6 and related pathways; Ueland, PM., McCann A., Midttun Ø., Ulvik, A. Molecular Aspects of Medicine, Volume 53, February 2017, Pages 10-27

389 Qian, B., Shen, S., Zhang, J., Jing P. Effects of Vitamin B6 Deficiency on the Composition and Functional Potential of T Cell Populations. J Immunol Res. 2017;2017:2197975. doi: 10.1155/2017/2197975. Epub 2017 Mar 6. PMID: 28367454; PMCID: PMC5358464.

Th1-Th2-System

Ein Mangel an Vitamin B6 stört das Th1-Th2-Gleichgewicht und führt zu einer übermäßigen Th2-Reaktion, die wiederum zu Allergien führen kann.[390,391,392]

Entzündungshemmung durch Vitamin-B6-abhängige Faktoren

Pyridoxal und P5P unterdrücken die Expression von Zytokin-Genen in Makrophagen, indem sie die Toll-like-Rezeptor(TLR)-vermittelte TAK1-Phosphorylierung und die anschließende NF-κB- und JNK-Aktivierung hemmen. Darüber hinaus hemmen Pyridoxal und P5P die NLRP3-abhängige Caspase-1-Verarbeitung und die anschließende Sekretion von reifem IL-1β und IL-18 in LPS-geprimten Makrophagen. Im Gegensatz dazu hatten Pyridoxamin und Pyridoxin kaum Auswirkungen auf die IL-1β-Produktion. P5P, aber nicht Pyridoxal, verringerte die Produktion von mitochondrialen reaktiven Sauerstoffspezies (ROS) in peritonealen Makrophagen deutlich. Besonders wichtig ist, dass Pyridoxal und P5P die durch LPS und ATP oder durch LPS allein induzierte IL-1β-Produktion bei Mäusen

---

390 Zhang, P., Tsuchiya, K., Kinoshita, T., Kushiyama, H., Suidasari, S., Hatakeyama, M., Imura, H., Kato, N., Suda, T. Vitamin B6 Prevents IL-1β Protein Production by Inhibiting NLRP3 Inflammasome Activation. J Biol Chem. 2016 Nov 18;291(47):24517-24527. doi: 10.1074/jbc.M116.743815. Epub 2016 Oct 12. PMID: 27733681; PMCID: PMC5114405.

391 Biesalski, HK. Nutrition meets the microbiome: micronutrients and the microbiota. Ann N Y Acad Sci. 2016 May;1372(1):53-64. doi: 10.1111/nyas.13145. PMID: 27362360.

392 Elmadfa, I., Meyer, AL. The Role of the Status of Selected Micronutrients in Shaping the Immune Function. Endocr Metab Immune Disord Drug Targets. 2019;19(8):1100-1115. doi: 10.2174/1871530319666190529101816. PMID: 31142256; PMCID: PMC7360912.

verringerten. Außerdem schützten Pyridoxal und P5P Mäuse vor einem tödlichen endotoxischen Schock. Insgesamt zeigen diese Ergebnisse neuartige entzündungshemmende Aktivitäten für Vitamin B6 und deuten auf sein Potenzial hin, entzündliche Erkrankungen zu verhindern, die durch das NLRP3-Inflammasom ausgelöst werden.[393]

Bei 2.229 Erwachsenen, die an der Framingham-Offspring-Studie teilnahmen, wiesen diejenigen mit den niedrigsten Werten von P5P die höchsten Werte für chronische Entzündungen auf, während diejenigen mit den höchsten P5P-Werten die niedrigsten Entzündungswerte hatten.[394]

Zelluläre Abwehr

Huang und andere schrieben 2010: »Hussein und andere (2008) fanden bei Patienten mit rheumatoider Arthritis ein hohes CD4+/CD8+-T-Zell-Verhältnis. Niedrige P5P-Konzentrationen im Plasma wurden mit einer Veränderung der Immunantwort in Verbindung gebracht, einschließlich einer Beeinträchtigung der humoralen und zellvermittelten Immunität. Ein verminderter P5P-Plasmaspiegel kann wiederum die immunologischen Funktionen verändern. Talbott und andere (1987) wiesen darauf hin, dass eine erhöhte Vitamin-B6-Zufuhr die Immunreaktion sowohl der T- als auch der B-Zellen verbessern kann. Folkers und andere (1993) behandelten neun gesunde Probanden mit 300 mg/Tag Pyridoxin; daraufhin stiegen ihre

393 Zhang, P., Tsuchiya, K., Kinoshita, T., Kushiyama, H., Suidasari, S., Hatakeyama, M., Imura, H., Kato, N., Suda, T. Vitamin B6 Prevents IL-1β Protein Production by Inhibiting NLRP3 Inflammasome Activation. J Biol Chem. 2016 Nov 18;291(47):24517-24527. doi: 10.1074/jbc.M116.743815. Epub 2016 Oct 12. PMID: 27733681; PMCID: PMC5114405.

394 Sakakeeny, L., Roubenoff, R., Obin, M., Fontes, JD., Benjamin, EJ., Bujanover, Y., Jacques, PF., Selhub, J. Plasma Pyridoxal-5-Phosphate Is Inversely Associated with Systemic Markers of Inflammation in a Population of U.S. Adults. J. Nutr. 2012;142:1280–1285. doi: 10.3945/jn.111.153056.

T4-Lymphozyten und ihr T4/T8-Verhältnis über einen Zeitraum von zwei Monaten deutlich an.« Sie empfehlen allerdings noch weitere Forschung, weil sie selbst nicht so starke Effekte zeigen konnten, was sie darauf zurückführten, dass ihre Patienten bereits relativ hohe Vitamin-B6-Werte hatten.[395]

Lymphozyten

Die Differenzierung und Vermehrung von Lymphozyten wird durch die Vitamine C, E und B6 beeinflusst, während Vitamin B6 auch eine Rolle bei ihrer Reifung spielt.[396]

In Bezug auf Vitamin B6 hat die Supplementierung bei jungen Frauen in Dosen von bis zu 2,1 mg/Tag (das heißt höher als die empfohlene Tagesdosis von 1,3 mg/Tag) für eine Woche die Lymphozytenproliferation in einer dosisabhängigen Weise erhöht.[397]

Bei älteren Menschen verringerte ein Vitamin-B6-Mangel die Anzahl der Blutlymphozyten (und ihre Reaktion auf Mitogene), insbesondere der T-Helferzellen, sowie die Produktion von Interleukin(IL)-2.

395 Huang, SC., Wei, JC., Wu, DJ., Huang, YC. Vitamin B(6) supplementation improves pro-inflammatory responses in patients with rheumatoid arthritis. Eur J Clin Nutr. 2010 Sep;64(9):1007-13. doi: 10.1038/ejcn.2010.107. Epub 2010 Jun 23. PMID: 20571496.

396 Maggini, S., Pierre, A., Calder, PC. Immune function and micronutrient requirements change over the life course. Nutrients. 2018;10:1531. doi: 10.3390/nu10101531

397 Kwak, HK., Hansen CM., Leklem, JE., Hardin, K., Shultz, TD. Improved vitamin B-6 status is positively related to lymphocyte proliferation in young women consuming a controlled diet. J. Nutr. 2002;132:3308–3313.doi: 10.1093/jn/132.11.3308

Die Immunindizes normalisierten sich nach der Wiederherstellung der Vitamin-B6-Versorgung.[398]

Mangel an P5P wird mit einer Verringerung verschiedener Komponenten der Immunantwort in Verbindung gebracht, einschließlich einer signifikanten Verringerung der Zahl der Lymphozyten, insbesondere der T-Helferzellen und der IL-2-Produktion beim Menschen. Lymphozyten, die von Personen mit Vitamin-B6-Mangel isoliert wurden, zeigen auch eine Verringerung der lymphoproliferativen Reaktionen auf Mitogene, die sowohl T- als auch B-Zellen aktivieren, wenn sie in einem Kulturmedium mit einer angemessenen P5P-Konzentration gezüchtet werden. Dies wurde auf die geringere Zahl der T-Helferzellen in der Lymphozytenpopulation von Personen mit Vitamin-B6-Mangel zurückgeführt. Die Reifung und der Austritt von Lymphozyten, insbesondere T-Zellen, aus dem Thymus und den Lymphknoten hängt vom Sphingosin-1-Phosphat-Gradienten (S1P) ab. P5P-abhängige Enzyme spielen eine wichtige Rolle bei der Synthese und dem Abbau von S1P (siehe Kapitel *Entzündungen*), einem potenten Metaboliten, der Entzündungs- und Immunreaktionsprozesse wie Zellwachstum, Überleben, Differenzierung, Lymphozytenwanderung, Gefäßintegrität sowie Zytokin- und Chemokinproduktion reguliert. P5P ist für die Aktivität der Serin-Palmitoyl-Transferase erforderlich, die die Kondensation von Serin und Palmitoyl-CoA zu 3-Keto-Dihydrosphingosin katalysiert, das dann in einer Reihe von Reaktionen in S1P umgewandelt wird. P5P ist auch ein Cofaktor für die Sphingosin-1-Phosphat-Lyase, die S1P irreversibel spaltet, um seine Konzentration zu regulieren. Für den Austritt von Lymphozyten aus dem Thymus und den peripheren lymphatischen Organen ist ein S1P-Gradient erforderlich, der von der S1P-Lyase aufrechterhalten wird. Die Verabreichung des Vitamin-B6-Antagonisten 4'-Desoxypyridoxin stört den S1P-Gradienten, führt zu einer Anhäufung von

---

398 Meydani, SN., Ribaya-Mercado, JD,, Russell, RM., Sahyoun, N., Morrow, FD., Gershoff, SN. Vitamin B-6 deficiency impairs interleukin 2 production and lymphocyte proliferation in elderly adults. Am J Clin Nutr. 1991 May;53(5):1275-80. doi: 10.1093/ajcn/53.5.1275. PMID: 2021134.

reifen Lymphozyten im Thymus und zu einer Verarmung an B- und T-Lymphozyten aus der Lymphe, was eine Lymphopenie verursacht. Diese Zustände können durch einen Überschuss an Vitamin B6 in der Ernährung rückgängig gemacht werden. Während einer Entzündung steigt die S1P-Konzentration in den entzündeten peripheren Geweben an und wirkt als Chemoattraktor für Entzündungszellen.

Eines der Zwischenprodukte bei der Synthese von S1P aus 3-Keto-Dihydrosphingosin ist Ceramid, das eine wichtige Rolle bei Entzündungsprozessen spielt. Ceramid fungiert als zweiter Botenstoff, der die Wirkung von Tumor-Nekrose-Faktor-α und Interferon-γ auf den programmierten Zelltod vermittelt und die Seneszenz reguliert. Ein Anstieg der zellulären Ceramid-Konzentration wird bei zystischer Fibrose, experimenteller autoimmuner Enzephalomyelitis und ernährungsbedingter Insulinresistenz beobachtet, die alle durch chronische Entzündungen gekennzeichnet sind. Die Bedeutung von Ceramid bei diesen Krankheiten wird durch die Tatsache belegt, dass eine Beeinflussung der Ceramid-Konzentration durch Hemmung der Serin-Palmitoyl-Transferase oder Mutation der Sphingomyelinase die Pathologie der Krankheit umkehrt. Ceramid-1-Phosphat aktiviert Mastzellen, die Entzündungen vermitteln.

Es ist also möglich, dass während einer Entzündung ein höherer Bedarf an P5P besteht, weil P5P bei der Synthese von S1P und Ceramid und der Aufrechterhaltung des S1P-Gradienten eine Rolle spielt.[399]

---

399 Paul, L., Ueland, PM., Selhub, J. Mechanistic perspective on the relationship between pyridoxal 5'-phosphate and inflammation. Nutr Rev. 2013 Apr;71(4):239-44. doi: 10.1111/nure.12014. Epub 2013 Mar 8. PMID: 23550784.

Natürliche Killerzellen

Gombart und andere fanden, dass Vitamin B6 die Bildung von natürlichen Killerzellen unterstütze.[400]

Antikörperbildung

Antikörper (und Zytokine) werden aus Aminosäuren synthetisiert; daher benötigen sie, wie alle Proteine, P5P.[401]

Mastzellen

Einige Studien haben gezeigt, dass sowohl Ascorbinsäure als auch Pyridoxin die Serumkonzentration von Histamin bei Allergiepatienten verringern oder unterdrücken und die Freisetzung von Histamin aus isolierten Mastzellen hemmen können. Was die Mechanismen anbelangt, so wurde davon ausgegangen, dass Ascorbinsäure die Bildung von Histamin verhindert oder dessen Abbau erleichtert. Es ist bekannt, dass Koffein und Catechin (Catechin ist ein sekundärer Pflanzenstoff, der zu den Flavonoiden gehört und als Antioxidans wirkt. Catechine kommen unter anderem in grünem Tee vor.[402]) auch den Prozess der Exozytose hemmen und somit mastzellenstabilisierende Eigenschaften haben. Was die Mechanismen anbelangt, so wird angenommen, dass die durch Koffein verursachte Verringerung der

---

400 Gombart, AF., Pierre, A., Maggini, S. A Review of Micronutrients and the Immune System-Working in Harmony to Reduce the Risk of Infection. Nutrients. 2020 Jan 16;12(1):236. doi: 10.3390/nu12010236. PMID: 31963293; PMCID: PMC7019735.

401 Maggini, S., Beveridge, S., Sorbara, JP., Senatore, G. Feeding the immune system: The role of micronutrients in restoring resistance to infections. CAB Rev. 2008;3:1–21. doi: 10.1079/PAVSNNR20083098

402 https://flexikon.doccheck.com/de/Catechin; besucht am 01.11.2023.

intrazellulären reaktiven Sauerstoffspezies (ROS) die mastzellenstabilisierende Wirkung von Catechin verstärkt. Ein Ansteigen des intrazellulären Ca+ gilt als Trigger für die Exozytose. Die Abnahme der intrazellulären ROS in Mastzellen kann direkt die vom hochaffinen IgE-Rezeptor (FcεRI) abhängigen Ca2+-Signalwege abschwächen und somit den Prozess der Exozytose modulieren. Da sowohl Ascorbinsäure als auch Pyridoxin starke Antioxidantien sind, die ROS abfangen, sollten sie die intrazellulären ROS verringern. Man nimmt an, dass solche Mechanismen ihren mastzellstabilisierenden Eigenschaften zugrunde liegen. Ascorbinsäure und Pyridoxin hemmen den Prozess der Exozytose dosisabhängig.

Bei relativ niedrigen Konzentrationen reichten die Vitamine allein nicht aus, um Mastzellen zu stabilisieren. Synergistisch können sich allerdings Pyridoxin und Ascorbinsäure in ihrer Wirkung bei den niedrigen Konzentrationen so stark verstärken, dass sie in der Lage sind, Mastzellen zu stabilisieren. Itsuro Kazama und andere (2022) schlussfolgern: »Angesichts dieser funktionellen Eigenschaften von Ascorbinsäure und Pyridoxin könnte die Verabreichung dieser Vitamine neben ihrer grundlegenden Wirksamkeit bei allergischen Erkrankungen auch bei der Behandlung von Organfibrosen von Nutzen sein.«[403]

P5P-abhängige Serinhydroxymethyltransferase

Messungen der Serinhydroxymethyltransferase (SHMT), deren Cofaktor P5P ist, in ruhenden Lymphozytenkulturen zeigten, dass die Aktivität dieses Enzyms sehr gering war. Unter dem Einfluss mitogener Stimuli wurde die Serin-Hydroxymethyl-Transferase-Aktivität um das fünf- bis 20-fache erhöht. Unter Pyridoxinmangel zeigte sich eine signifikante Verringerung der humoralen und zellulären

403 Kazama, I., Sato, Y., Tamada, T. Pyridoxine Synergistically Potentiates Mast Cell-Stabilizing Property of Ascorbic Acid. Cell Physiol Biochem. 2022 Jun 30;56(3):282-292. doi: 10.33594/000000534. PMID: 35781358.

Immunantworten auf antigene Stimuli. Das P5P-abhängige Enzym Serinhydroxymethyltransferase stellt also ein Schlüsselelement in den Prozessen der Immunantwort und der Zellproliferation dar.[404]

Zur Therapie

Obwohl die Auffüllung des Vitamins veränderte Funktionen des Immunsystems durch Vitamin-B6-Mangel wiederherstellt, führen Megadosen nicht zu Vorteilen, die über die bei moderater Supplementierung beobachteten hinausgehen.[405]

Einfach gesagt

- Vitamin B6 ist wichtig für die Immunantwort.

- Vitamin-B6-Mangel wurde in Verbindung gebracht mit …
  - einer Verkleinerung von Thymus und Milz.
  - verminderter Reaktion weißer Blutkörperchen.
  - erhöhtem Krebsrisiko und -wachstum.
  - signifikanter Verringerung der Antikörperbildung auf körperfremde Stoffe.
  - veränderter Häufigkeit der Botenstoffe, die für die Reaktion zum Beispiel auf Erreger wichtig sind.

---

404 Trakatellis, A., Dimitriadou, A., Exindari, M., Scountzou, J., Koliakos, G., Christodoulou, D., Malissiovas, N., Antoniadis, A., Polyzoni, T. Effect of pyridoxine deficiency on immunological phenomena. Postgrad Med J. 1992;68 Suppl 1:S70-7. PMID: 1409221.

405 Rall LC, Meydani SN. Vitamin B6 and immune competence. Nutr Rev. 1993 Aug;51(8):217-25. doi: 10.1111/j.1753-4887.1993.tb03109.x. PMID: 8302491.

- verminderte Differenzierung (Spezialisierung) der weißen Blutkörperchen.
- Neigung zur Entwicklung von Allergien, weil das Immunsystem in Dysbalance kommt.

- P5P kann vor oxidativem Stress und damit vor Entzündungen schützen.

- Pyridoxal und P5P konnte Mäuse vor »Blutvergiftung« schützen.

- Vitamin B6 hat das Potenzial, chronisch entzündliche Erkrankungen zu verhindern.

- Vitamin B6 ist wichtig für die Differenzierung (Spezialisierung) und Vermehrung von weißen Blutkörperchen und spielt auch bei deren Reifung eine Rolle.

- Schon niedrige Dosen von bis zu 2,1 mg/Tag (das heißt höher als die empfohlene Tagesdosis von 1,3 mg/Tag) für eine Woche erhöhten die Lymphozytenvermehrung abhängig von der Dosis.

- Bei älteren Menschen verringerte ein Vitamin-B6-Mangel die Anzahl der T-Helferzellen sowie die Produktion des Botenstoffs Interleukin (IL) 2. Die Immunindizes normalisierten sich nach der Wiederherstellung der Vitamin-B6-Versorgung.

- Vitamin B6 unterstützt die Bildung von natürlichen Killerzellen.

- Antikörper (und Zytokine) werden aus Aminosäuren synthetisiert; daher benötigen sie, wie alle Proteine, P5P.

- Einige Studien haben gezeigt, dass sowohl Vitamin C als auch Pyridoxin die Blutkonzentration von Histamin bei Allergiepatienten verringern oder unterdrücken können. Sie können die Freisetzung von Histamin aus Mastzellen hemmen. Mastzellen sind berühmt dafür, dass sie Histamin bilden. Wahrscheinlich wird die Histaminausschüttung dadurch stabilisiert, dass Vitamin C und Pyridoxin oxidativen Stress bremsen. Bei relativ niedrigen Konzentrationen reichten die Vitamine alleine nicht aus, um Mastzellen zu stabilisieren und die Ausschüttung von Histamin zu bremsen. Zusammen gegeben können sich allerdings Pyridoxin und Ascorbinsäure in ihrer Wirkung bei den niedrigen Konzentrationen so stark verstärken, dass sie in der Lage sind, Mastzellen zu stabilisieren, sodass sie weniger Histamin freisetzen.

- Obwohl die Auffüllung des Vitamins veränderte Funktionen des Immunsystems durch Vitamin-B6-Mangel wiederherstellt, führen Megadosen nicht zu Vorteilen, die über die bei moderater Dosierung beobachteten hinausgehen.

Krebs

In Deutschland ist Krebs eine häufige Erkrankung. Laut des Robert-Koch-Instituts erkranken jährlich etwa 500.000 Menschen neu an Krebs. Zu Vitamin B6 und Krebs gibt es einige Studien und auch Überlegungen, welche Mechanismen für die ein oder andere Auswirkung von Vitamin B6 auf das Krebsgeschehen verantwortlich sind. Es mehren sich die Hinweise darauf, dass ein Mangel an Vitamin B6 auch zum Auftreten von schweren Erkrankungen wie Krebs und Diabetes beitragen oder die Hauptursache dafür sein kann.[406] In einer Übersichtsarbeit von Mocellin wurde festgestellt, dass es zweifellos eine starke Beziehung zwischen der Vitamin-B6-Zufuhr und dem Auftreten von Krebs gibt, unabhängig davon, wo er auftritt. Ihre Arbeit zeigt deutlich, dass es eine inverse lineare Beziehung zwischen dem Krebsrisiko und der Vitamin-B6-Aufnahme sowie dem P5P-Spiegel gibt. Der stärkste Zusammenhang besteht bei Magen-Darm-Krebs. Viele Autoren stellen allerdings die gleiche Frage: Kann dieses Vitamin Krebs direkt verhindern oder ist es nur ein Marker im Plasma gesunder Menschen und ein Indikator für vitaminreiche Nahrung.[407]

---

406 Contestabile, R., di Salvo, ML., Bunik, V., Tramonti, A., Vernì, F. The multifaceted role of vitamin B6 in cancer: Drosophila as a model system to investigate DNA damage. Open Biol. 2020 Mar;10(3):200034. doi: 10.1098/rsob.200034. Epub 2020 Mar 25. PMID: 32208818; PMCID: PMC7125957.

407 Stach, K., Stach, W., Augoff, K. Vitamin B6 in Health and Disease. Nutrients. 2021 Sep 17;13(9):3229. doi: 10.3390/nu13093229. PMID: 34579110; PMCID: PMC8467949.

Der Einfluss von Vitamin B6 auf Krebs

Seit den 1950er-Jahren wird die Möglichkeit diskutiert, dass Veränderungen in der Bioverfügbarkeit von Vitamin B6 die Onkogenese und die Tumorprogression beeinflussen könnten und sie wurde in präklinischen Tumormodellen untersucht. Die überwiegende Mehrheit dieser frühen Studien, von denen die meisten an immundefizienten Nagetieren durchgeführt wurden, kamen zu dem Schluss, dass ein systemischer Vitamin-B6-Mangel konsistente antineoplastische Wirkungen entfaltet. Dies ist sehr wahrscheinlich, da stark proliferierende bösartige Zellen durch eine intensive Stoffwechselaktivität gekennzeichnet sind, die ausreichende Mengen an bioaktivem P5P benötigen. Diese Beobachtungen lösten intensive experimentelle Bemühungen zur Identifizierung und Charakterisierung von Vitamin-B6-Antagonisten für potenzielle antineoplastische Anwendungen aus. Leider hat keiner dieser Wirkstoffe jemals ein präklinisches Aktivitätsprofil gezeigt, das mit der klinischen Entwicklung vereinbar wäre. Darüber hinaus berichteten einige Gruppen, dass ein Vitamin-B6-Mangel die Tumorentwicklung eher fördert als hemmt, zumindest in einigen Fällen. Dennoch wurde bis Anfang der 80er-Jahre allgemein angenommen, dass die Einschränkung der Bioverfügbarkeit von Vitamin B6 einen vielversprechenden therapeutischen Ansatz gegen Krebs darstellen würde.

Der Gedanke, dass Vitamin-B6-Gaben - zumindest in einigen Fällen - tatsächlich antineoplastische Wirkungen haben könnten, wurde in den 1980er-Jahren in Erwägung gezogen, und zwar auf der Grundlage von vier Beweislinien: Erstens: Die exogene Verabreichung von B6-Vitameren, meist Pyridoxin oder Pyridoxal, konnte das Wachstum verschiedener Krebszelllinien (bei Rattenhepatomen sowie menschlichen Melanomzellen) in vitro stoppen (oder sie sogar abtöten). Zweitens wurde berichtet, dass die Injektion oder Nahrungsergänzung von B6-Vitaminen bei Mäusen, die einen Tumor trugen, das Wachstum von Neoplasien in vivo unterdrückte. Drittens stieg das Auftreten von Tumoren bei Vitamin-B6-Mangel in vivo an, was zu der Hypothese führt, dass Vitamin B6 für eine optimale Immunantwort erforderlich sei. Viertens wurde eine umgekehrte Korrelation zwischen dem Fortschreiten von experimentellen Hepatomen und den intratumoralen Spiegeln sowie der Bioverfügbarkeit von P5P festgestellt. Seitdem wurden weitere Berichte auf der Grundlage von In-vitro- und In-vivo-Beobachtungen veröffentlicht, die die Hypothese stützen, dass Vitamin B6 per se antiproliferative oder zytotoxische Wirkungen auf Krebszellen habe und Vitamin B6 mit anderen Mikronährstoffen synergistisch wirke.

In den letzten 30 Jahren hat eine intensive Welle klinischer Untersuchungen versucht, die mutmaßlichen Zusammenhänge zwischen Vitamin B6 und Krebs zu entschlüsseln. So wurden hohe Vitamin-B6-Spiegel mit einem verbesserten Krankheitsverlauf bei Patienten mit einem breiten Spektrum hämatologischer und solider Neoplasmen in Verbindung gebracht. Darüber hinaus hat sich gezeigt, dass erhöhte Werte der Pyridoxalkinase (PDXK), des Enzyms, das Pyridoxin und andere Vitamin-B6-Vorstufen in P5P umwandelt, einen guten, therapieunabhängigen Prognosemarker bei Patienten mit nicht-kleinzelligem Lungenkarzinom darstellen.

Dennoch bleiben die molekularen und zellulären Schaltkreise, die diesen Beobachtungen zugrunde liegen, weitgehend unklar, obwohl einige wichtige Fakten über die wechselseitige Beziehung zwischen Vitamin B6 und Krebs enthüllt wurden: Erstens ist ein kompetenter Stoffwechsel von Vitamin B6 erforderlich, um den anabolen Bedarf von stark proliferierenden Zellen, einschließlich Tumorzellen sowie Immunzellen, aufrechtzuerhalten. Dies erklärt zum einen, warum Krebspatienten häufig an einem Vitamin-B6-Mangel leiden. Andererseits deutet dies darauf hin, dass die krebsassoziierte Immunsuppression zumindest teilweise auf Vitamin-B6-Defizite zurückzuführen ist und dass Vitamin B6 antineoplastische Wirkungen ausüben kann, indem es die Antitumor-Immunantwort fördert. Zweitens wirkt sich Vitamin B6 direkt auf den Ein-Kohlenstoff-Stoffwechsel aus und kann daher eine onkosuppressive Aktivität durch Förderung der DNA-Reparatur und genomischen Stabilität haben. Drittens ist der Vitamin-B6-Stoffwechsel in die adaptive Reaktion auf eine Vielzahl von ungünstigen Bedingungen verwickelt, einschließlich mehrerer Situationen, die bösartige Zellen normalerweise während des Fortschreitens des Tumors erleben (zum Beispiel Nährstoffentzug, Hypoxie).

Dennoch geben die Autoren 2013 zu bedenken: »Vitamin-B6-defiziente Krebszellen scheinen viel resistenter gegen stressbedingten Tod zu sein als ihre Vitamin-B6-kompetenten Gegenstücke. Die Tumorprogression kann in Umgebungen erleichtert werden, in denen die Produktion von P5P begrenzt ist, zum Beispiel aufgrund der Herunterregulierung von PDXK oder der Hochregulierung von PDXP. Daher ist es verlockend zu spekulieren, dass neu gebildete Tumore hohe intrazelluläre P5P-Spiegel nutzen könnten, um ihren Stoffwechselbedarf aufrechtzuerhalten, während neoplastische Läsionen, die über eine bestimmte Masse hinauswachsen, von einer reduzierten Bioverfügbarkeit von Vitamin B6 profitieren können, um den durch metabolischen Stress verursachten Zelltod zu vermeiden.«[408] Die Studienautoren bemerken, dass zukünftige Studien erforderlich sind, um formale Beweise für diese Hypothese zu liefern.[409]

Taisuke Matsuo und andere haben 2019 In-vitro-Aktivitäten von B6-Vitameren in Krebszellen vorgestellt und diskutiert. Die Wirkung von Pyridoxal auf Krebszellen war die stärkste unter den B6-Vitameren und wurde bei niedrigeren Konzentrationen als bei anderen B6-Vitameren ausgeübt.[410]

---

408 Stach, K., Stach, W., Augoff, K. Vitamin B6 in Health and Disease. Nutrients. 2021 Sep 17;13(9):3229. doi: 10.3390/nu13093229. PMID: 34579110; PMCID: PMC8467949.

409 Galluzzi, L., Vacchelli, E., Michels, J., Garcia, P., Kepp, O., Senovilla, L., Vitale, I,, Kroemer, G. Effects of vitamin B6 metabolism on oncogenesis, tumor progression and therapeutic responses. Oncogene. 2013 Oct 17;32(42):4995-5004. doi: 10.1038/onc.2012.623. Epub 2013 Jan 21. PMID: 23334322.

410 Matsuo, T., Sadzuka, Y. In Vitro Anticancer Activities of B6 Vitamers: A Mini-review. Anticancer Res. 2019 Jul;39(7):3429-3432. doi: 10.21873/anticanres.13488. PMID: 31262866.

Krebs, oxidativer Stress und Vitamin B6

Contestabile und andere äußern sich zu diesem Thema 2020 folgendermaßen: »Man geht davon aus, dass die antioxidativen Eigenschaften von Vitamin B6 für die Krebsprävention und -therapie von Vorteil sind. Es wurde jedoch festgestellt, dass eine Vitamin-B6-Supplementierung kontroverse Auswirkungen auf das Auftreten und Fortschreiten von Tumoren hat. Bei dem Versuch, dieses kontroverse Verhalten zu interpretieren, sollte berücksichtigt werden, dass P5P als Cofaktor in mehreren bio-synthetischen Stoffwechselwegen für die Zellproliferation erforderlich ist. Daher hat die Verfügbarkeit von Vitamin B6 zwangsläufig Auswirkungen auf die Onkogenese und die Tumorprogression. Unter diesem Gesichtspunkt wurde bis Anfang der 1980er-Jahre die Einschränkung der Verfügbarkeit von Vitamin B6 als vielversprechender therapeutischer Ansatz gegen Krebs angesehen. Analysen einer großen Anzahl von Beobachtungen ergaben jedoch einen starken umgekehrten Zusammenhang zwischen der Vitamin-B6-Aufnahme über die Nahrung und dem P5P-Blutspiegel und Krebs. Vitamin-B6-Mangel wird mit einer deutlichen Zunahme verschiedener Tumorarten in Verbindung gebracht, die insbesondere den Magen-Darm-Trakt und die Lunge betreffen. Es ist daher klar, dass Vitamin B6 eine komplexe und vielschichtige Rolle bei Krebs spielt, als Antioxidans zur Vorbeugung, aber auch als essentieller Mikronährstoff, der für die Zellproliferation benötigt wird. Der bei Krebspatienten beobachtete niedrige Vitamin-B6-Spiegel könnte mit dem erhöhten Biosynthesebedarf von Tumorzellen zusammenhängen und auch teilweise für deren verminderte Immunität verantwortlich sein.«[411]

411 Contestabile, R., di Salvo, ML., Bunik, V., Tramonti, A., Vernì, F. The multifaceted role of vitamin B6 in cancer: Drosophila as a model system to investigate DNA damage. Open Biol. 2020 Mar;10(3):200034. doi: 10.1098/rsob.200034. Epub 2020 Mar 25. PMID: 32208818; PMCID: PMC7125957.

Krebs, Entzündung und Vitamin B6

Durch epigenetische Veränderungen können chronische Entzündungen die Entstehung von Krebs begünstigen. Infektionen und Reizungen, die chronische Entzündungen hervorrufen, können eine Umgebung schaffen, die genetische Schäden und die Bildung von Tumoren fördert. Sie aktivieren Onkogene und stören die Funktion von Tumorsuppressoren, was letztendlich zur Entwicklung von Krebs führen kann.[412,413]

Ein Mangel an bestimmten B-Vitaminen kann die Immunantwort erheblich beeinflussen, indem er die Produktion von Nukleinsäuren und die Proteinsynthese beeinträchtigt. Dies führt zu einer Hemmung der Aktivität von Immunzellen und stört Stoffwechselprozesse wie Methylierung, Serin-, Glycin- und Purinzyklen. Eine ineffiziente Methylierung kann zu einer Erhöhung des Homocysteinspiegels führen, was systemische und vaskuläre Entzündungen verursacht und zur Pathophysiologie anderer Krankheiten beiträgt.

Ein unzureichender Gehalt an B-Vitaminen kann zu einem Anstieg des Homocysteinspiegels führen, was wiederum zu oxidativem Stress, DNA-Schäden und einem chronischen Entzündungszustand führen kann. Dieser Zustand begünstigt epigenetische Veränderungen, die wiederum die Entstehung von Tumoren begünstigen können. Einige B-Vitamine, wie zum Beispiel Vitamin B6, haben antioxidative Eigenschaften und können daher eine schützende Rolle bei Entzündungen und der Progression von Krebs spielen.[414]

---

412 Rakoff-Nahoum, S. Why cancer and inflammation? Yale J Biol Med. 2006 Dec;79(3-4):123-30. PMID: 17940622; PMCID: PMC1994795.

413 Stach, K., Stach, W., Augoff, K. Vitamin B6 in Health and Disease. Nutrients. 2021 Sep 17;13(9):3229. doi: 10.3390/nu13093229. PMID: 34579110; PMCID: PMC8467949.

414 Mikkelsen, K., Prakash, MD., Kuol, N., Nurgali, K., Stojanovska, L., Apostolopoulos, V. Anti-Tumor Effects of Vitamin B2, B6 and B9 in Promonocytic Lymphoma Cells. Int J Mol Sci. 2019 Aug 1;20(15):3763. doi: 10.3390/ijms20153763. PMID: 31374832; PMCID: PMC6696026.

P5P spielt als Cofaktor des Enzyms Kynureninase eine Schlüsselrolle im Kynurenin-Stoffwechselweg. Dieser Stoffwechselweg produziert entzündungshemmende Moleküle wie Kynurenin. Die Forschung zeigt, dass ein optimierter Spiegel von Kynureninase das Fortschreiten von Krebs in vivo hemmen kann. Ein Endmetabolit der Kynurenin-Achse, 8-Hydroxyquialdinsäure, hat eine proliferationshemmende und migrationshemmende Wirkung auf kolorektale Krebszellen. Die Kynureninase-Aktivität wird durch den P5P-Spiegel reguliert.[415]

Krebs, der C1-Stoffwechselweg und Vitamin B6

Es gibt Anhaltspunkte für die Hypothese, dass ein Mangel an Vitamin B6 die Entstehung und das Fortschreiten von Krebs begünstigen könnte. Tatsächlich ist Vitamin B6 - zusammen mit anderen Nährstoffen wie Folat, Vitamin B12 und Methionin - am C1-Stoffwechselweg (für den Austausch von Ein-Kohlenstoff-Gruppen, wie Methyl- und Formylgruppen) beteiligt, der zur Karzinogenese beitragen kann (Anmerkung der Autorin: wenn er nicht richtig funktioniert, weil Mikronährstoffe fehlen), wie zum Beispiel über Beeinflussung der DNA-Synthese, Methylierung und Reparatur. Darüber hinaus kann Vitamin B6 den Zellzyklus, Entzündungen, Angiogenese, oxidativen Stress und die Chromosomenstabilität beeinflussen.[416]

---

415 Stach, K., Stach, W., Augoff, K. Vitamin B6 in Health and Disease. Nutrients. 2021 Sep 17;13(9):3229. doi: 10.3390/nu13093229. PMID: 34579110; PMCID: PMC8467949.

416 Mocellin, S., Briarava, M., Pilati, P. Vitamin B6 and Cancer Risk: A Field Synopsis and Meta-Analysis. J Natl Cancer Inst. 2017 Mar 1;109(3):1-9. doi: 10.1093/jnci/djw230. PMID: 28376200.

Krebs, Hyperglykämie und Vitamin B6

Studien an Drosophila ergaben, dass eine durch niedrige P5P-Spiegel induzierte Hyperglykämie eine weitere mögliche Ursache für Chromosomenaberrationen darstellen könnte.

Fliegen mit P5P-Mangel akkumulierten hohe Konzentrationen von fortgeschrittenen Glykierungsendprodukten (AGEs) in ihren Gehirnen. Unter Hyperglykämiebedingungen entstehen diese Moleküle durch nicht-enzymatische Glykation von Aminogruppen von Proteinen und DNA und sind aufgrund der Bildung von ROS genotoxisch. AGEs werden mit diabetischen Komplikationen in Verbindung gebracht und werden durch P5P und Pyridoxamin unterdrückt. Zusammengenommen deuten diese Ergebnisse darauf hin, dass Chromosomenaberrationen unter P5P-armen Bedingungen hauptsächlich durch Hyperglykämie produziert werden, was wiederum die Anhäufung von AGEs fördert, die DNA-Schäden verursachen.[417]

Vitamin B6 und Proliferation, Migration und Zytokine in vitro

Kathleen Mikkelsen und andere stellten bei einer Studie aus dem Jahr 2019 an promonozytischen Lymphomzellen fest, dass Vitamin B6 (Pyridoxin) auf die U937-Zellen dosisabhängig proliferationshemmend und antimigratorisch wirkt: »In Apoptosetests mit Annexin-V/PI-Färbung löste Vitamin B6 weder Apoptose noch Zelltod aus, was darauf hindeutet, dass diese B-Vitamine proliferationshemmende und

417 Contestabile, R., di Salvo, ML., Bunik, V., Tramonti, A., Vernì, F. The multifaceted role of vitamin B6 in cancer: Drosophila as a model system to investigate DNA damage. Open Biol. 2020 Mar;10(3):200034. doi: 10.1098/rsob.200034. Epub 2020 Mar 25. PMID: 32208818; PMCID: PMC7125957.

migrationshemmende Eigenschaften haben.«[418] Weitere Forschung ist erforderlich, um den Mechanismus hinter diesen Eigenschaften zu verstehen. Die hier festgestellten proliferationshemmenden und migrationshemmenden Eigenschaften von Vitamin B6 stehen im Einklang mit bereits veröffentlichten Studien.[419]

Zu den möglichen Mechanismen, die den antiproliferativen und antimigratorischen Wirkungen von Vitamin B6 zugrunde liegen, gehören Angiogenese, veränderte Zytokinsekretion, veränderte PD-L1-Expression, oxidativer Stress und Stickstoffoxid-Synthese. Vitamin B6 erhöht die Sekretion von IL-8 und IL-10 durch U937-Zellen im Vergleich zu Kontrollen. IL-8, ein Immun-Chemotaxis-Zytokin/Chemokin, korreliert mit Angiogenese, Tumorigenität, Zellproliferation, Invasivität, Metastasierung und seine Expression auf Krebszellen ist mit einer schlechten Prognose verbunden. Diese Tatsache kollidiert auf den ersten Blick mit der Beobachtung, dass Vitamin B6 proliferationshemmend und antimigratorisch wirkt. Wie das einzuordnen ist, ist noch nicht klar.

Darüber hinaus wurde IL-10 auch in Gegenwart von Vitamin B6 hochreguliert. IL-10 ist ein stark entzündungshemmendes (deaktiviert Makrophagen und Monozyten) und immunsuppressives (hemmt antigenpräsentierende Zellen und T-Zellen) Zytokin. Andererseits übt IL-10 auch immunstimulierende Wirkungen aus, insbesondere auf B-Zellen, NK-Zellen und CD8+-T-Zellen aus.

Vitamin B6 reduzierte die Expression von IL-1β durch U937-Zellen. In Anbetracht der tumorfördernden Eigenschaften von IL-1β deutet die folglich verringerte Expression von IL-1β durch U937-Zellen in Anwesenheit von Vitamin B6 darauf hin, dass dieser

---

418 Contestabile, R., di Salvo, ML., Bunik, V., Tramonti, A., Vernì, F. The multifaceted role of vitamin B6 in cancer: Drosophila as a model system to investigate DNA damage. Open Biol. 2020 Mar;10(3):200034. doi: 10.1098/rsob.200034. Epub 2020 Mar 25. PMID: 32208818; PMCID: PMC7125957.

419 Stach, K., Stach, W., Augoff, K. Vitamin B6 in Health and Disease. Nutrients. 2021 Sep 17;13(9):3229. doi: 10.3390/nu13093229. PMID: 34579110; PMCID: PMC8467949.

Rückgang ein Faktor sein könnte, der zu den durch Vitamin B6 festgestellten antiproliferativen Wirkungen beiträgt. Auf den vaskulären endothelialen Wachstumsfaktor-A (VEGF-A) hatte Vitamin B6 keinen Einfluss.

PD-L1 wurde in Gegenwart von Vitamin B6 deutlich herunterreguliert. PD-L1 ist ein Protein, das auf der Oberfläche von Immun- und Nicht-Immunzellen exprimiert wird. Es dient als Immun-Checkpoint-Marker und bindet an seinen Rezeptor PD-1, der auf aktivierten T-Zellen exprimiert wird, was zu einer Immunsuppression führt. Seine verstärkte Expression auf Tumorzellen führt zur Tumorprogression (Proliferation) und Metastasierung. Die verringerte Expression von PD-L1 in Gegenwart von Vitamin B6 entspricht also der verringerten Proliferation von U937-Zellen, die festgestellt wurde.[420]

Mehrere Gruppen haben einen Zusammenhang zwischen hohen Dosen von Vitamin B6 und der Verringerung des Tumorwachstums hergestellt, möglicherweise durch Unterdrückung der Zellproliferation und Angiogenese. Sie arbeiteten mit In-vitro-Versuchen[421,422] und mit Tierversuchen. Hier lagen die Dosierungen bei 1, 7, 14 or 36 mg/kg über 22 Wochen.[423]

420 Mikkelsen, K., Prakash, MD., Kuol, N., Nurgali, K., Stojanovska, L., Apostolopoulos, V. Anti-Tumor Effects of Vitamin B2, B6 and B9 in Promonocytic Lymphoma Cells. Int J Mol Sci. 2019 Aug 1;20(15):3763. doi: 10.3390/ijms20153763. PMID: 31374832; PMCID: PMC6696026.

421 iSorbo, DM., Wagner, R. Jr., Nathanson, L. In vivo and in vitro inhibition of B16 melanoma growth by vitamin B6. Nutr Cancer. 1985;7(1-2):43-52. doi: 10.1080/01635588509513838. PMID: 4070008.

422 DiSorbo, DM., Nathanson, L. High-dose pyridoxal supplemented culture medium inhibits the growth of a human malignant melanoma cell line. Nutr Cancer. 1983;5(1):10-5. doi: 10.1080/01635588309513773. PMID: 6634429.

423 Komatsu, S., Yanaka, N., Matsubara, K., Kato, N. Antitumor effect of vitamin B6 and its mechanisms. Biochim. Biophys. Acta 2003, 1647, Pages 127–130.

Krebs, PNPO-Aktivität und P5P

Was die Rolle von Vitamin B6 bei der Zellproliferation betrifft, so gibt es sehr starke Hinweise auf einen Zusammenhang zwischen der Expression von Genen, die am Recycling von P5P beteiligt sind, und Krebs.

Das PNPO-Gen, das für Pyridoxin-5-Phosphat-Oxidase kodiert, ist eines von sieben unter 6.487 ausgewählten Genen, deren veränderte Expression bei Patienten mit Darmkrebs einen prognostischen Wert hat. Die Expression von PNPO ist in Darmkrebsgewebe im Vergleich zu angrenzendem Normalgewebe erhöht. Dies ist ein klarer Beweis für die Beteiligung des Vitamin-B6-Stoffwechsels an Krebs. Es wurde über weitere Beweise berichtet, die einen Zusammenhang zwischen Enzymen des Salvage-Pathways und verschiedenen Arten von Tumoren zeigen. Zhang und andere wiesen nach, dass PNPO zum Fortschreiten von epithelialen Tumoren der Eierstockoberfläche beiträgt. Auch in diesem Fall wurde festgestellt, dass PNPO überexprimiert ist. Seine Ausschaltung induzierte Zellapoptose und verringerte die Zellproliferation, Migration und Invasion in vitro. Darüber hinaus hemmte die Ausschaltung von PNPO die Tumorbildung in vivo in orthotopisch implantierten Nacktmäusen. Interessanterweise deutete dieselbe Arbeit auch darauf hin, dass P5P für die Regulierung der PNPO-Expression wichtig ist, da eine P5P-Supplementierung die PNPO-Proteinexpression unterdrückte, was zu einer Hemmung der Proliferation epithelialer Eierstockzellen führte. Außerdem wurde gezeigt, dass die PNPO-Expression durch den transformierenden Wachstumsfaktor beta (TGF beta) reguliert wird, wahrscheinlich durch die Hochregulierung einer microRNA (miR-143-3p). PNPO wird auch in invasiven duktalen Karzinomen der Brust überexprimiert, wobei die Expressionshöhe umgekehrt mit dem Gesamtüberleben der Patienten korreliert. Darüber hinaus führt der Knockdown von PNPO zu einer Verringerung der Proliferation, Migration, Invasion und Koloniebildung von Brustkrebszellen, zu einer Arretierung des Zellzyklus in der G2/M-Phase und zur Einleitung der

Zellapoptose. Auch in diesem Fall sind nicht-kodierende RNAs (MALAT1 und mir-216b-5p) an der PNPO-Regulation beteiligt.[424]

Wie erwartet spielt ein Vitamin-B6-Mangel eine wichtige Rolle bei der DNA-Schädigung und -reparatur. P5P ist der Cofaktor der Serin-Hydroxy-Methyltransferase (SHMT), deren folatabhängige Reaktion die Hauptquelle von 1-Kohlenstoffeinheiten im Stoffwechsel ist und eine grundlegende Rolle bei der Synthese von Thymidylat spielt. Ein P5P-Mangel kann zu einer Verringerung der Aktivität der SHMT führen, wodurch es zu einem Fehleinbau von Uracil in die DNA kommt. Ein weiteres Enzym, dessen Aktivität sowohl von P5P als auch von Folat abhängt, die Glycin-Decarboxylase, eine Untereinheit des Glycin-Spaltungssystems, ist von grundlegender Bedeutung für die Synthese von Purinen und damit für den DNA-Stoffwechsel.

Angesichts der Bedeutung von Vitamin B6 für den DNA-Stoffwechsel ist es nicht verwunderlich, dass niedrige Vitamin-B6-Spiegel in Tiermodellen und bei Patienten mit entzündlichen Darmerkrankungen mit der Bildung von Mikronuklei in Verbindung gebracht wurden (Mikronuklei werden seit langem mit Chromosomeninstabilität, Genomumlagerungen und Mutagenese in Verbindung gebracht[425]). Vitamin B6 kann sich auch über verschiedene Mechanismen auf die DNA auswirken. Es wird angenommen, dass Vitamin B6 die Proliferation von Endothelzellen und die Angiogenese unterdrückt, indem es die Aktivitäten der DNA-Polymerase und der DNA-Topoisomerasen hemmt. Darüber hinaus induziert Pyridoxal in Hepatomzellen die Expression des Insulin-ähnlichen Wachstumsfaktor-bindenden Proteins 1 über einen Mechanismus, an dem der ERK/c-Jun-Signalweg beteiligt ist. Es wurde gezeigt, dass dasselbe

---

424 Contestabile, R., di Salvo, ML., Bunik, V., Tramonti, A., Vernì, F. The multifaceted role of vitamin B6 in cancer: Drosophila as a model system to investigate DNA damage. Open Biol. 2020 Mar;10(3):200034. doi: 10.1098/rsob.200034. Epub 2020 Mar 25. PMID: 32208818; PMCID: PMC7125957.

425 Krupina, K., Goginashvili, A., Cleveland, DW. Causes and consequences of micronuclei. Curr Opin Cell Biol. 2021 Jun;70:91-99. doi: 10.1016/j.ceb.2021.01.004. Epub 2021 Feb 18. PMID: 33610905; PMCID: PMC8119331.

Vitamer die Expression von p21 (p21 unterdrückt unter anderem das Krebswachstum[426]) über die Aktivierung von p53 in verschiedenen Krebszellen und im Dickdarm der Maus erhöht.[427]

Vitamin B6 und Krebs des Magen-Darm-Traktes

Eine prospektive Studie, die neun Jahre lang fast 500.000 ältere Erwachsene beobachtete, ergab, dass das Risiko für Speiseröhren- und Magenkrebs bei Teilnehmern im höchsten Quintil gegenüber dem niedrigsten Quintil der gesamten Vitamin-B6-Zufuhr geringer war.[428]

2010 ergab eine Metaanalyse von 13 Studien eine 49-prozentige Reduzierung des Kolonkarzinom-Risikos im höchsten gegenüber dem niedrigsten Quartil des P5P-Spiegels im Blut.[429]

2022, Holowatyj und andere: »Zusammenfassend lässt sich sagen, dass die Ergebnisse dieser prospektiven, internationalen Studie an Patienten mit Darmkrebs im Stadium I-III wichtige klinische Informationen liefern. Wir beobachteten ein signifikant verbessertes Überleben nach der Diagnose eines kolorektalen Karzinoms, aber kein verringertes Rezidivrisiko bei Patienten mit einem höheren

---

426 https://de.wikipedia.org/wiki/CDK-Inhibitor_1; besucht am 28.10.2023.

427 Contestabile, R., di Salvo, M.L, Bunik, V., Tramonti, A., Vernì, F. The multifaceted role of vitamin B6 in cancer: Drosophila as a model system to investigate DNA damage. Open Biol. 2020 Mar;10(3):200034. doi: 10.1098/rsob.200034. Epub 2020 Mar 25. PMID: 32208818; PMCID: PMC7125957.

428 Xiao, Q., Freedman, ND., Ren, J., Hollenbeck, AR., Abnet, CC., Park Y. Intakes of folate, methionine, vitamin B6, and vitamin B12 with risk of esophageal and gastric cancer in a large cohort study. Br J Cancer. 2014 Mar 4;110(5):1328-33. doi: 10.1038/bjc.2014.17. Epub 2014 Jan 30. PMID: 24481406; PMCID: PMC3950867.

429 Larsson, SC., Orsini, N., Wolk, A. Vitamin B6 and risk of colorectal cancer: a meta-analysis of prospective studies. JAMA. 2010 Mar 17;303(11):1077-83. doi: 10.1001/jama.2010.263. PMID: 20233826.

präoperativen Vitamin-B6-Status, was für Dick- und Enddarmkrebs gilt. Weitere Studien sind gerechtfertigt, um die Auswirkungen des Vitamin-B6-Status bei Darmkrebs-Patienten auf die Verbesserung der Krankheitsresultate zu untersuchen.«[430]

2017: Eine prospektive Fall-Kontroll-Studie mit 613 Dickdarmkarzinom-Fällen und 1.190 Kontrollfällen war in die Northern Sweden Health and Disease Study (n = 114.679) eingebettet. Die Teilnehmer wurden von 1985 bis 2009 beobachtet, und die mediane Nachbeobachtungszeit von der Erstuntersuchung bis zur Dickdarmkarzinom-Diagnose betrug 8,2 Jahre. P5P, Pyridoxal, Pyridoxinsäure (PA), 3-Hydroxykynurenin und Xanthurensäure (XA) wurden im Plasma mittels Flüssigchromatographie-Tandem-Massenspektrometrie gemessen.

Ergebnisse: Die P5P-Plasmakonzentrationen waren mit einem geringeren Darmkrebsrisiko für das dritte Quartil im Vergleich zum ersten Quartil und für P5P-Suffizienz im Vergleich zu P5P-Mangel verbunden. Schlussfolgerungen: Ein Vitamin-B6-Mangel, gemessen anhand von P5P im Plasma, ist mit einem deutlich erhöhten Darmkrebsrisiko verbunden. Darüber hinaus deuten die Analysen neuartiger Marker für den funktionellen Vitamin-B6-Status und

430 Holowatyj, AN., Ose, J., Gigic, B., Lin, T., Ulvik, A., Geijsen, AJMR., Brezina, S., Kiblawi, R., van Roekel, EH., Baierl, A., Böhm, J., Bours, MJL., Brenner, H., Breukink, SO., Chang-Claude, J., de Wilt, JHW., Grady, WM., Grünberger, T., Gumpenberger, T., Herpel, E., Hoffmeister, M., Keulen, ETP., Kok, DE., Koole, JL., Kosma, K., Kouwenhoven, EA., Kvalheim, G., Li, CI., Schirmacher, P., Schrotz-King, P., Singer, MC., van Duijnhoven, FJB., van Halteren, HK., Vickers, K., Vogelaar, FJ., Warby, CA., Wesselink, E,, Ueland, PM., Ulrich, AB., Schneider, M., Habermann, N., Kampman, E., Weijenberg, MP., Gsur, A., Ulrich, CM. Higher vitamin B6 status is associated with improved survival among patients with stage I-III colorectal cancer. Am J Clin Nutr. 2022 Aug 4;116(2):303-313. doi: 10.1093/ajcn/nqac090. PMID: 35394006; PMCID: PMC9348990.

Vitamin-B6-assoziierten oxidativen Stress und Entzündungen eher auf eine Rolle bei der Tumorprogression als bei der Tumorentstehung hin.[431]

Vitamin B6 und Brustkrebs

Eine weitere Metaanalyse von fünf Fall-Kontroll-Studien ergab, dass höhere im Vergleich zu niedrigeren Serum-P5P-Spiegeln mit einem um 29 Prozent geringeren Brustkrebsrisiko bei postmenopausalen, aber nicht prämenopausalen Frauen verbunden sind.[432]

Eine Studie von Lurie und andere zeigte: »Wir untersuchten den Zusammenhang zwischen den prädiagnostischen Plasmakonzentrationen von P5P und dem Brustkrebsrisiko nach der Menopause in einer Fall-Kontroll-Studie, die in die multiethnische Kohorte auf Hawaii und in Südkalifornien eingebettet war und 706 Fälle und 706 Kontrollen umfasste, die hinsichtlich des Geburtsdatums, der ethnischen Zugehörigkeit, des Studienortes, des Datums der Blutabnahme, des Zeitpunkts der Blutabnahme, der Nüchternzeit vor der Blutabnahme und der Einnahme von Hormonen in den Wechseljahren übereinstimmten. Frauen mit Plasma-P5P-Konzentrationen im höchsten Quartil hatten ein um 30 [Prozent] verringertes Risiko für invasiven Brustkrebs (KI: 0,50-0,98) im Vergleich zu den Frauen im niedrigsten P5P-Quartil (P für Trend = 0,02). Die Assoziation schien auf Fälle mit Hormonrezeptor-positiven Tumoren begrenzt zu sein. Diese Ergebnisse deuten in Kombination mit Informationen

---

431 Gylling, B., Myte, R., Schneede, J., Hallmans, G., Häggström, J., Johansson, I., Ulvik, A., Ueland, PM., Van Guelpen, B., Palmqvist, R. Vitamin B-6 and colorectal cancer risk: a prospective population-based study using 3 distinct plasma markers of vitamin B-6 status. Am J Clin Nutr. 2017 Apr;105(4):897-904. doi: 10.3945/ajcn.116.139337. Epub 2017 Mar 8. PMID: 28275126.

432 Wu, W., Kang, S., Zhang, D. Association of vitamin B6, vitamin B12 and methionine with risk of breast cancer: a dose-response meta-analysis. Br J Cancer. 2013 Oct 1;109(7):1926-44. doi: 10.1038/bjc.2013.438. Epub 2013 Aug 1. PMID: 23907430; PMCID: PMC3790153.

aus zwei anderen prospektiven Studien auf eine Rolle von Vitamin B6 bei der Prävention von Brustkrebs nach den Wechseljahren hin. Weitere Studien sind erforderlich, um die mögliche Heterogenität der Vitamin-B6-Assoziation mit dem Brustkrebsrisiko in Abhängigkeit vom Hormonrezeptorstatus des Tumors weiter zu untersuchen.«[433]

Vitamin B6 und Bauchspeicheldrüsenkrebs

Joyce Y. Huang und andere erfassten 2016: Vitamin B6 ist ein wichtiger enzymatischer Cofaktor für Stoffwechselwege, die für die Entstehung von Bauchspeicheldrüsenkrebs relevant sind. Sie stellten fest, dass höhere P5P-Konzentrationen im Serum, die viele Jahre vor der Krebsdiagnose erhoben wurden, mit einem geringeren Risiko für Bauchspeicheldrüsenkrebs in zwei prospektiven Kohorten der chinesischen Bevölkerung verbunden waren. Ein ausreichender P5P-Gehalt im Serum wurde mit einem um 54 Prozent verringerten Risiko für Bauchspeicheldrüsenkrebs bei Asiaten in Verbindung gebracht. Ihr Fazit: Höhere Konzentrationen von P5P können vor der Entwicklung von Bauchspeicheldrüsenkrebs schützen.[434]

---

433 Lurie, G., Wilkens, LR., Shvetsov, YB., Ollberding, NJ., Franke, AA., Henderson, BE., Kolonel, LN., Goodman, MT. Prediagnostic plasma pyridoxal 5'-phosphate (vitamin b6) levels and invasive breast carcinoma risk: the multiethnic cohort. Cancer Epidemiol Biomarkers Prev. 2012 Nov;21(11):1942-8. doi: 10.1158/1055-9965.EPI-12-0717-T. Epub 2012 Aug 9. PMID: 22879204; PMCID: PMC3493882.

434 Huang, JY., Butler, LM., Midttun, Ø., Koh, WP., Ueland, PM., Wang, R., Jin, A., Gao, YT., Yuan, JM. Serum B6 vitamers (pyridoxal 5'-phosphate, pyridoxal, and 4-pyridoxic acid) and pancreatic cancer risk: two nested case-control studies in Asian populations. Cancer Causes Control. 2016 Dec;27(12):1447-1456. doi: 10.1007/s10552-016-0822-6. Epub 2016 Nov 9. PMID: 27830400; PMCID: PMC5161671.

Widersprüchliche Daten zu Nasopharynxkarzinomen und Vitamin B6

Auf eine Studie, die aus dem Rahmen fällt, weil sie sich negativ bezüglich Vitamin-B6-Einnahme und Nasopharynxkarzinom zeigte, möchte ich noch hinweisen. 2021: Patienten mit Nasopharynxkarzinom wurden entsprechend dem Cut-off-Wert von Vitamin B6 während der Behandlung in drei Gruppen eingeteilt:

- Nichtanwender (0 mg/d),
- Vitamin B6 während der Behandlung > 8,6 mg/d und
- Vitamin B6 während der Behandlung ≤ 8,6 mg/d.
- Patienten mit Vitamin B6 während der Behandlung > 8,6 mg/d hatten ein signifikant niedrigeres 5-Jahres-Gesamtüberleben, fernmetastasenfreies Überleben und progressionsfreies Überleben als die Nicht-Nutzer. Patienten, die während der Behandlung Vitamin B6 ≤ 8,6 mg/d einnahmen, hatten ein leicht, aber nicht signifikant besseres 5-Jahres-OS als die Nichtanwender, während alle anderen primären Endpunkte ähnlich waren.[435]

Andererseits gab es 2016 eine Studie, die das Gegenteil aussagte: »Eine höhere Folat- oder Vitamin-B6-Aufnahme mit der Nahrung war mit einem geringeren Nasopharynxkarzinom-Risiko verbunden, nachdem mögliche Störfaktoren berücksichtigt worden waren. Diese Studie deutet darauf hin, dass Folat und Vitamin B6 in einer

---

435 Li, H., Chen, M., Liang, S., Wei, X., Wang, R., Cui, C., Ruan, G., Ou, Q., Liu, L. Excessive vitamin B6 during treatment is related to poor prognosis of patients with nasopharyngeal carcinoma: A U-shaped distribution suggests low dose supplement. Clin Nutr. 2021 Apr;40(4):2293-2300. doi: 10.1016/j.clnu.2020.10.019. Epub 2020 Oct 16. PMID: 33873269.

Hochrisikopopulation schützend gegen Nasopharynxkarzinome wirken können«.[436]

Krebsrisiko und Diagnostik in Bezug auf Vitamin B6

2015 wurde gezeigt, dass der PAr-Index ein Prädiktor für Krebserkrankungen in der Allgemeinbevölkerung ist. Am stärksten sei der Zusammenhang bei Lungenkrebs.[437] Xu und andere schrieben 2022: »Die positive Assoziation von PAr mit dem Darmkrebsrisiko deutet auf die mögliche Rolle von Entzündungen und oxidativem Stress bei der Darmkrebsentstehung hin.«[438]

Mocelli und andere führten 2017 einen systematischen Review von Beobachtungsstudien und interventionellen Studien durch, die die Blutspiegel von P5P in Relation mit dem Risiko jeglicher Krebsart setzten. Ihr Fazit: »Epidemiologische Belege unterstützen das Potenzial von Vitamin B6 als Mittel zur Verringerung des Krebsrisikos und die Rolle von P5P als Biomarker für die Krebsvorsorge, insbesondere bei gastrointestinalen Tumoren.«

Es bleibt aber die Frage, ob Vitamin B6 einen direkten präventiven Effekt gegen die Krebsentstehung ausüben kann oder ob es eher ein Indikator für das Vorhandensein anderer schützender

---

436 Zeng, FF., Liu, YT., Lin, XL., Fan, YY., Zhang, XL., Xu, CH., Chen, YM. Folate, vitamin B6, vitamin B12 and methionine intakes and risk for nasopharyngeal carcinoma in Chinese adults: a matched case-control study. Br J Nutr. 2016 Jan 14;115(1):121-8. doi: 10.1017/S0007114515004146. Epub 2015 Oct 30. PMID: 26515433.

437 Inflammation, vitamin B6 and related pathways; Ueland, PM., McCann A., Midttun Ø., Ulvik, A. Molecular Aspects of Medicine, Volume 53, February 2017, Pages 10-27.

438 Xu, L., Fang, YJ., Che, MM., Abulimiti, A., Huang, CY., Zhang, CX. Association of Serum Pyridoxal-5'-Phosphate, Pyridoxal, and PAr with Colorectal Cancer Risk: A Large-Scale Case-Control Study. Nutrients. 2022 Jun 9;14(12):2389. doi: 10.3390/nu14122389. PMID: 35745119; PMCID: PMC9230157.

Mikronährstoffe bei einer gesunden Ernährung ist. Der starke und homogene Zusammenhang zwischen dem Krebsrisiko und dem Vitamin-B6-Blutspiegel könnte für eine direkte Rolle des Vitamins bei der Krebsentstehung sprechen.

Sie empfehlen: Vitamin B6 sollte als Risikominderungsstrategie für Magen-Darm-Krebs weiter in Betracht gezogen werden. P5P-Blutwerte sollten als neuer Krebsrisikofaktor betrachtet werden.[439]

Einfach gesagt

- Es mehren sich die Hinweise darauf, dass ein Mangel an Vitamin B6 auch zum Auftreten von schweren Erkrankungen wie Krebs und Diabetes beitragen oder die Hauptursache dafür sein kann. Der stärkste Zusammenhang besteht bei Magen-Darm-Krebs. Viele Autoren stellen allerdings die gleiche Frage: Kann dieses Vitamin Krebs direkt verhindern oder ist es nur ein Marker im Plasma gesunder Menschen und ein Indikator für vitaminreiche Nahrung?

- Seit den 1950er-Jahren wird darüber gesprochen, dass die Menge an aktivem Vitamin B6 im Körper (wie viel davon tatsächlich genutzt werden kann) möglicherweise die Entstehung und das Wachstum von Krebs beeinflusst. In einigen Studien wurde das untersucht, vor allem an Tieren mit schwachem Immunsystem. Die meisten dieser frühen Studien zeigten, dass ein Mangel an Vitamin B6 das Wachstum von Krebszellen bremsen könnte. Das könnte daran liegen, dass schnell wachsende Krebszellen viel P5P (eine Form von Vitamin B6) brauchen. Diese Beobachtungen führten dazu, dass Forscher nach Möglichkeiten suchten, wie man Vitamin B6 gegen Krebs einsetzen könnte. Diese Ansätze haben

439 Mocellin. S-, Briarava. M-, Pilati. P. Vitamin B6 and Cancer Risk: A Field Synopsis and Meta-Analysis. J Natl Cancer Inst. 2017 Mar 1;109(3):1-9. doi: 10.1093/jnci/djw230. PMID: 28376200.

allerdings nicht die gewünschten Ergebnisse für eine Behandlung gezeigt. Einige Studien berichteten sogar, dass ein Mangel an Vitamin B6 in manchen Fällen das Tumorwachstum fördern könnte. Bis Anfang der 1980er-Jahre glaubte man allgemein, dass ein Mangel an Vitamin B6 eine gute Möglichkeit sein könnte, um Krebs zu bekämpfen. In den 1980er-Jahren wurde dann aber auch überlegt, dass die Einnahme von Vitamin B6 in bestimmten Fällen tatsächlich helfen könnte, Krebs zu stoppen. Es gab vier Hauptgründe dafür:

- Die Gabe von Vitamin B6 konnte das Wachstum von verschiedenen Krebszellen in Laborversuchen stoppen oder sie sogar abtöten.

- Bei Mäusen mit Tumoren führte die Injektion oder Ergänzung von Vitamin B6 dazu, dass das Krebswachstum langsamer wurde.

- Es wurde festgestellt, dass mehr Tumoren auftraten, wenn es einen Mangel an Vitamin B6 gab. Das deutet darauf hin, dass Vitamin B6 wichtig für eine gute Immunreaktion ist.

- Das Fortschreiten von Leberkrebs verlangsamte sich, wenn mehr P5P im Körper war und andersrum.

- Seitdem gab es viele Studien, die zeigen, dass Vitamin B6 das Wachstum von Krebszellen bremsen oder sogar schädigen kann. Außerdem könnte Vitamin B6 zusammen mit anderen Nährstoffen besser wirken. In den letzten 30 Jahren haben Forscher untersucht, wie Vitamin B6 mit verschiedenen Krebsarten zusammenhängt. Hohe Werte von Vitamin B6 scheinen bei Krebspatienten mit einer besseren Krankheitsentwicklung verbunden zu sein. Ein bestimmtes Enzym, das Vitamin B6 in seine aktive Form umwandelt, könnte ein guter Marker für den Verlauf von Lungenkrebs sein. Es ist jedoch noch unklar, wie genau Vitamin B6 und Krebs miteinander verbunden sind. Es gibt einige wichtige Punkte:

- Erstens ist ein guter Vitamin-B6-Stoffwechsel erforderlich, um den Bedarf von stark wachsenden Zellen, einschließlich Tumorzellen sowie Immunzellen, aufrechtzuerhalten. Dies erklärt zum einen, warum Krebspatienten häufig an einem Vitamin-B6-Mangel leiden. Andererseits könnte die mit dem Krebs verbundene Immunschwächung zumindest teilweise auf Vitamin-B6-Defizite zurückzuführen sein. Vitamin B6 könnte eine krebsbremsende Wirkung ausüben, indem es die gegen Krebs gerichtete Immunantwort fördert.

- Zweitens wirkt sich Vitamin B6 direkt auf die Förderung von DNA-Reparaturen und Gen-Stabilität aus und zeigt dementsprechend eine krebsbremsende Aktivität.

- Drittens hat der Vitamin-B6-Stoffwechsel mit schützenden Reaktionen auf eine Vielzahl von ungünstigen Bedingungen zu tun, einschließlich mehrerer Situationen, die bösartige Zellen normalerweise während des Fortschreitens des Tumors erleben (zum Beispiel Nährstoffentzug, Sauerstoffarmut).

- Dennoch geben die Autoren zu bedenken: »Vitamin-B6-arme Krebszellen scheinen viel resistenter gegen stressbedingten Tod zu sein als Vitamin-B6-reiche Krebszellen. Das Tumorwachstum kann in Umgebungen erleichtert werden, in denen die Produktion von P5P begrenzt ist. Daher könnte man spekulieren, dass neu gebildete Tumore hohe P5P-Spiegel in der Zelle nutzen könnten, um ihren Stoffwechselbedarf aufrechtzuerhalten, während bösartige Tumore, die über eine bestimmte Masse hinaus wachsen, von einer reduzierten Menge an Vitamin B6 profitieren können, um den durch Stoffwechselstress verursachten Zelltod zu vermeiden.«

Die Forscher bemerken, dass zukünftige Studien erforderlich sind, um formale Beweise für diese Hypothese zu liefern.

- Pyridoxal wirkte unter den Vitamin-B6-Formen in der Petrischale am stärksten auf Krebszellen und auch in niedrigeren Konzentrationen.

- Ein Vitamin-B6-Mangel wird von weiteren Autoren mit einer deutlichen Zunahme verschiedener Tumorarten in Verbindung gebracht, die insbesondere den Magen-Darm-Trakt und die Lunge betreffen. Es ist daher klar, dass Vitamin B6 eine komplexe und vielschichtige Rolle bei Krebs spielt, als Antioxidans zur Vorbeugung, aber auch als notwendiger Mikronährstoff, der für das Zellwachstum des Krebses benötigt wird.

- Chronische Entzündungen können die Entstehung von Krebs begünstigen. Infektionen und Reizungen, die chronische Entzündungen hervorrufen, können eine Umgebung schaffen, die genetische Schäden und die Bildung von Tumoren fördert. Sie aktivieren Krebsgene und stören die Funktion von Genen, die Krebs unterdrücken, was letztendlich zur Entwicklung von Krebs führen kann. Ein Mangel an bestimmten B-Vitaminen kann die Immunantwort erheblich beeinflussen, indem er die Produktion von Genbestandteilen und die Eiweißbildung beeinträchtigt. Dies führt zu einer Hemmung der Aktivität von Immunzellen und stört Stoffwechselprozesse, die für Entgiftung und Genbildung wichtig sind. Ein unzureichender Gehalt an B-Vitaminen kann zu einem Anstieg des Homocysteinspiegels führen, was wiederum zu oxidativem Stress, Gen-Schäden und einem chronischen Entzündungszustand führen kann. Dies begünstigt Veränderungen in den Genen, die wiederum die Entstehung von Tumoren fördern können. Einige B-Vitamine, wie zum Beispiel Vitamin B6, haben antioxidative Eigenschaften und können daher eine schützende Rolle bei Entzündungen und der Progression von Krebs spielen.

- P5P ist für den Kynurenin-Stoffwechselweg wichtig. Dieser Stoffwechselweg produziert entzündungshemmende Moleküle wie Kynurenin. Die Forschung zeigt, dass ein verbesserter Spiegel von Kynurenin das Fortschreiten von Krebs in der Petrischale hemmen kann. Ein anderes Produkt des Kynurenin-Stoffwechsels hat eine wachstumshemmende und wanderungshemmende Wirkung auf Darmkrebszellen. Diese Enzym-Aktivität wird ebenfalls durch den P5P-Spiegel reguliert.

- Weitere Forscher stellen fest: Es gibt Anhaltspunkte für die Hypothese, dass ein Mangel an Vitamin B6 die Entstehung und das Fortschreiten von Krebs begünstigen könnte, weil Vitamin B6 eine Rolle spielt bei Gensynthese, -ablesung und -reparatur. Darüber hinaus kann Vitamin B6 den Zellzyklus, Entzündungen, Gefäßbildung, oxidativen Stress und die Genstabilität beeinflussen.

- Studien an Tieren ergaben, dass ein durch niedrige P5P-Spiegel verursachter hoher Blutzucker eine zusätzliche mögliche Ursache für Genveränderungen darstellen könnte.

- Vitamin B6 hat das Tumorwachstum und die Metastasierung hemmende Eigenschaften. Die Mechanismen hinter diesen Eigenschaften sind noch nicht klar. Möglicherweise spielen hier Vitamin-B6-abhängige Gefäßbildung, veränderte Botenstoffbildung, veränderte Genaktivität, oxidativer Stress und veränderte Stickstoffoxidbildung eine Rolle.

- Und wieder andere Forscher schrieben, dass Vitamin B6 die Gefäßneubildung, das Krebsentstehungspotenzial, die Zellneubildung, die Eindringneigung, die Metastasierung und die vermehrte Bildung von Botenstoffen, die durch Vitamin B6 gefördert werden, steigere und zu einer schlechteren Prognose führe. Diese Tatsache kollidiert mit der Beobachtung, dass Vitamin B6 das Tumorwachstum hemmende und die Metastasierung hemmende Eigenschaften habe. Wie das einzuordnen ist, ist noch nicht klar.

- Vitamin B6 hat Einfluss auf diverse Botenstoffe des Immunsystems. Manche sind für den Krebs eher förderlich und manche nicht.

- Mehrere Gruppen haben einen Zusammenhang zwischen hohen Dosen von Vitamin B6 und der Verringerung des Tumorwachstums hergestellt, möglicherweise durch Unterdrückung des Zellwachstums und der Gefäßneubildung.

- Wie erwartet, spielt ein Vitamin-B6-Mangel eine wichtige Rolle bei der DNA-Schädigung und -reparatur. Ein P5P-Mangel kann zu einem Fehleinbau von nicht erwünschten Bestandteilen in die DNA führen. Zudem ist P5P wichtig für die Bildung von Genbestandteilen und damit für den Gen-Stoffwechsel. Angesichts der Bedeutung von Vitamin B6 für den DNA-Stoffwechsel ist es nicht verwunderlich, dass niedrige Vitamin-B6-Spiegel in Tiermodellen und bei Patienten mit der Bildung von Mikronuklei in Verbindung gebracht wurden (Mikronuklei sind kleine Zellkerne, die seit langem mit Geninstabilität, Genomumlagerungen und Krebsbildung in Verbindung gebracht werden). Es wird angenommen, dass Vitamin B6 das Wachstum von Gefäßen (das für Tumore wichtig ist) unterdrückt, indem es bestimmte Gen-Aktivitäten hemmt. Aber auch hier finden wir leider Widersprüche in den verschiedenen Studien:

  - Speiseröhren- und Magenkrebs: Eine Studie ergab, dass das Risiko für Speiseröhren- und Magenkrebs bei Teilnehmern mit hohem Vitamin-B6-Spiegel geringer war.

  - Darmkrebs: Eine Metaanalyse 2010 von 13 Studien ergab eine 49-prozentige Reduzierung des Kolonkarzinom-Risikos bei hohen P5P-Spiegeln im Blut. Eine andere Studie sagt aus: Ein Vitamin-B6-Mangel, gemessen anhand von P5P im Plasma, ist mit einem deutlich erhöhten Darmkrebsrisiko verbunden. Darüber hinaus deuten die Analysen der Forscher neuartige Marker für den funktionellen Vitamin-B6-Status und Vitamin-B6-assoziierten oxidativen Stress und Entzündungen eher auf eine Rolle von Vitamin B6 beim Krebswachstum als bei der Krebsentstehung hin.

- Brustkrebs: Höhere P5P-Spiegeln sind laut einer Studie mit einem geringeren Brustkrebsrisiko bei postmenopausalen, aber nicht bei prämenopausalen Frauen verbunden. Eine andere Studie sagt: »Frauen mit hohen P5P-Spiegeln hatten ein deutlich verringertes Risiko für Brustkrebs im Vergleich zu Frauen mit niedrigen Konzentrationen.« Diese Ergebnisse deuten in Kombination mit Informationen aus zwei anderen Studien auf eine Rolle von Vitamin B6 bei der Prävention von Brustkrebs nach den Wechseljahren hin. Weitere Studien sind erforderlich, um die mögliche unterschiedliche Vitamin-B6-Assoziation mit dem Brustkrebsrisiko weiter zu untersuchen.

- Bauchspeicheldrüsenkrebs: Vitamin B6 ist ein wichtiger Cofaktor für Stoffwechselwege, die für die Entstehung von Bauchspeicheldrüsenkrebs relevant sind. Forscher stellten fest, dass höhere P5P-Konzentrationen im Serum mit einem geringeren Risiko für Bauchspeicheldrüsenkrebs verbunden waren. Ein ausreichender P5P-Gehalt im Serum wurde mit einem verringerten Risiko für Bauchspeicheldrüsenkrebs bei Asiaten in Verbindung gebracht. Ihr Fazit: Höhere Konzentrationen von P5P könnten vor der Entwicklung von Bauchspeicheldrüsenkrebs schützen.

- Nasenrachenkarzinome: Hier gab es widersprüchliche Daten. Eine Studie sah ein signifikant niedrigeres 5-Jahres-Gesamtüberleben bei Vitamin-B6-Gaben, die andere Studie schätzt Vitamin-B6-Gaben als schützend ein.

- Mögliche Diagnostik in Bezug auf das Krebsrisiko: Es wurde gezeigt, dass der PAr-Index (siehe *Labordiagnostik*) ein Vorhersagewerkzeug für Krebserkrankungen in der Allgemeinbevölkerung ist. Am stärksten sei der Zusammenhang bei Lungenkrebs. Forscher schrieben 2022: »Die positive Assoziation von PAr mit dem Darmkrebsrisiko deutet auf die mögliche Rolle von Entzündungen und oxidativem Stress bei der Darmkrebsentstehung hin.« Andere Forscher schrieben: »Epidemiologische Belege unterstützen das Potenzial von Vitamin B6 als Mittel zur Verringerung des Krebsrisikos und die Rolle von P5P als Biomarker für die Krebsvorsorge, insbesondere bei Magen-Darm-Tumoren.«

- Es bleibt aber die Frage, ob Vitamin B6 einen direkten präventiven Effekt gegen die Krebsentstehung ausüben kann. Der starke und homogene Zusammenhang zwischen dem Krebsrisiko und dem Vitamin-B6-Blutspiegel könnte für eine direkte Rolle des Vitamins bei der Krebsentstehung sprechen. Die Forscher empfehlen deshalb:

  - Vitamin B6 sollte als Risikominderungsstrategie für Magen-Darm-Krebs weiter in Betracht gezogen werden.

  - P5P-Blutwerte sollten als neuer Krebsrisikofaktor betrachtet werden.

- Zusammenfassend lässt sich sagen, dass der Einfluss von Vitamin B6 auf die Krebsentstehung und -entwicklung aus unterschiedlichen Perspektiven unterschiedlich zu bewerten ist. Krebs ist ein multifaktorielles Geschehen und entsprechend kann man auch keine klare Aussage bezüglich der Auswirkungen von Vitamin-B6-Gaben machen, weil die Ausgangssituation in jedem einzelnen Fall anders und auch variabel sein wird.

Orthopädie

Knochenbrüche sind in Deutschland relativ häufig, insbesondere bei älteren Menschen durch Stürze. Jedes Jahr werden Hunderttausende von Knochenbrüchen diagnostiziert, wobei die Häufigkeit bei älteren Menschen tendenziell höher ist.

Das Karpaltunnelsyndrom ist eine Erkrankung, bei der der Medianusnerv im Handgelenk eingeklemmt ist. Es betrifft oft Menschen, die wiederholte Handbewegungen ausführen, wie Büroarbeiter oder Personen in handwerklichen Berufen. Das Karpaltunnelsyndrom ist eine relativ häufige neurologische Erkrankung in Deutschland.

Osteoarthritis, eine degenerative Gelenkerkrankung, betrifft viele Menschen in Deutschland, besonders im Alter. Die Prävalenz von Osteoarthritis ist hoch, und es wird angenommen, dass Millionen von Menschen betroffen sind.

Frakturrisiko und Vitamin-B6-Mangel

2006 fanden Saito und andere in einer Studie Hinweise auf Frakturneigung durch Vitamin-B6-Mangel: Sie untersuchten den Zusammenhang zwischen dem Grad der Mineralisierung und den Kollagenvernetzungen in der Spongiosa von Hüftfrakturen. 25 weibliche Fälle von intrakapsulären Hüftfrakturen (78 +/- 6 Jahre) und 25 altersgleiche postmortale Kontrollen (77 +/- 6 Jahre) wurden in diese

Studie aufgenommen. Bei den Frakturfällen wurden unter anderem niedrigere Pyridoxalwerte festgestellt.[440]

2007 stellten Yazdanpanah und andere fest: »Wir kommen zu dem Schluss, dass eine erhöhte Riboflavin- und Pyridoxinaufnahme mit einer höheren Knochendichte verbunden war. Außerdem fanden wir eine Verringerung des Frakturrisikos in Abhängigkeit von der Pyridoxinaufnahme unabhängig von der Knochendichte. Diese Ergebnisse unterstreichen die Bedeutung der Berücksichtigung von Ernährungsfaktoren in epidemiologischen Studien über Osteoporose und Frakturen.«[441]

2008 schrieben McLean und andere: »Wir fanden heraus, dass ein niedriger Vitamin-B6-Spiegel mit einem größeren Knochenverlust verbunden war. Alles deutet darauf hin, dass ein unzureichender Vitamin-B6-Spiegel über eine Verringerung der Knochenmasse zu einer größeren Knochenbrüchigkeit beitragen kann. Obwohl nur wenige Studien Vitamin B6 in Bezug auf die Knochengesundheit untersucht haben, stimmen unsere Ergebnisse mit einer kürzlich durchgeführten Untersuchung von Männern und Frauen in der Rotterdam-Studie überein, in der die Nahrungsaufnahme von Vitamin B6 direkt mit der Knochendichte des Oberschenkelhalses und umgekehrt mit dem osteoporotischen Frakturrisiko verbunden war. Unsere Studie deutet darauf hin, dass ein niedriger Vitamin-B6-Status, nicht aber ein

---

440 Saito, M., Fujii, K., Marumo, K. Degree of mineralization-related collagen crosslinking in the femoral neck cancellous bone in cases of hip fracture and controls. Calcif Tissue Int. 2006 Sep;79(3):160-8. doi: 10.1007/s00223-006-0035-1. Epub 2006 Sep 11. PMID: 16969591.

441 Yazdanpanah, N., Zillikens, MC., Rivadeneira, F., de Jong, R., Lindemans, J., Uitterlinden, AG., Pols, HA., van Meurs, JB. Effect of dietary B vitamins on BMD and risk of fracture in elderly men and women: the Rotterdam study. Bone. 2007 Dec;41(6):987-94. doi: 10.1016/j.bone.2007.08.021. Epub 2007 Aug 17. PMID: 17936100.

erhöhtes Homocystein, ein wichtiger Faktor für den Knochenverlust bei älteren Menschen ist.«[442]

Vitamin B6 fungiert als wesentlicher Cofaktor für die Lysyloxidase, ein Enzym, das für die Kollagenvernetzung erforderlich ist; dies deutet darauf hin, dass ein Mangel an Vitamin B6 der Kollagenvernetzung abträglich sein und zu einer schlechteren mechanischen Leistung der Knochen führen kann.[443]

Knorpelerkrankungen

2019: Osteoarthritis ist eine chronische, altersbedingte degenerative Erkrankung des Gelenkknorpels und geht mit dramatischen Veränderungen der Knorpelhomöostase einher. Die Chondrogenese hängt von der Kondensation mesenchymaler Stammzellen (Bemerkung der Autorin: Die Umwandlung einer einzelnen mesenchymale Stammzelle in ein komplexes Gewebe wie Knorpel startet mit dem Zusammenschluss dieser mit anderen mesenchymalen Stammzellen. Bei diesem Prozess, der Kondensation, werden mikroskopisch kleine Cluster gebildet.[444]) und der Differenzierung von Chondroprogenitorzellen ab, nachdem SOX9, der Haupttranskriptionsfaktor für die Differenzierung von mesenchymalen Stammzellen in Chondrozyten, hochreguliert wurde.

442 McLean, RR., Jacques, PF., Selhub, J., Fredman, L., Tucker, KL., Samelson, EJ., Kiel, DP,, Cupples, LA., Hannan, MT. Plasma B vitamins, homocysteine, and their relation with bone loss and hip fracture in elderly men and women. J Clin Endocrinol Metab. 2008 Jun;93(6):2206-12. doi: 10.1210/jc.2007-2710. Epub 2008 Mar 25. PMID: 18364381; PMCID: PMC2435634.

443 Clarke, M., Ward, M., Strain, JJ., Hoey, L., Dickey, W., McNulty, H. B-vitamins and bone in health and disease: the current evidence. Proc Nutr Soc. 2014 May;73(2):330-9. doi: 10.1017/S0029665114000044. Epub 2014 Feb 26. PMID: 24572592.

444 https://kommunikation.uni-freiburg.de/pm/2019/mit-weniger-mehr-erreichen; besucht am 28.10.2023.

Kürzlich haben Deiana und andere gezeigt, dass körperliche Betätigung die Expression des chondrogenen Transkriptionsfaktors SOX9 steigert, indem sie den Autophagieprozess in mesenchymalen Stammzellen auslöst. Sie haben das metabolische Profil von Läufern vor (PRE) und nach (POST) dem Wettkampf kartiert. Es wurde die Expression von SOX9, COL2A1 und COMP in zirkulierenden Progenitorzellen nach einem Halbmarathon analysiert. In dieser Studie wurde hervorgehoben, dass Metabolite von Vitamin B6, wie Pyridoxal-5-Phosphat und Pyridoxamin-5-Phosphat, stark moduliert wurden. POST-Wettkampfläufer wiesen erhöhte Werte auf. Interessanterweise regte Vitamin B6 das SOX9-Gen sowie Gene an, die für Knorpel-Extrazellularmatrix-Komponenten kodieren, und wirkte den negativen Auswirkungen von IL1 in einem In-vitro-Modell entgegen, das Osteoarthritis nachahmt.

Diese Ergebnisse deuten zum ersten Mal darauf hin, dass körperliche Aktivität die Chondrozytenbildung fördert und die Knorpelintegrität schützt, indem sie die Vitamin-B6-Aktivität anregt. Deiana und andere stellten die Hypothese auf, dass körperliche Aktivität Osteoarthritis und anderen chronischen Krankheiten vorbeugen könne, indem sie die Darmmikroben zur Produktion von Vitamin B6 anrege. Sicherlich ist der gleichzeitige Zusammenhang zwischen körperlicher Aktivität, Vitamin B6 und Mikrobiom faszinierend und höchst spekulativ. Weitere Studien mit größeren Stichproben sind erforderlich, um diese Hypothese zu untersuchen.[445]

Karpaltunnelsyndrom

Frühe Studien von Ellis und anderen deuteten darauf hin, dass eine Supplementierung mit 100 bis 200 mg Vitamin B6 pro Tag über

445 Deiana, M., Malerba, G., Dalle Carbonare, L., Cheri, S., Patuzzo, C., Tsenov, G., Moron Dalla Tor, L., Mori, A., Saviola, G., Zipeto, D., Schena, F., Mottes, M., Valenti, MT. Physical Activity Prevents Cartilage Degradation: A Metabolomics Study Pinpoints the Involvement of Vitamin B6. Cells. 2019 Nov 1;8(11):1374. doi: 10.3390/cells8111374. PMID: 31683926; PMCID: PMC6912200.

mehrere Monate hinweg die Karpaltunnel-Symptome bei Personen mit niedrigem Vitamin-B6-Status verbessern könnte.[446,447]

Darüber hinaus ergab eine Querschnittsstudie mit 137 Männern, die keine Vitaminpräparate einnahmen, dass ein verringerter P5P-Spiegel im Blut mit verstärkten Schmerzen, Kribbeln und nächtlichem Erwachen verbunden war – alles Symptome des Karpaltunnelsyndroms.[448]

Während einige Studien eine gewisse symptomatische Linderung durch eine Vitamin-B6-Supplementierung festgestellt haben, haben doppelblinde, placebokontrollierte Studien im Allgemeinen nicht festgestellt, dass Vitamin B6 bei der Behandlung des Karpaltunnelsyndroms wirksam sei.[449]

»Trotz der Ungewissheit über die Wirksamkeit verschiedener konservativer Behandlungen, einschließlich Vitamin B6, werden sie immer noch als ergänzende Behandlungen empfohlen, um eine Operation an der Hand hinauszuzögern«.[450]

---

446 Ellis, J., Folkers, K., Watanabe, T., Kaji, M., Saji, S., Caldwell, JW., Temple, CA., Wood, FS. Clinical results of a cross-over treatment with pyridoxine and placebo of the carpal tunnel syndrome. Am J Clin Nutr. 1979 Oct;32(10):2040-6. doi: 10.1093/ajcn/32.10.2040. PMID: 484522.

447 Ellis, JM., Kishi, T., Azuma, J., Folkers, K. Vitamin B6 deficiency in patients with a clinical syndrome including the carpal tunnel defect. Biochemical and clinical response to therapy with pyridoxine. Res Commun Chem Pathol Pharmacol. 1976 Apr;13(4):743-57. PMID: 1265347.

448 Keniston, RC., Nathan, PA., Leklem, JE., Lockwood, RS. Vitamin B6, vitamin C, and carpal tunnel syndrome. A cross-sectional study of 441 adults. J Occup Environ Med. 1997 Oct;39(10):949-59. doi: 10.1097/00043764-199710000-00007. PMID: 9343760.

449 Aufiero, E., Stitik, TP., Foye, PM., Chen, B. Pyridoxine hydrochloride treatment of carpal tunnel syndrome: a review. Nutr Rev. 2004 Mar;62(3):96-104. doi: 10.1111/j.1753-4887.2004.tb00030.x. PMID: 15098856.

450 Ryan-Harshman, M., Aldoori, W. Carpal tunnel syndrome and vitamin B6. Can Fam Physician. 2007 Jul;53(7):1161-2. PMID: 17872812; PMCID: PMC1949298.

Einfach gesagt

- Mehrere Studien geben Hinweise darauf, dass das Knochenbruchrisiko bei Vitamin-B6-Mangel ansteigt.

- Vitamin B6 ist wesentlicher Cofaktor für das Enzym Lysyloxidase, das für die Kollagenvernetzung erforderlich ist. Ein Mangel an Vitamin B6 kann deshalb die Kollagenvernetzungen schwächen und so zu einer schlechteren mechanischen Leistung der Knochen führen.

- Interessanterweise regte Vitamin B6 Gene an, die für Knorpel-Komponenten verantwortlich sind, und wirkt entzündlichem Gelenkknorpelabbau entgegeben.

- Körperliche Aktivität fördert die Knorpelzellenbildung und die Knorpelintegrität, indem sie die Vitamin-B6-Aktivität anregt. Forscher stellten die Hypothese auf, dass körperliche Aktivität entzündlichem Gelenkknorpelabbau und anderen chronischen Krankheiten vorbeugen könne, indem sie die Darmmikroben zur Produktion von Vitamin B6 anrege. Sicherlich sei der gleichzeitige Zusammenhang zwischen körperlicher Aktivität, Vitamin B6 und Mikrobiom faszinierend und höchst spekulativ. Weitere Studien mit größeren Stichproben seien deshalb erforderlich, um diese Hypothese zu untersuchen.

- Studien deuteten darauf hin, dass eine Einnahme von 100 bis 200 mg Vitamin B6 pro Tag über mehrere Monate hinweg die Karpaltunnel-Symptome bei Personen mit niedrigem Vitamin-B6-Status verbessern könnte.

- Darüber hinaus ergab eine Querschnittsstudie, dass ein verringerter P5P-Spiegel im Blut mit verstärkten Schmerzen, Kribbeln und nächtlichem Erwachen verbunden war – alles Symptome des Karpaltunnelsyndroms.

- Während einige Studien eine gewisse symptomatische Linderung durch eine Vitamin-B6-Supplementierung festgestellt haben, haben doppelblinde, placebokontrollierte Studien im Allgemeinen nicht festgestellt, dass Vitamin B6 bei der Behandlung des Karpaltunnelsyndroms wirksam sei.

- »Trotz der Ungewissheit über die Wirksamkeit verschiedener konservativer Behandlungen, einschließlich Vitamin B6, werden sie immer noch als ergänzende Behandlungen empfohlen, um eine Operation an der Hand hinauszuzögern.«

Nierensteine

In Deutschland leiden schätzungsweise 5 bis 10 Porzent der Bevölkerung im Verlauf ihres Lebens an Nierensteinen. Diese können bei Männern häufiger auftreten als bei Frauen.

Nierensteine können eine Vielzahl von Beschwerden verursachen, abhängig von ihrer Größe und Lage sowie davon, ob sie sich durch die Harnwege bewegen. Ein charakteristisches Symptom sind starke, krampfartige Schmerzen, die oft als »Nierenkolik« bezeichnet werden und im unteren Rücken oder in der Flanke auftreten. Betroffene verspüren möglicherweise einen verstärkten Harndrang, können jedoch nur geringe Mengen Urin absetzen.

Ein weiteres mögliches Symptom ist Blut im Urin. Dies kann dazu führen, dass der Urin rötlich oder braun erscheint. Übelkeit, Erbrechen, Schmerzen beim Wasserlassen und bei einer Infektion im Zusammenhang mit Nierensteinen auch Fieber und Schüttelfrost können auftreten.

Nierensteine

In einer Gruppe von mehr als 45.000 Männern, die 14 Jahre lang beobachtet wurden, konnte kein Zusammenhang zwischen der Vitamin-B6-Aufnahme und dem Auftreten von Nierensteinen festgestellt werden.[451]

---

451 Taylor, EN., Stampfer, MJ., Curhan, GC. Dietary factors and the risk of incident kidney stones in men: new insights after 14 years of follow-up. J Am Soc Nephrol. 2004 Dec;15(12):3225-32. doi: 10.1097/01.ASN.0000146012.44570.20. PMID: 15579526

Eine große prospektive Studie untersuchte den Zusammenhang zwischen der Vitamin-B6-Zufuhr und dem Auftreten symptomatischer Nierensteine bei Frauen. Eine Gruppe von mehr als 85.000 Frauen ohne Vorgeschichte von Nierensteinen wurde über einen Zeitraum von 14 Jahren beobachtet. Ihr Fazit: Eine hohe Zufuhr von Vitamin B6 steht in umgekehrtem Zusammenhang mit dem Risiko der Steinbildung. Hohe Dosen von Vitamin B6 können das Risiko der Nierensteinbildung bei Frauen verringern.[452]

Begrenzte experimentelle Daten deuten darauf hin, dass eine Ergänzung mit hohen Dosen Pyridoxamin dazu beitragen kann, die Bildung von Calciumoxalat-Nierensteinen zu verringern und den Oxalatspiegel im Urin zu senken, ein wichtiger Faktor für die Bildung von Calciumoxalat-Nierensteinen.[453,454]

1988: Pyridoxin in einer Dosierung von 250 bis 500 mg täglich wurde 12 Patienten verabreicht, die unter wiederkehrenden Kalziumoxalat-Nierensteinen und idiopathischer Hyperoxalurie litten. Diese Therapie verringerte die Oxalatausscheidung im Urin signifikant während einer Behandlungsdauer von bis zu 18 Monaten. In diesem Zeitraum zeigten acht Patienten keine Anzeichen einer aktiven Steinerkrankung; drei zeigten eine leichte Vergrößerung ihrer alten Steine und ein Patient bildete einen neuen Stein. Bei keinem dieser Patienten traten nennenswerte Komplikationen der Therapie auf. Diese Ergebnisse stützen die Ansicht, dass Pyridoxin in pharmakologischen

---

452 Curhan, GC., Willett, WC., Speizer, FE., Stampfer, MJ. Intake of vitamins B6 and C and the risk of kidney stones in women. J Am Soc Nephrol. 1999 Apr;10(4):840-5. doi: 10.1681/ASN.V104840. PMID: 10203369.

453 Chetyrkin, SV., Kim, D., Belmont, JM., Scheinman, JI., Hudson, BG., Voziyan, PA. Pyridoxamine lowers kidney crystals in experimental hyperoxaluria: a potential therapy for primary hyperoxaluria. Kidney Int. 2005 Jan;67(1):53-60. doi: 10.1111/j.1523-1755.2005.00054.x. PMID: 15610227.

454 Scheinman, JI., Voziyan, PA., Belmont, JM., Chetyrkin, SV., Kim, D., Hudson, BG. Pyridoxamine lowers oxalate excretion and kidney crystals in experimental hyperoxaluria: a potential therapy for primary hyperoxaluria. Urol Res. 2005 Nov;33(5):368-71. doi: 10.1007/s00240-005-0493-3. Epub 2005 Nov 15. Erratum in: Urol Res. 2006 Feb;34(1):67. PMID: 16292584.

Dosen bei der Kontrolle der erhöhten Oxalatausscheidung im Urin von Patienten mit wiederkehrenden Oxalatsteinen in den Nieren nützlich ist.[455]

Pathophysiologischer Hintergrund

Die Ausscheidung von Oxalaten wird bei Vitamin-B6-Mangel erhöht, weil die unterdrückte Aktivität der Alanin-Glyoxylat-Transaminase (ALAT oder GPT) zu einer vermehrten Ansammlung von Glyoxylat führt, das wiederum durch weitere Umbauvorgänge durch die Lactatdehydrogenase zu Oxalat katalysiert wird.[456]

Einfach gesagt

- Vitamin B6 kann vor Nierensteinen schützen. Pyridoxin kann sogar in pharmakologischen Dosen (also höheren Dosen als normalerweise empfohlen) bei der Kontrolle der erhöhten Oxalatausscheidung im Urin von Patienten mit wiederkehrenden Oxalatsteinen in den Nieren nützlich sein.

- Ursächlich für die Entstehung von Nierensteinen bei Vitamin-B6-Mangel ist die unterdrückte Aktivität eines Enzyms. Funktioniert es nicht, wird Oxalat gebildet, das sich in den Nieren ablagern und zu Steinen führen kann.

455 Mitwalli, A., Ayiomamitis, A., Grass, L., Oreopoulos, DG. Control of hyperoxaluria with large doses of pyridoxine in patients with kidney stones. Int Urol Nephrol. 1988;20(4):353-9. doi: 10.1007/BF02549567. PMID: 3170105.

456 Bender, D. A. (2009). Nutritional Biochemistry of the Vitamins, Cambridge University Press, Cambridge (second edition). S. 247.

Labordiagnostik

Die Labordiagnostik sollte in Bezug auf Vitamin B6 dazu dienen, einschätzen zu können, ob genügend Vitamin B6 vorhanden ist oder ob man substituieren müsste. Es gibt bei der Diagnostik viele Fragezeichen. So zum Beispiel: Wie viel Vitamin B6 ist in der Zelle vorhanden? Wie viel davon ist das aktive Vitamin B6, P5P? Reicht es für die jeweilige Person aus? Brauchen manche Menschen mehr Vitamin B6 als die Referenzbereiche glauben lassen? Ist Vitamin B6 im Blut möglicherweise erhöht, weil es nicht in die Zellen gelangt?

Fragen über Fragen und leider können viele von ihnen nicht abschließend beantwortet werden. Damit wir wenigstens wissen, welche Untersuchungen möglich sind und welche Limitierungen sie haben, möchte ich sie hier kurz vorstellen.

Der Vitamin-B6-Status lässt sich am besten durch eine Kombination von Biomarkern beurteilen, da er von potenziellen Störfaktoren wie Entzündungen, alkalischer Phosphataseaktivität, niedrigem Serumalbumin, Nierenfunktion, anorganischem Phosphat et cetera beeinflusst wird. »Das Verhältnis zwischen Substrat-Produkt-Paaren wurde kürzlich als Strategie zur Abschwächung dieser Einflüsse untersucht«, schreiben Ueland und andere 2015. »Diese Bemühungen haben vielversprechende neue Marker wie den PAr-Index, das Verhältnis von 3-Hydroxykynurenin zu Xanthurensäure und das Verhältnis von Oxoglutarat zu Glutamat hervorgebracht.«[457]

Die Biomarker für den Vitamin-B6-Status werden in direkte und funktionelle Indizes unterteilt. Direkte Indizes messen die Konzentration von Vitamin-B6-Formen im Blutkreislauf oder Urin, während

457 Bender, D. A. (2009). Nutritional Biochemistry of the Vitamins, Cambridge University Press, Cambridge (second edition). S. 247.

funktionelle Indizes die metabolischen Auswirkungen von Vitamin B6 als Enzym-Cofaktor widerspiegeln.

Plasma-P5P

Das Plasma-P5P scheint den P5P-Gehalt in der Leber widerzuspiegeln, nicht aber den P5P-Gehalt in den Muskeln, der gegenüber einem Vitamin-B6-Entzug resistent ist. Plasma-P5P nimmt in Proben, die bei Raumtemperatur gelagert werden, und in Proben, die Licht ausgesetzt werden, ab, ist aber bei niedrigen Temperaturen und in gefrorenen Proben recht stabil.[458] Kristine K. Panton und andere schreiben dazu: »Plasma-P5P war bei Raumtemperatur und bei 4 [bis] 8 °C 24 Stunden lang stabil, sodass genügend Zeit für einen normalen Probentransport blieb.«[459]

Es gibt mehrere Faktoren, die das P5P im Plasma beeinflussen. Dazu gehören neben der Entzündung auch die Albumin-Konzentration, die Aktivität der alkalischen Phosphatase und der Alkoholkonsum, die (zusammen mit der Vitamin-B6-Zufuhr) 30 bis 40 Prozent der Varianz des Plasma-P5P erklären.

Plasma-P5P ist an Serumalbumin gebunden und steht in positiver Beziehung zu diesem, wenn es in der akuten Phase abnimmt. Ein niedriger P5P-Wert bei Rheuma-Patienten mit mäßiger Entzündung und bei schwer kranken Patienten wurde tatsächlich auf eine verminderte Bindung von P5P an Albumin zurückgeführt. Aufgrund der hohen Proteinbindung von P5P im Plasma führt die Messung von

---

458 Ueland, PM., Ulvik, A., Rios-Avila, L., Midttun, Ø., Gregory, JF. Direct and Functional Biomarkers of Vitamin B6 Status. Annu Rev Nutr. 2015;35:33-70. doi: 10.1146/annurev-nutr-071714-034330. Epub 2015 May 13. PMID: 25974692; PMCID: PMC5988249.

459 Panton, KK., Farup, PG., Sagen, E., Sirum, UF., Asberg, A. Vitamin B6 in plasma - sample stability and the reference limits. Scand J Clin Lab Invest. 2013 Sep;73(6):476-9. doi: 10.3109/00365513.2013.803234. Epub 2013 Jul 2. PMID: 23819643.

P5P in nicht-proteinisiertem Serum/Plasma zu falsch niedrigen P5P-Konzentrationen. Daher sind die vorgeschlagenen Methoden zur Messung von P5P im Plasma durch direkte Analyse (das heißt ohne Deproteinisierung) bestenfalls zweifelhaft.

Unter physiologischen Bedingungen hemmt anorganisches Phosphat die alkalische Phosphatase um bis zu 50 Prozent, was sich indirekt auf die Plasmakonzentration von P5P auswirken kann. Diese Hemmung könnte die positive Korrelation zwischen Plasma-P5P und anorganischem Phosphat und den Anstieg von Plasma-P5P bei postmenopausalen Frauen mit erhöhtem anorganischem Phosphat im Serum infolge von Knochenschwund erklären. Niedriges Plasma-P5P wurde bei Erkrankungen mit erhöhter alkalischer Phosphatase wie Leber- und Knochenerkrankungen, Krebs, Schwangerschaft und Diabetes (niedriges P5P/Pyridoxal-Verhältnis) festgestellt; das Plasma-P5P wird durch die Nierenfunktion im Wesentlichen nicht beeinflusst.

Zusammenfassend lässt sich sagen, dass Plasma-P5P die Aufnahme von Vitamin B6 und den P5P-Pool in der Leber widerspiegelt. Aufgrund der Beeinflussung durch Entzündungszustände, Serumalbumin und alkalische Phosphatase, die Behandlung mit einigen Medikamenten und Veränderungen während der Schwangerschaft wurde seine Gültigkeit als Statusindikator in einer kranken Bevölkerung in Frage gestellt. Bei gesunden, nicht schwangeren Personen scheint die Verwendung von Plasma-P5P als Statusindikator jedoch angemessen zu sein.

Plasma-Pyridoxal

Plasma-Pyridoxal, die Transportform von Vitamin B6, wurde als zusätzlicher Marker für den Vitamin-B6-Status vorgeschlagen. Plasma-Pyridoxal zeigt eine starke Korrelation mit P5P, reagiert innerhalb von Wochen auf Mangel und Auffüllung und steigt nach einer Supplementierung mit Pyridoxin sogar stärker als Plasma-P5P, aber weniger als P5P als Reaktion auf die Vitamin-B6-Zufuhr mit der Nahrung.

Pharmakokinetische Studien haben gezeigt, dass Plasma-Pyridoxal nach einmaliger oraler Gabe eines Pyridoxin-haltigen Multivitaminpräparats rasch anspricht (Zeit bis zur maximalen Konzentration, Tmax ~1 h), während P5P eine Tmax von ~10 h aufweist. Pyridoxal ist in EDTA-Plasma relativ stabil, nimmt in Proben, die Licht ausgesetzt werden, ab, steigt in Serum, Heparinplasma und Citratplasma (bei Raumtemperatur) deutlich an, nimmt aber in gekühltem Vollblut deutlich ab. Bei längerer Exposition gegenüber Raumtemperatur nimmt P5P im Plasma/Serum aufgrund von Dephosphorylierung zu Pyridoxal ab. Die Zusammenfassung der Konzentrationen von P5P plus Pyridoxal wurde als Strategie zur Korrektur des teilweisen Abbaus von P5P bei nicht optimaler Probenbehandlung vorgeschlagen.

Die Autoren schlagen vor, dass Plasma-Pyridoxal als Ersatzmarker für intrazelluläres P5P dienen kann.

Plasma-4-Pyridoxinsäure

Plasma-4-Pyridoxinsäure ist ein Vitamin-B6-Katabolit, der in der Leber aus Pyridoxal gebildet wird, und hat eine hohe renale Clearance, die etwa doppelt so hoch ist wie die Kreatinin-Clearance. Sie zeigt eine starke Korrelation mit Plasma-P5P und eine noch stärkere Korrelation mit Plasma-Pyridoxal. Plasma-4-Pyridoxinsäure reagiert innerhalb von ein bis zwei Wochen auf eine Änderung der Vitamin-B6-Zufuhr und steigt nach einer Supplementierung mit Pyridoxin (40 mg täglich) um das 50-fache an. 4-Pyridoxinsäure ist in EDTA-, Heparin- und Citratplasma und -serum bei Raumtemperatur, in Proben, die Licht ausgesetzt wurden, in gekühltem Vollblut und in gefrorenen Proben stabil und steht in keinem Zusammenhang mit der alkalischen Phosphatase-Aktivität im Plasma. Die präanalytische Stabilität ist gut, die variable Reproduzierbarkeit spiegelt möglicherweise teilweise wider, dass Plasma-4-Pyridoxinsäure stark mit der Nierenfunktion zusammenhängt und bei Patienten mit Nierenfunktionsstörungen um ein Mehrfaches ansteigt. Im Gegensatz zu P5P wird 4-Pyridoxinsäure nicht durch den Entzündungsstatus in der akuten Phase beeinflusst, steht jedoch in positiver Beziehung zu Markern der zellulären Immunaktivierung und steigt bei schwerkranken Patienten dramatisch an, was auf einen erhöhten Vitamin-B6-Katabolismus bei schwer erkrankten Personen schließen lässt.

Der starke Einfluss der Nierenfunktion vermindert die Spezifität von 4-Pyridoxinsäure im Plasma als Biomarker für den Vitamin-B6-Status.

4-Pyridoxinsäure im Urin

4-Pyridoxinsäure macht als 90 Prozent der mit dem Urin ausgeschiedenen Vitamin-B6-Spezies aus. Etwa 40 bis 60 Prozent des mit der Nahrung aufgenommenen Vitamins B6 werden als 4-Pyridoxinsäure ausgeschieden, wobei die Ausscheidung umgekehrt mit der Proteinzufuhr zusammenhängt, aber auch von der Qualität des Proteins beeinflusst wird. Die 4-Pyridoxinsäure-Ausscheidung im Urin reagiert fast unmittelbar auf Änderungen der Nahrungsaufnahme, im Gegensatz zum Plasma-P5P, das den Sättigungszustand des Vitamin-B6-Gewebes widerspiegelt. Die 4-Pyridoxinsäure-Ausscheidung im Urin weist zirkadiane Schwankungen auf, was die Varianz der 4-Pyridoxinsäure-Ausscheidung, die anhand von Stichprobenurin bestimmt wird, zwischen den Probanden erhöhen kann. Ein weiterer Nachteil ist die verringerte Ausscheidungsrate bei Personen mit unzureichendem Riboflavinstatus. Eine 24-Stunden-Urinsammlung über einen Zeitraum von ein bis drei Wochen wurde für die Bewertung des Ernährungsstatus empfohlen, wenn die Gesamtausscheidung von Vitamin B6 als Indikator verwendet wird. Es wurde jedoch auch über die Verwendung von Nüchtern-Stichproben und die Bestimmung von Vitamin B6, ausgedrückt in Gramm Kreatinin, berichtet.

Erythrozyten-P5P

Erythrozyten-P5P wurde als relevanterer Marker für den Vitamin-B6-Status vorgeschlagen als Plasma-P5P, da P5P als intrazellulärer Cofaktor dient. Erythrozyten-P5P zeigt einen massiven, vorübergehenden Anstieg innerhalb einer Stunde nach Einnahme von Pyridoxin (100 mg) und nimmt dann innerhalb der folgenden 4 Stunden rasch ab. Das Plasma-P5P reagiert weniger schnell. Erythrozyten-P5P scheint also stärker auf eine Supplementierung zu reagieren als Plasma-P5P. Erythrozyten-P5P ist bei schwerkranken Patienten mit Anzeichen einer systemischen Entzündung und Hypoalbuminämie und einer gleichzeitigen deutlichen Verringerung von Plasma-P5P erhöht. Bei diesen Patienten sind Plasma- und Erythrozyten-P5P schwach korreliert. In ähnlicher Weise haben Rheuma-Patienten mit chronischer Entzündung ein normales Erythrozyten-P5P, aber ein niedriges Plasma-P5P. Darüber hinaus ist die alkalische Phosphatase ein Ektoenzym mit keiner oder geringer Aktivität innerhalb von Zellen wie Erythrozyten, was erklärt, warum Erythrozyten-P5P keine oder eine positive Assoziation mit der Aktivität von alkalischer Phosphatase aufweist, die auf eine erhöhte Aufnahme von Pyridoxal durch die Erythrozyten zurückzuführen ist. P5P bindet mit hoher Affinität an Hämoglobin, dessen Varianten unterschiedliche Affinitäten aufweisen, wobei Sichelzellhämoglobin eine höhere Affinität zu P5P hat als Hämoglobin. Dies erklärt, warum Patienten mit Sichelzellanämie ein niedriges Plasma-P5P in Kombination mit einem deutlich erhöhten Erythrozyten-P5P aufweisen, was zeigt, wie unterschiedliche Hämoglobinvarianten zu irreführenden Ergebnissen führen können. Zusammenfassend lässt sich sagen, dass das Erythrozyten-P5P unter Bedingungen und bei Krankheiten, die mit Entzündungen, veränderter alkalischer Phosphatase und niedrigem Albumin einhergehen, ein zuverlässigerer Marker für den Vitamin-B6-Status sein kann als das Plasma-P5P. Da das Erythrozyten-P5P nach einer Supplementierung dramatisch anspricht, sollten Nüchternblutproben zur Messung verwendet werden. Allerdings wird das Erythrozyten-P5P durch Hämoglobinvarianten beeinflusst, und der Test ist umständlich mit variabler

Abweichung und geringer Präzision. Darüber hinaus sind die Daten zu Referenzwerten in verschiedenen Bevölkerungsgruppen spärlich und teilweise uneinheitlich.

PAr-Index

Die wichtigsten zirkulierenden B6-Vitamine, P5P, Pyridoxal und 4-Pyridoxinsäure, zeigen mäßige bis starke Assoziationen im Plasma, zwischen Plasma und Erythrozyten und zwischen Plasma und Liquor. Die Assoziationen deuten darauf hin, dass Transport und Stoffwechsel von B6-Vitameren streng reguliert sind. Trotz der Tatsache, dass das Wissen über die Regulierung unvollständig ist, wurden die Assoziationen in die Bewertung von Verhältnissen zwischen Vitameren umgesetzt, um spezifische Aspekte des Vitamin-B6-Stoffwechsels und der Verteilung bei gesunden und kranken Personen zu untersuchen:

Das P5P:Pyridoxal-Verhältnis im Plasma ist bei schwerkranken Patienten mit erhöhtem CRP, erhöhter alkalischer Phosphatase und niedrigem Serumalbumin im Vergleich zu gesunden Kontrollpersonen um mehr als 50 Prozent reduziert.

- Eine ähnliche, aber weniger ausgeprägte Verringerung wurde für das P5P:Pyridoxal-Verhältnis der Erythrozyten beobachtet.

- Das P5P:Pyridoxal-Verhältnis im Plasma steht in umgekehrter Beziehung zum Serumalbumin, was darauf hindeutet, dass ein vermindertes Verhältnis bei schwerkranken Patienten einen niedrigen Albuminspiegel widerspiegeln kann. Es ist denkbar, dass das P5P:Pyridoxal-Verhältnis als Reaktion auf die Vitamin-B6-Zufuhr weniger stark schwankt als das Plasma-P5P bei isolierter Betrachtung.

- Plasma-4-Pyridoxinsäure ist bei Patienten mit Nierenversagen und nach Vitamin-B6-Gabe erhöht.

- Plasma-4-Pyridoxinsäure:(P5P+Pyridoxal), der so genannte PAr-Index, hat einige einzigartige Merkmale. PAr erweist sich als Marker für einen erhöhten B6-Abbau, der bei Entzündungen auftritt, und hat das Potenzial, an der Pathogenese beteiligte Prozesse aufzudecken und das Risiko von entzündungsbedingten Krankheiten vorherzusagen.

B6-Vitamere im Liquor cerebrospinalis

Die Messung von B6-Vitameren im Liquor ist in erster Linie durch die Suche nach Biomarkern für die Diagnose und Verlaufskontrolle bei Neugeborenen mit angeborenen Fehlern des Vitamin-B6-Stoffwechsels motiviert, einschließlich Pyridox(am)in-5-Phosphat-Oxidase-Mangel (PNPO), Antiquitin-Mangel, Hypophosphatasie, Hyperprolinämie Typ II und Molybdän-Cofaktor-Mangel.

Transaminase-Tests

Die Messung der P5P-abhängigen Transaminase-Aktivität in Erythrozyten wurde in großem Umfang zur Beurteilung des langfristigen Vitamin-B6-Status verwendet. Sie korreliert mit der Vitamin-B6-Aufnahme. Allerdings sind die Korrelationen in einigen Studien schwächer als für Plasma-P5P und Plasma-4-Pyridoxinsäure-Ausscheidung. Die Nachteile der Transaminasetests bestehen darin, dass frisches Blut innerhalb von Stunden nach der Entnahme verwendet werden muss, und dass die Analyse von gefrorenen Erythrozytenproben falsche Werte sowohl für die endogenen Aktivitäten als auch für die Aktivierungskoeffizienten ergibt. Außerdem beeinflusst Hämoglobin die Transaminase-Aktivitäten, und die Tests sind schwer zu standardisieren.

Kynurenine im Plasma

Die Aminosäure Tryptophan wird hauptsächlich über den Kynureninweg abgebaut, wobei Metaboliten entstehen, die als Kynurenine bezeichnet werden. Der erste Schritt in diesem Stoffwechselweg, der von der Indolamin-(2,3)-Dioxygenase katalysiert wird, wird durch proinflammatorische Zytokine aktiviert, und zwei der beteiligten Enzyme, die Kynurenin-Transaminase und die Kynureninase, benötigen Pyridoxal-5'-Phosphat als Cofaktor. Bemerkenswert ist, dass die Aktivität von Kynureninase während einer Vitamin-B6-Restriktion verringert wird und dass sie stärker als Kynurenin-Transaminase auf einen Vitamin-B6-Mangel reagiert. Aufgrund der Beteiligung von P5P als Cofaktor im Kynureninweg wurden sowohl der Plasma- als auch der Uringehalt dieser Metabolite als Marker für den Vitamin-B6-Status untersucht. Von den Kynureninen steigt bei Personen mit Vitamin-B6-Mangel nur die Basiskonzentration von 3-Hydroxykynurenin im Plasma an, was wahrscheinlich darauf zurückzuführen ist, dass an seinem Abbau, nicht aber an seiner Bildung P5P-abhängige Enzyme beteiligt sind. Der umgekehrte Zusammenhang zwischen Plasma-P5P und 3-Hydroxykynurenin im Plasma ist nicht linear, wobei die stärkste Korrelation unterhalb von etwa 20 nmol/L P5P beobachtet wird, was häufig als Grenzwert für die Feststellung eines Mangels angesehen wird. Darüber hinaus ist die Plasma-3-Hydroxykynurenin nach einer Vitamin-B6-Supplementierung verringert. Plasma-3-Hydroxykynurenin zeigt auch einen starken Zusammenhang mit Entzündungsmarkern (positiv), der Nierenfunktion (positiv), Nierenfunktion (invers) und zirkulierendem Tryptophan (positiv). Die starke P5P-3-Hydroxykynurenin-Assoziation beschränkt sich im Wesentlichen auf Personen mit erhöhten Entzündungsmarkern. Diese Beobachtungen untergraben das Konzept von Plasma-3-Hydroxykynurenin als spezifischem Marker für den Vitamin-B6-Status.

Die Verhältnisse der Kynurenin-Metaboliten, einschließlich der Substrat-Produkt-Paare 3-Hydroxykynurenin/Xanthurensäure und 3-Hydroxykynurenin/3-Hydroxyanthranilsäure, wurden als Marker für den Vitamin-B6-Status erforscht. Ähnlich wie 3-Hydroxykynurenin nehmen sie nach einer Vitamin-B6-Supplementierung deutlich ab. Im Vergleich zu 3-Hydroxykynurenin zeigen insbesondere die Verhältnisse 3-Hydroxykynurenin/Xanthurensäure, 3-Hydroxykynurenin/3-Hydroxyanthranilsäure und 3-Hydroxykynurenin/Kynureninsäure einen schwächeren oder keinen Zusammenhang mit Entzündungen, BMI und Nierenfunktion, die starke Determinanten der meisten Kynurenine sind. Diese Beobachtungen zeigen die Durchführbarkeit des Metabolitenverhältnisses als Strategie zur Aufhebung des Einflusses potenzieller Störfaktoren, die sich auf die Komponenten (Metaboliten) im Nominator und Nenner auswirken, und weisen auf Metabolitenverhältnisse als nützliche Marker für den Vitamin-B6-Status hin.

Plasma-Aminosäuren, Transsulfurierung und Ein-Kohlenstoff-Metaboliten

Die Plasmaglycinkonzentration stieg nach einer zweiwöchigen Vitamin-B6-Depletion mit 0,16 mg/d Pyridoxin um 28 Prozent, während die Serinkonzentration nach nur einer Woche Depletion um 47 Prozent anstieg. Die Konzentrationen sanken nach einer Pyridoxin-Supplementierung. Die Konzentration von Cystathionin, einer Komponente des Transsulfurierungsweges, ist bei unzureichendem Vitamin-B6-Status erhöht. Beim Menschen stieg die Plasmacystathioninkonzentration bei Personen mit induziertem marginalem Mangel um 53 Prozent im präprandialen und um 76 Prozent im postprandialen Zustand. Der signifikante Anstieg des Verhältnisses von 2-Oxoglutarat zu Glutamat (76 Prozent), der nach einer 28-tägigen Vitamin-B6-Restriktion beobachtet wurde, deutet darauf hin, dass dieses Verhältnis einen Effekt des Vitamin-B6-Mangels widerspiegelt, der auf eine funktionelle Veränderung dieser Aminotransferase zurückzuführen ist.[460]

P5P ist ein Cofaktor von Enzymen im Kynureninstoffwechsel. Ein Beispiel ist die Kynureninase. Sie wandelt 3-Hydroxykynurenin in 3-Hydroxyanthranat um. Bei P5P-Mangel wird Xanthat anstelle von 3-Hydroxyanthranat gebildet. Der Gehalt an Xanthat ist ein Indikator für einen Vitamin-B6-Mangel im Körper. Um ihren Gehalt zu bestimmen, wird der Tryptophan-Belastungstest verwendet.[461,462]

P5P im Vollblut

Die Konzentrationen von P5P in Serum und Vollblut werden routinemäßig gemessen. P5P im Vollblut wurde in klinischen Studien nur selten gemessen, obwohl es in klinischen Labors häufig verwendet wird. Die Eignung dieser Marker zur Erfassung eines Vitamin-B6-Mangels ist nicht gut untersucht. Es ist bekannt, dass Hämoglobin in den Erythrozyten eine hohe Bindungskapazität für P5P hat. Das P5P der Erythrozyten wird aus Plasmapyridoxal gewonnen, das von der Pyridoxalkinase der Erythrozyten in P5P umgewandelt wird.

---

460 Ueland, PM., Ulvik, A., Rios-Avila, L., Midttun, Ø., Gregory, JF. Direct and Functional Biomarkers of Vitamin B6 Status. Annu Rev Nutr. 2015;35:33-70. doi: 10.1146/annurev-nutr-071714-034330. Epub 2015 May 13. PMID: 25974692; PMCID: PMC5988249.

461 Hajsl, M., Hlavackova, A., Broulikova, K., Sramek, M., Maly, M., Dyr, JE., Suttnar, J. Tryptophan Metabolism, Inflammation, and Oxidative Stress in Patients with Neurovascular Disease. Metabolites. 2020 May 19;10(5):208. doi: 10.3390/metabo10050208. PMID: 32438592; PMCID: PMC7281607. Quellenangabe bezieht sich auf den Absatz, der über mehrere Seiten geht.

462 Cervenka, I., Agudelo, LZ., Ruas, JL. Kynurenines: Tryptophan's metabolites in exercise, inflammation, and mental health. Science. 2017 Jul 28;357(6349):eaaf9794. doi: 10.1126/science.aaf9794. PMID: 28751584. Quellenangabe bezieht sich auf den Absatz, der über mehrere Seiten geht.

Rima Obeid und andere haben die P5P-Konzentrationen im Vollblut mit den P5P-Konzentrationen im Serum verglichen. Sie stellten fest, dass die P5P-Konzentrationen im Serum und im Vollblut bei einer beträchtlichen Anzahl von Proben, die als Vitamin-B6-insuffizient eingestuft wurden, nicht übereinstimmten, beispielsweise bei Proben mit Serum-P5P <30 nmol/L, aber Vollblut-PLP >51 nmol/L.

Zudem haben sie die Ergebnisse mit Homocystein und Cystathionin abgeglichen und gezeigt, dass erniedrigtes Serum-P5P erhöhte Homocystein und Cystathionin-Werte besser widerspiegeln kann. Die Ergebnisse deuten insgesamt darauf hin, dass ein erniedrigtes Serum- oder Plasma-P5P einen funktionellen Vitamin-B6-Mangel besser widerspiegelt als P5P im Vollblut.[463]

Mikrobiologische Assays

Für den Nachweis und die Quantifizierung von Vitamin B6 in biologischen Flüssigkeiten sind mehrere Methoden bekannt, von denen die mikrobiologischen und HPLC-Tests (P5P im Serum und im Vollblut) die gängigsten sind. Sowohl mikrobiologische Tests als auch die HPLC-Methode weisen jedoch nicht nur Vorteile, sondern auch erhebliche Mängel auf. Die Hauptvorteile der HPLC-Methode sind ihre hervorragende Präzision und Spezifität. Obwohl HPLC-Assays heute als Methode der Wahl für den Nachweis von Vitamin B6 in Serum gelten, leiden die meisten unter einer unzureichenden Auflösung und mangelnden Empfindlichkeit.

Mikrobiologische Assays sind unaufwendig, empfindlich und einfach durchzuführen und bieten eine biologische Antwort auf die Vitaminaktivität. Andererseits mangelt es ihnen oft an Präzision und Genauigkeit, sodass eine relative Methodenungenauigkeit von ± 20 Prozent nicht unüblich ist. Diese Schwankungen werden größtenteils

463 https://www.researchgate.net/publication/367976552_Circulating_pyridoxal_5‘-phosphate_in_serum_and_whole_blo od_implications_for_assessment_of_vitamin_B6_status; besucht am 22.12.2024.

durch Testorganismen verursacht. So müssen selbst erfahrene Labore mit einem erheblichen Prozentsatz an fehlgeschlagenen Läufen rechnen, die hauptsächlich auf eine Kontamination oder ein unzureichendes Wachstum der Mikroorganismen zurückzuführen sind. Darüber hinaus sind die Pflege von Stammkulturen und die Notwendigkeit, die Mikroorganismen für jeden Test neu zu züchten, nicht nur mit einem erheblichen Arbeits- und Zeitaufwand verbunden, sondern führen auch zu einem unannehmbar hohen Maß an Unsicherheit in Bezug auf die Wachstumsmerkmale, die Empfindlichkeit und die Spezifität der Mikroorganismen. Ein neu entwickelter, kommerziell erhältlicher mikrobiologischer Assay zur Bestimmung von Vitamin B6 verwendet Mikroplatten, die mit lyophilisierten Saccharomyces cerevisiae in einer bestimmten Anzahl beschichtet sind.

Das wichtigste Ergebnis der Studie von Loitsch und anderen war die sehr gute Übereinstimmung zwischen dem mikrobiologischen Assay und dem HPLC-Assay. Dies deutet darauf hin, dass die beiden Methoden vergleichbare Ergebnisse für Vitamin B6 in Humanserumproben liefern können. Es zeigte sich, dass bei gesunden Personen die mit dem mikrobiologischen Assay erzielten Ergebnisse etwas höher sind als die Ergebnisse des HPLC-Assays. Diese Verzerrung trifft vor allem bei niedrigen Konzentrationen von Vitamin B6 auf. Zu bedenken ist, dass die Studie durch die Herstellerfirma des Assays unterstützt wurde.[464]

HK-Verhältnis

2022: Ein neuerer Marker für den funktionellen Vitamin-B6-Status ist das HK-Verhältnis [3'-Hydroxykynurenin (HKr):(Kynurensäure + Xanturensäure + 3'-Anthranilsäure + Anthranilsäure)]. Dieses

464 Loitsch, SM., Reuter, KC., Oremek, GM., Wetzstein, R., Stangl, K., Armbruster, FP., Dschietzig, TB., Stein, J. Comparison of a new microbiological assay with a standard high-performance liquid chromatographic method for determination of vitamin B6 in serum. Clin Lab. 2014;60(6):1035-41. doi: 10.7754/clin.lab.2014.140101. PMID: 25016710.

Verhältnis soll die Cofaktor-Sättigung von 2 P5P-abhängigen Enzymen - Kynurenin-Transaminase (KAT) und Kynureninase (KYNU) - im Tryptophanabbauweg erfassen. Frühere Studien haben gezeigt, dass die HKr ein spezifischer Indikator für den intrazellulären Vitamin-B6-Status sein könnte.[465]

Nachdem wir nun die diagnostischen Möglichkeiten kennen gelernt haben, möchte ich auf ein weiteres Problem bei der Bestimmung von P5P hinweisen:

Verteilungsunterschiede von P5P in verschiedenen Geweben im Vergleich zum Serum

In einer Studie aus dem Jahr 2012 haben Kabo Masisi und andere den Einfluss des Pyridoxin-Gehalts in der Nahrung auf den Gehalt an B6-Vitameren, einschließlich P5P, Pyridoxin, Pyridoxal und Pyridoxamin in verschiedenen Geweben von Mäusen untersucht.

Um die Reaktionen der B6-Vitamere in verschiedenen Geweben auf die Pyridoxinmenge in der Nahrung zu untersuchen, wurden Mäuse fünf Wochen lang mit Futter gefüttert, das 0, 1, 7 (die empfohlene Menge) oder 35 mg PN HCl/kg enthielt. Im Vergleich zur 0-mg-PN-HCl/kg-Diät verursachte die 35-mg-PN-HCl/kg-Diät den höchsten Anstieg der Konzentration von Pyridoxal-5'-Phosphat im Dünndarm und im epididymalen Fettgewebe, einen mäßigen Anstieg

465 Holowatyj, AN., Ose, J., Gigic, B., Lin, T., Ulvik, A., Geijsen, AJMR., Brezina, S., Kiblawi, R., van Roekel, EH., Baierl, A., Böhm, J., Bours, MJL., Brenner, H., Breukink, SO., Chang-Claude, J., de Wilt, JHW., Grady, WM., Grünberger, T., Gumpenberger, T., Herpel, E., Hoffmeister, M., Keulen, ETP., Kok, DE., Koole, JL., Kosma, K., Kouwenhoven, EA., Kvalheim, G., Li, CI., Schirmacher, P., Schrotz-King, P., Singer, MC., van Duijnhoven, FJB., van Halteren, HK., Vickers, K., Vogelaar, FJ., Warby, CA., Wesselink, E,, Ueland, PM., Ulrich, AB., Schneider, M., Habermann, N., Kampman, E., Weijenberg, MP., Gsur, A., Ulrich, CM. Higher vitamin B6 status is associated with improved survival among patients with stage I-III colorectal cancer. Am J Clin Nutr. 2022 Aug 4;116(2):303-313. doi: 10.1093/ajcn/nqac090. PMID: 35394006; PMCID: PMC9348990.

im Dickdarm, in der Lunge, in der Milz und im Magen, einen leichten Anstieg im Gehirn, in der Niere und in der Leber und keinen Anstieg im Herz und im Gastrocnemius-Muskel. Im Allgemeinen waren die Veränderungen des P5P-Spiegels in vielen Geweben und im Serum bei einer Fütterung zwischen 1 mg und 7 mg PN HCl/kg bemerkenswert. Im Vergleich zur 7-mg-PN-HCl/kg-Diät erhöhte die 35-mg-Pyridoxin-HCl/kg-Diät den P5P-Spiegel im Fettgewebe, in der Milz und im Magen weiter. Eine zusätzliche Pyridoxin-Diät erhöhte den Pyridoxin-Spiegel im Dünn- und Dickdarm dosisabhängig, nicht jedoch in anderen Geweben. Es gab eine signifikante Korrelation zwischen den Pyridoxin- und P5P-Spiegeln im Dünn- und Dickdarm, was bedeutet, dass Pyridoxin, das mit der Nahrung aufgenommen wurde, zumindest teilweise in den absorbierenden Darmzellen zu P5P metabolisiert werden kann. Die Ergebnisse deuten darauf hin, dass die Reaktionen der Konzentrationen von B6-Vitameren auf die mit der Nahrung aufgenommene Menge an Pyridoxin in den verschiedenen Geweben sehr unterschiedlich sind.

Es gab jedoch keinen Unterschied im Serum-P5P zwischen der 0-mg-Pyridoxin-HCl/kg-Diät und der 1-mg-Pyridoxin-HCl/kg-Diät, während es einen signifikanten Unterschied im P5P-Spiegel im Dünndarm, in der Leber und in den Nieren zwischen ihnen gab. Somit ist das Serum-P5P möglicherweise kein empfindlicher Indikator für einen schweren B6-Mangel.[466]

Nach all den trockenen Informationen möchte ich auf einen Fund hinweisen, auf den ich bei der Frage nach der Ablaufbeschreibung für die P5P-Testung unseres Labors gestoßen bin: »Wir empfehlen, dass jedes Labor seinen eigenen Normalwerte-Bereich erstellt, weil Referenzbereiche stark von der Auswahl des Probandenkollektivs abhängig sind. Die Angabe des Normalbereichs für Vitamin B6 dient

---

466 Masisi, K., Suidasari, S., Zhang, P., Okazaki, Y., Yanaka, N., Kato, N. Comparative study on the responses of concentrations of B□-vitamers in several tissues of mice to the dietary level of pyridoxine. J Nutr Sci Vitaminol (Tokyo). 2012;58(6):446-51. doi: 10.3177/jnsv.58.446. PMID: 23419405.

lediglich der Orientierung und kann von anderen publizierten Daten abweichen.«[467]

Einfach gesagt

- Die Labordiagnostik sollte in Bezug auf Vitamin B6 dazu dienen, einschätzen zu können, ob genügend Vitamin B6 vorhanden ist oder ob man substituieren müsste. Es gibt bei der Diagnostik viele Fragezeichen. So zum Beispiel: Wie viel Vitamin B6 ist in der Zelle vorhanden? Wie viel davon ist das aktive Vitamin B6, P5P? Reicht es für die jeweilige Person aus? Brauchen manche Menschen mehr Vitamin B6 als die Referenzbereiche glauben lassen? Ist Vitamin B6 im Blut möglicherweise erhöht, weil es nicht in die Zellen gelangt? Fragen über Fragen und leider können viele von ihnen nicht beziehungsweise nicht abschließend beantwortet werden. Damit wir wenigstens wissen, welche Untersuchungen möglich sind und welche Limitierungen sie haben, möchte ich sie hier kurz vorstellen.

- Der Vitamin-B6-Status lässt sich am besten durch eine Kombination von Biomarkern beurteilen, da er von potenziellen Störfaktoren wie …
  - Entzündungen,
  - alkalischer Phosphataseaktivität,
  - niedrigem Serumalbumin,
  - Nierenfunktion ,
  - anorganischem Phosphat et cetera beeinflusst wird.

- **P5P im Plasma** ist eine der gängigsten Untersuchungen des Vitamin-B6-Spiegels.

467 Arbeitsanleitung Vitamin B6 HPLC. Zur Bestimmung von Vitamin B6 in EDTA-Vollblut der FirmaImmuChrom GmbH, Heppenheim; gültig ab 03.12.2019.

Störfaktoren:
- Entzündung
- Variable Albumin-Konzentration (daher sind die vorgeschlagenen Methoden zur Messung von P5P im Plasma durch direkte Analyse bestenfalls zweifelhaft).
- Aktivität der alkalischen Phosphatase
- Alkoholkonsum
- Behandlung mit einigen Medikamenten
- Veränderungen während der Schwangerschaft
- Leber- und Knochenerkrankungen
- Diabetes
- Krebs
- Sichelzellanämie

Aufgrund der Beeinflussung durch diverse Störfaktoren ist die Messung von P5P im Plasma leider nicht vollkommen zuverlässig. Diese Untersuchung wird in vielen Laboren durchgeführt.

- **Pyridoxal im Plasma** ist die Transportform von Vitamin B6 und wurde als zusätzlicher Marker für den Vitamin-B6-Status vorgeschlagen. Die Autoren schlagen vor, dass Plasma-Pyridoxal als Ersatzmarker für intrazelluläres P5P dienen kann. Diese Untersuchung ist keine Standarduntersuchung.

- **4-Pyridoxinsäure im Plasma**: 4-Pyridoxinsäure ist ein Abbauprodukt von Pyridoxal, das in der Leber gebildet wird. Es wird massiv durch die Nieren ausgeschieden.

Störfaktoren:
- Im Gegensatz zu P5P wird 4-Pyridoxinsäure nicht durch den Entzündungsstatus in der akuten Phase beeinflusst, steht jedoch in positiver Beziehung zu Markern der zellulären Immunaktivierung und steigt bei schwerkranken Patienten dramatisch an, was auf einen erhöhten Vitamin-B6-Abbau bei schwer erkrankten Personen schließen

lässt. Der starke Einfluss der Nierenfunktion vermindert die Spezifität von 4-Pyridoxinsäure im Plasma als Biomarker für den Vitamin-B6-Status. Diese Untersuchung ist keine Standarduntersuchung.

- **4-Pyridoxinsäure im Urin**: 4-Pyridoxinsäure macht mehr als 90 Prozent der mit dem Urin ausgeschiedenen Vitamin-B6-Spezies aus.

  Störfaktoren:
  - Die Ausscheidung der 4-Pyridoxinsäure im Urin hängt umgekehrt mit der Proteinzufuhr zusammen und sie wird auch von der Qualität des Proteins beeinflusst.
  - Die 4-Pyridoxinsäure-Ausscheidung im Urin weist 24-Stunden-Schwankungen auf, was die Unterschiede der 4-Pyridoxinsäure-Ausscheidung, die anhand von Stichprobenurin bestimmt wird, zwischen den Probanden erhöhen kann.
  - Ein weiterer Nachteil ist die verringerte Ausscheidungsrate bei Personen mit unzureichendem Riboflavinstatus (Vitamin-B2-Status).
  - Diese Untersuchung ist keine Standarduntersuchung.

- **P5P in Erythrozyten**: Erythrozyten-P5P wurde als besserer Marker für den Vitamin-B6-Status vorgeschlagen als Plasma-P5P.

  Störfaktoren:
  - Erythrozyten-P5P ist bei schwerkranken Patienten, allgemeiner Entzündung und Mangel an Albumin und einer gleichzeitigen deutlichen Verringerung von Plasma-P5P erhöht. Bei diesen Patienten passen Plasma- und Erythrozyten-P5P nicht gut zusammen. In ähnlicher Weise haben Rheuma-Patienten

mit chronischer Entzündung ein normales Erythrozyten-P5P, aber ein niedriges Plasma-P5P.

  - Patienten mit Sichelzellanämie haben ein niedriges Plasma-P5P in Kombination mit einem deutlich erhöhten Erythrozyten-P5P, was zeigt, wie unterschiedliche Hämoglobinvarianten zu irreführenden Ergebnissen führen können. Zusammenfassend lässt sich sagen, dass das Erythrozyten-P5P unter Bedingungen und bei Krankheiten, die mit Entzündungen, veränderter alkalischer Phosphatase und niedrigem Albumin einhergehen, ein zuverlässigerer Marker für den Vitamin-B6-Status sein kann als das Plasma-P5P.

  - Ein Problem ist, dass die Daten über Referenzwerte in verschiedenen Bevölkerungsgruppen spärlich und teilweise uneinheitlich sind. Diese Untersuchung ist keine Standarduntersuchung.

- **PAr-Index**: Plasma-4-Pyridoxinsäure:(P5P+Pyridoxal), der so genannte PAr-Index, hat einige einzigartige Merkmale. PAr erweist sich als Marker für einen erhöhten B6-Abbau, der bei Entzündungen auftritt, und hat das Potenzial, an der Pathogenese beteiligte Prozesse aufzudecken und das Risiko von entzündungsbedingten Krankheiten vorherzusagen. Diese Untersuchung ist keine Standarduntersuchung.

- **B6-Vitamere in der Gehirn-Rückenmarks-Flüssigkeit**: Die Messung von B6-Vitameren im Liquor ist in erster Linie durch die Suche nach Biomarkern für die Diagnose und Verlaufskontrolle bei Neugeborenen mit angeborenen Fehlern des Vitamin-B6-Stoffwechsels motiviert.

- **Transaminase-Tests**: Die Messung der P5P-abhängigen Transaminase-Aktivität in Erythrozyten wurde in großem Umfang zur Beurteilung des langfristigen Vitamin-B6-Status verwendet.

Probenbehandlung und Störfaktoren:

- Die Nachteile der Transaminasetests bestehen darin, dass frisches Blut innerhalb von Stunden nach der Entnahme verwendet werden muss und dass die Analyse von gefrorenen Erythrozytenproben falsche Werte sowohl für die endogenen Aktivitäten als auch für die Aktivierungskoeffizienten ergibt. Außerdem beeinflusst Hämoglobin die Transaminase-Aktivitäten, und die Tests sind schwer zu standardisieren. Diese Untersuchung ist keine Standarduntersuchung.

- **Kynurenine im Plasma**: Die Aminosäure Tryptophan wird hauptsächlich über den Kynureninweg abgebaut, wobei Produkte entstehen, die als Kynurenine bezeichnet werden. Von den Kynureninen steigt bei Personen mit Vitamin-B6-Mangel nur die Basiskonzentration von 3-Hydroxykynurenin im Plasma an, was wahrscheinlich darauf zurückzuführen ist, dass an seinem Abbau, nicht aber an seiner Bildung P5P-abhängige Enzyme beteiligt sind.

  Störfaktoren:
  - Plasma-3-Hydroxykynurenin zeigt einen starken Zusammenhang mit …
    - Entzündungsmarkern,
    - der Nierenfunktion,
    - zirkulierendem Tryptophan.

    Diese Beobachtungen untergraben das Konzept von Plasma-3-Hydroxykynurenin als spezifischem Marker für den Vitamin-B6-Status. Diese Untersuchung ist keine Standarduntersuchung.

- **Verhältnisse der Kynurenin-Metabolite**: Die Verhältnisse der Kynurenin-Metabolite hängen weniger oder gar nicht mit Entzündungen, dem Körpergewicht und der Nierenfunktion zusammen. Diese Faktoren beeinflussen normalerweise die Kynurenine stark. Das zeigt, dass man mit diesen Verhältnissen den Einfluss von

Störfaktoren verringern kann. Diese Verhältnisse könnten nützlich sein, um den Vitamin-B6-Status zu messen. Diese Untersuchung ist keine Standarduntersuchung.

- **Cystathionin**: Die Konzentration von Cystathionin, einer Komponente des Transsulfurierungsweges, ist bei unzureichendem Vitamin-B6-Status erhöht. Diese Untersuchung wird in vielen Laboren durchgeführt.

- **2-Oxoglutarat/Glutamat**: Dieses Verhältnis kann einen funktionellen Effekt des Vitamin-B6-Mangels widerspiegeln. Diese Untersuchung ist keine Standarduntersuchung.

- **Tryptophan-Belastungstest**: Bei P5P-Mangel wird Xanthat anstelle von 3-Hydroxyanthranat gebildet. Der Gehalt an Xanthat ist ein Indikator für einen Vitamin-B6-Mangel im Körper. Diese Untersuchung ist keine Standarduntersuchung.

- **P5P im Vollblut**: P5P wird häufig im Serum oder Vollblut gemessen, um den Vitamin-B6-Status zu überprüfen. In Studien wurde P5P im Vollblut jedoch selten untersucht. Forschungen haben gezeigt, dass die P5P-Werte im Serum und im Vollblut oft nicht übereinstimmen, insbesondere bei Proben mit niedrigem Serum-P5P. Die Forscher halten es für wahrscheinlich, dass ein niedriger Serum-P5P-Wert besser anzeigt, ob ein funktioneller Vitamin-B6-Mangel vorliegt, als die Werte im Vollblut. Diese Untersuchung wird in vielen Laboren durchgeführt.

- **Mikrobiologische Assays**: Diese Tests arbeiten mit Bakterien, die selbst kein P5P herstellen können. Wird P5P zu den Bakterien hinzugegeben, wachsen die Bakterien. Je mehr P5P das Blut des Patienten enthält, desto stärker wachsen die Bakterien. Das Ergebnis einer Studie zeigte eine sehr gute Übereinstimmung zwischen diesem mikrobiologischen Assay und der Standarduntersuchung »P5P im Serum«. Dies deutet darauf hin, dass die beiden

Methoden vergleichbare Ergebnisse für Vitamin B6 in Humanserumproben liefern können. Zu bedenken ist, dass die Studie durch die Herstellerfirma des Assays unterstützt wurde. Diese Untersuchung wird in einigen Laboren durchgeführt.

- **HKr** - ein neuerer Marker für den funktionellen Vitamin-B6-Status: Frühere Studien haben gezeigt, dass die HKr ein spezifischer Indikator für den intrazellulären Vitamin-B6-Status sei. Diese Untersuchung ist keine Standarduntersuchung.

- Nachdem wir nun die diagnostischen Möglichkeiten kennen gelernt haben, möchte ich auf ein weiteres Problem bei der Bestimmung von P5P hinweisen: auf die unterschiedlichen Verteilungen von P5P in unterschiedlichem Gewebe. Es ergaben sich je nach unterschiedlicher Dosierung an Pyridoxin unterschiedliche Konzentrationen in:
  - Dünndarm,
  - epididymalen Fettgewebe,
  - Dickdarm,
  - Lunge,
  - Milz,
  - Magen,
  - Gehirn,
  - Niere,
  - Leber,
  - Herz und
  - im Gastrocnemius-Muskel.

Die Ergebnisse deuten darauf hin, dass die Reaktionen der Konzentrationen von B6-Vitameren auf die mit der Nahrung aufgenommene Menge an Pyridoxin in den verschiedenen Geweben sehr unterschiedlich sind. Da wir die Konzentrationen in den einzelnen Bereichen des Körpers nicht am lebenden Patienten messen können, stelle ich die Frage, ob eine Laboruntersuchung bezüglich Vitamin B6 überhaupt nötig ist.

- Nach all den trockenen Informationen möchte ich auf einen Fund hinweisen, auf den ich bei der Frage nach der Ablaufbeschreibung für die P5P-Testung unseres Labors gestoßen bin: »Wir empfehlen, dass jedes Labor seinen eigenen Normalwerte-Bereich erstellt, weil Referenzbereiche stark von der Auswahl des Probandenkollektivs abhängig sind. Die Angabe des Normalbereichs für Vitamin B6 dient lediglich der Orientierung und kann von anderen publizierten Daten abweichen.« Diese Aussage zeigt mir, wie die gesamte Recherche zum Thema Labordiagnostik, dass Laborergebnisse in Bezug auf Vitamin B6 sehr differenziert betrachtet und hinterfragt werden müssen.

Medikamente und Vitamin B6

Vitamin B6 kann mit verschiedenen Medikamenten interagieren. Einige Medikamente können den Bedarf an Vitamin B6 erhöhen, während andere die Wirkung von Vitamin B6 beeinträchtigen oder umgekehrt.

Zwei Mechanismen könnten für die durch Arzneimittel induzierte B6-Hypovitaminose verantwortlich sein. Der erste Mechanismus ist eine direkte Wirkung von Verbindungen mit einer Amin- oder Hydrazinfunktion, die mit Pyridoxal oder P5P reagieren können. Beispiele hierfür sind Penicillamin, Cycloserin, Dopamin und Levodopa. Der zweite Mechanismus ist die Hemmung der Vitamin-B6-Salvage-Enzyme, insbesondere der Pyridoxalkinase durch Medikamente und organische Substanzen, wie Methylxanthine, Ginkgotoxin und Benzodiazepine. Neurologische Symptome bei schwerem Vitamin-B6-Mangel, die durch diese Stoffe verursacht werden können, sind Reizbarkeit, Kopfschmerzen, Krämpfe, Depressionen, Verwirrung und Neuropathie.[468]

Medikamente und organische Verbindungen, die mit Vitamin B6 interagieren sind:

468 di Salvo, ML., Safo, MK., Contestabile, R. Biomedical aspects of pyridoxal 5'-phosphate availability. Front Biosci (Elite Ed). 2012 Jan 1;4(3):897-913. doi: 10.2741/E428. PMID: 22201923.

L-DOPA

Es ist bekannt, dass Levodopa einen Vitamin-B6-Mangel auslöst und dyskinetische Nebenwirkungen hat, wenn gleichzeitig hohe Dosen von Pyridoxin verabreicht werden, wodurch seine therapeutische Wirkung aufgehoben wird. Die Bildung einer Schiff´schen Base zwischen der Aminofunktion von L-DOPA und der Aldehydgruppe von P5P ist weitgehend für diese erheblichen Nebenwirkungen verantwortlich.

Im Gegensatz zu seiner Vorstufe L-DOPA kann Dopamin die Blut-Hirn-Schranke nicht überwinden. Es wurde kein neurologischer Vitamin-B6-Mangel mit einer Dopamintherapie beim Menschen in Verbindung gebracht.[469]

Uwe Gröber schreibt in seinem Mikronährstoffprogramm: »Vitamin B6 - Steigerung der L-Dopa-Decarboxylaseaktivität (Coenzym der L-Dopa-Decarboxylase). Fazit: Parkinsonpatienten, die mit Levodopapräparaten (zum Beispiel Madopar) therapiert werden, sollten Vitamin B6 ohne ärztliche Rücksprache nicht in pharmakologischen Dosen einnehmen.«[470]

Penicillamin

Dabei handelt es sich um einen Metaboliten von Penicillin, der keine antibiotischen Eigenschaften mehr besitzt und Vitamin-B6-antagonistische Wirkungen zeigt. Es hat sich gezeigt, dass es die Ausscheidung von Xanthurensäure und Kynurenin nach einer Tryptophanbelastung erhöht, was auf einen Vitamin-B6-Mangelzustand hinweist. Dieser resultiert aus der Reaktion zwischen den Amino- und

469 di Salvo, ML., Safo, MK., Contestabile, R. Biomedical aspects of pyridoxal 5'-phosphate availability. Front Biosci (Elite Ed). 2012 Jan 1;4(3):897-913. doi: 10.2741/E428. PMID: 22201923.

470 Mikronährstoffberatungsprogramm Version: 2.2.0.7, Datenstand 3. April 2012, Wissenschaftliche Verlagsgesellschaft Stuttgart.

Sulfhydrylgruppen von Penicillamin mit P5P zu einem stabilen Thiazolidinderivat, das eine sehr geringe Affinität zum aktiven Zentrum P5P-abhängiger Enzyme aufweist.

Isoniazid

Dies ist ein starkes Antituberkulosemittel, das auch antidepressive Wirkungen hat. Es reagiert mit P5P und verursacht einen Vitamin-B6-Mangel. Der Pyridoxalphosphat-Hydrazid-Komplex kann nicht als Cofaktor wirken und kann zudem die Aktivität der Pyridoxalkinase hemmen. Während der Isoniazid-Behandlung der Tuberkulose tritt ein symptomatischer Pyridoxinmangel in der Regel nur bei Patienten auf, die Isoniazid nur langsam inaktivieren oder die an Niereninsuffizienz leiden. Die häufigste Auswirkung ist eine periphere Neuropathie; diese und andere Nebenwirkungen können durch die Gabe von Pyridoxin in einer täglichen Dosis von 50 bis 100 mg verhindert werden.

Cycloserin

Es handelt sich um eine stark neurotoxische Verbindung, die als Antituberkulosemittel in Kombination mit Isoniazid eingesetzt wird. Cycloserin-abhängige Krämpfe können mit Pyridoxin verhindert und behandelt werden. Cycloserin reagiert mit P5P unter Bildung von PMP, Mono- und Di-P5P-Derivaten von beta-Aminoxyalanin und anderen kovalenten Komplexen, die auch die Pyridoxalkinase hemmen können.

Ginkgotoxin

Produkte, die aus Ginkgo biloba, einer lebenden fossilen Pflanze aus der Familie der Ginkgoaceae, hergestellt werden, sind die meistverkauften Phytopharmaka und wichtige pflanzliche Nahrungsergänzungsmittel. In der europäischen Medizin werden Ginkgo-biloba-Präparate zur Behandlung neuronaler Störungen und zur Verbesserung des Gehirnstoffwechsels und der peripheren Durchblutung eingesetzt. Die bekanntesten Verbindungen aus Ginkgo biloba sind Flavonoide und Terpenlactone, aber sie enthalten auch allergene und toxische Verbindungen wie Ginkgotoxin. Folglich gibt es Berichte, in denen den Ginkgo-biloba-Produkten sowohl positive als auch negative Wirkungen zugeschrieben werden.[471] Ginkgotoxin (4'-O-Methylpyridoxin) ist strukturell mit Vitamin B6 verwandt und kommt im Samenalbumin und in den Blättern von Ginkgo biloba vor. Ginkgotoxin löst Symptome aus, die als Gin-nan-Sitotoxismus bezeichnet werden: epileptische Krämpfe, Beinlähmungen, Bewusstlosigkeit und andere neurologische Symptome. Es gibt sogar Berichte über Todesfälle aufgrund des übermäßigen Verzehrs von Ginkgosamen. Am gefährlichsten ist der Verzehr von rohen Samen, während der Toxingehalt bei eingemachten oder gekochten Samen im Vergleich zu rohen Samen auf nur 1 Prozent sinkt. Vergiftungen durch Ginkgotoxin können durch eine Supplementierung mit Vitamin B6 ausgeglichen werden. Es scheint ein Zusammenhang zwischen den Hauptsymptomen des Ginkgotoxismus und der Dysregulierung des Gamma-Aminobuttersäure-Stoffwechsels zu bestehen. Diese Dysregulation wurde versuchsweise durch eine verringerte GAD-Aktivität erklärt, allerdings hat sich gezeigt, dass 5'-O-Phosphat-Ginkgotoxin die menschliche GAD65 nur bei unphysiologisch hoher Konzentration hemmt, während die menschliche GAD67 nicht gehemmt wurde. Das Hauptziel von Ginkgotoxin scheint die Pyridoxalkinase zu sein, die es als alternatives Substrat verwendet. Dies spiegelt den antivitaminischen Charakter der Verbindung wider und erklärt die In-vivo-Verarmung des P5P-Cofaktors in Gegenwart von Ginkgotoxin. Es wird auch deutlich, warum die hemmende Wirkung von Ginkgotoxin auf die P5P-Bildung durch die Pyridoxalkinase durch eine Supplementierung von

471 Vgl. Mikronährstoffberatungsprogramm Version: 2.2.0.7, Datenstand 3. April 2012, Wissenschaftliche Verlagsgesellschaft Stuttgart.

Vitamin B6 (nämlich Pyridoxal) gemildert werden kann. Andererseits wurde nachgewiesen, dass Ginkgotoxin und sein 5'-phosphoryliertes Analogon weder PNPOx noch Pyridoxalphosphatase hemmen.

Theophyllin

Theophyllin, auch als Dimethylxanthin bekannt, ist ein Methylxanthin, das in der Therapie von Atemwegserkrankungen wie chronisch obstruktiver Lungenerkrankung und Asthma eingesetzt wird. Aufgrund seiner zahlreichen und schlecht verstandenen neurotoxischen und pharmakologischen Nebenwirkungen wird das Medikament heute nur noch selten für klinische Zwecke eingesetzt. Es weist strukturelle und pharmakologische Ähnlichkeiten mit Koffein auf. Es kommt natürlich in Tee und Kakaobohnen vor, allerdings in Mengen, die deutlich unter den therapeutischen Dosen liegen. In einer an gesunden Patienten durchgeführten Studie führte die Verabreichung von Theophyllin zu einem raschen und signifikanten Rückgang der P5P-Spiegel im Plasma und in den Erythrozyten, während die Pyridoxalkinase-Spiegel deutlich anstiegen. Die mittlere Aspartat- und Alanin-Aminotransferase-Aktivität der Erythrozyten nahm drastisch ab (50 bis 70 Prozent), was darauf hindeutet, dass eine verminderte Verfügbarkeit von P5P weitreichende metabolische Folgen haben kann. Obwohl die Pyridoxal-Spiegel im Plasma normal blieben, normalisierte der dreifache Anstieg der Pyridoxalkinase-Gesamtaktivität in den Erythrozyten die P5P-Spiegel nicht. Die Wirkung von Theophyllin auf den Vitamin-B6-Stoffwechsel ist nicht vorübergehend und kann nicht durch erhöhte intrazelluläre Pyridoxalinase-Spiegel überwunden werden. Eine Pyridoxin-Supplementierung (10 mg/d für 1 Woche) normalisierte jedoch die Indizes des Vitamin-B6-Status und kehrte den Abwärtstrend der Aspartat- und Alanin-Aminotransferase-Aktivitätswerte um. Der erniedrigte Vitamin-B6-Status scheint nicht für die höheren Pyridoxalkinase-Aktivitäten in den Erythrozyten während der Theophyllin-Therapie verantwortlich zu sein, sondern das Medikament ist direkt für die erhöhten Enzymwerte durch die Regulierung der mRNA-Translation und der De-novo-Synthese des Enzyms verantwortlich. Theophyllin ist ein potenter Inhibitor von Pyridoxalkinase, der mit Pyridoxal um die Enzymbindung konkurriert. Diese Hemmung scheint der einzige Mechanismus zu sein, der für den unausgewogenen Vitamin-B6-Stoffwechsel verantwortlich ist, der bei Asthmapatienten während einer Theophyllintherapie häufig zu beobachten ist.[472]

Roscovitin

Es handelt sich um ein 2,6,9-substituiertes Purinanalogon, das sich als ziemlich selektiver Inhibitor mehrerer zyklinabhängiger Kinasen (CDKs) verhält und die Wachstumsphase oder den Zustand innerhalb des Zellzyklus der behandelten Zellen verändert. Als Nebeneffekt interagiert Roscovitin auch mit der Pyridoxalkinase und zeigt eine kompetitive Bindung gegenüber ATP und Pyridoxal, nicht aber gegenüber P5P. Die Wirkung von Roscovitin war dosisabhängig. Neben seiner Wirkung auf den Vitamin-B6-Haushalt scheint es unwahrscheinlich, dass die Wechselwirkung zwischen Roscovitin und der Pyridoxalkinase zu den antiproliferativen und pro-apoptotischen Effekten des Wirkstoffs beitragen könnte.

Benzodiazepine

Dies sind psychoaktive Medikamente, die die Wirkung des Neurotransmitters GABA verstärken und zur Behandlung von Angstzuständen, Schlaflosigkeit, Unruhe, Krampfanfällen, Muskelkrämpfen und Alkoholentzug eingesetzt werden. Im Allgemeinen sind Benzodiazepine sicher und kurzfristig wirksam, obwohl gelegentlich kognitive Beeinträchtigungen und paradoxe Wirkungen auftreten.

472 Vgl. Mikronährstoffberatungsprogramm Version: 2.2.0.7, Datenstand 3. April 2012, Wissenschaftliche Verlagsgesellschaft Stuttgart.

Interessanterweise wurde die Säugetier-Pyridoxalkinase erstmals mit einer Benzodiazepin-Affinitätschromatographie gereinigt, und es zeigte sich, dass zumindest einige Benzodiazepin-Rezeptor-Liganden an die Pyridoxalkinase binden und sie hemmten.

Antiepileptika

Patienten, die mit Antiepileptika und krampflösenden Medikamenten wie Progabid, Carbamazepin, Lamotrigin, Phenytoin, Phenobarbital und Primidon behandelt werden, neigen zu hohen Plasmaspiegeln von Homocystein und niedrigen Spiegeln von Folaten und Vitamin B6. Zumindest einige dieser Medikamente scheinen die Pyridoxalkinase-Aktivität zu hemmen. Andere Medikamente, wie zum Beispiel Vigabatrin, reduzieren die lokalisierte PNPOx-Expression im Hippocampus von anfallsgefährdeten Wüstenrennmäusen. Dies ist eine andere Wirkung als die Hemmung der GABA-Aminotransferase. In diesem Fall wird die Pyridoxalkinase durch das Medikament nicht beeinträchtigt.[473]

Magensäureblocker

Welchen Einfluss Magensäureblocker auf die Aufnahme von Vitamin B6 haben, stellte bereits 1986 Henry M. Middleton fest: »Die vorliegenden Studien deuten darauf hin, dass niedrige pH-Werte, die aus der Magensäuresekretion resultieren, eine wichtige Rolle bei der normalen Absorption von P5P aus der Nahrung spielen, und werfen Fragen zu den Auswirkungen einer weit verbreiteten Anwendung von

473 di Salvo, ML., Safo, MK., Contestabile, R. Biomedical aspects of pyridoxal 5'-phosphate availability. Front Biosci (Elite Ed). 2012 Jan 1;4(3):897-913. doi: 10.2741/E428. PMID: 22201923.

säuresenkenden therapeutischen Maßnahmen auf den Vitamin-B6-Ernährungsstatus auf.«[474]

Uwe Größer schreibt in seinem Mikronährstoffprogramm bezüglich Vitamin B6 und säuresenkenden Maßnahmen:

- Aluminium-/Magnesiumhydroxidhaltige Antazida (zum Beispiel Maaloxan, Talcid): Bei häufiger Einnahme empfiehlt sich eine regelmäßige Supplementierung mit unter anderem Vitamin B6.
- Unter Langzeitmedikation mit Protonenpumpenhemmern oder H2-Blockern (zum Beispiel Cimetidin, Famotidin, Ranitidin) ist unter anderem eine Supplementierung mit Vitamin B6 zu empfehlen.[475]

Weitere Arzneimittelinteraktionen

Unter einer Therapie mit Cholestyramin oder Colestipol sollte generell eine Supplementierung von unter anderem Vitamin B6 erfolgen.[476]

Da unter antikonvulsiver Therapie mit Antiepileptika (zum Beispiel Carbamazepin, Phenobarbital, Phenytoin, Primidon) neben Folsäure auch der Status anderer B-Vitamine gestört werden kann, empfiehlt sich ein Vitamin-B-Komplex.

Ciclosporininduzierte (zum Beispiel Tacrolismus) Schäden im proximalen Tubulusbereich der Nieren führen zum Abfall unter anderem der Vitamin-B6-Spiegel.

---

474 Middleton, HM. 3rd. Intestinal hydrolysis of pyridoxal 5'-phosphate in vitro and in vivo in the rat. Effect of protein binding and pH. Gastroenterology. 1986 Aug;91(2):343-50. doi: 10.1016/0016-5085(86)90567-6. PMID: 3721120.

475 Mikronährstoffberatungsprogramm Version: 2.2.0.7, Datenstand 3. April 2012, Wissenschaftliche Verlagsgesellschaft Stuttgart.

476 Mikronährstoffberatungsprogramm Version: 2.2.0.7, Datenstand 3. April 2012, Wissenschaftliche Verlagsgesellschaft Stuttgart.

Colchicin schädigt den Gastrointestinaltrakt, indem es zu Durchfällen führt. Hier können unter anderem Resorptionsstörungen für Vitamin B6 entstehen.

Hydrazalinhaltige Antihypertonika komplexieren P5P, weshalb bei einer Therapie mit ihnen auf einen guten Vitamin-B6-Status geachtet werden soll.

Fibrate stören die Nierenfunktion und beeinträchtigen die renale Homocysteinausscheidung. Um eine Hyperhomocysteinämie zu vermeiden sollte mit Folsäure, Vitamin B6 und Vitamin B12 supplementiert werden.

Zur Kompensation iatrogener Verluste sollte unter einer Therapie mit Diuretika unter anderem mit Vitamin B6 ergänzt werden.

Unter Langzeittherapie mit Metformin sollte regelmäßig Vitamin B6 mit Vitamin B12 und Folsäure supplementiert werden.

Unter Langzeittherapie mit Methotrexat sollte regelmäßig Vitamin B6 mit Vitamin B12 und Folsäure supplementiert werden.

Nicotinsäure hemmt die Pyridoxalkinase, weshalb unter einer Therapie mit Nicotinsäure regelmäßig Vitamin B6 mit Vitamin B12 und Folsäure supplementiert werden sollte.

Durch Störungen im Vitamin-B6-abhängigen Tryptophanstoffwechsel bei Einnahme von hormonellen Kontrazeptiva, entsteht ein erhöhter Vitamin-B6-Bedarf. Deshalb sollte unter anderem mindestens 5 mg Vitamin B6 täglich gegeben werden und zum Beispiel bei depressiven Verstimmungen oder anderen Zeichen eines gestörten Tryptophanstoffwechsels ist ein therapeutischer Versuch mit pharmakologischen Vitamin-B6-Dosen zum Beispiel von 100 mg täglich zu empfehlen.

Der Wirkspiegel von Phenytoin und Phenobarbital kann durch hohe Vitamin-B6-Dosen (80 bis 400 mg pro Tag) abfallen.

Schleifendiuretika (zum Beispiel Furosemid, Torasemid) können durch erhöhte renale Ausscheidung zu Folsäure-, Vitamin-B6- und Vitamin-B12-Mangel führen.[477]

---

477 Mikronährstoffberatungsprogramm Version: 2.2.0.7, Datenstand 3. April 2012, Wissenschaftliche Verlagsgesellschaft Stuttgart.

Einfach gesagt

Mit Vitamin B6 und folgenden Medikamenten oder organischen Verbindungen kann es zu Wechselwirkungen kommen:

- Immunhemmer Penicillamin
- Tuberkulosemittel Isoniazid
- Tuberkulosemittel Cycloserin
- Nervenbotenstoff Dopamin
- Parkinsonmittel Levodopa
- Bronchienerweiterer Methylxanthine
- Durchblutungsförderer Ginkgotoxin
- Bronchienerweiterer Theophyllin
- Krebsmedikament Roscovitin
- Beruhigungsmittel Benzodiazepine
- Antiepileptika (Progabid, Carbamazepin, Lamotrigin, Phenytoin, Phenobarbital Phenobarbital und Primidon - Vigabatrin dagegen nicht)
- Magensäureblocker
- Gallensäureblocker (Cholestyramin oder Colestipol)
- Immunhemmer Ciclosporine

- »Gichtmittel« Colchicin
- Hydrazalinhaltige Antihypertonika
- Fettsenker (Fibrate, zum Beispiel Fenofibrat, Gemfibrozil)
- »Wassertabletten« (Diuretika)
- Diabetesmittel Metformin
- Chemotherapeutikum Methotrexat (wird auch gegen Rheuma, entzündliche Darmerkrankungen und Hauterkrankungen eingesetzt)
- Vitamin B3 (Nicotinsäure)
- Die Pille (hormonellen Kontrazeptiva)

Kontakt:

Sollten Sie Fragen oder Anmerkungen haben, melden Sie sich bei mir. Ich stehe für einen weiteren Austausch gerne zur Verfügung.

Praxis Dr. med. Sybille Freund
Hinter Sundheim 12
55283 Nierstein

Webseite: www.doktorfreund.de
E-Mail: praxis@doktorfreund.de
Tel.: 06133 7019677

Anhang

Tabelle 2: Enzyme mit Cofaktor P5P

Nummer	Aminosäure	Familie	Substrat	Produkt	Folgeprodukt	Quelle
1.4.3.6	Diaminoxidase	Oxidoreduktase	Histamin	Imidazol-4-Acetal-dehyd		*https://en.wikipedia.org/wiki/Diamine_oxidase*
1.4.4.2	Glycin-Dehydro-genase	Oxidoreduktase	Glycin + H2O + NAD+	Glyoxylat + NH3 + NADH + H+		*https://en.wikipedia.org/wiki/Glycine_dehydrogenase*
2.1.2.1	Glycin-Hydroxy-methyltransferase (SHMT)	Transferase	L-Serin, Tetrahy-drofolat (THF)	Glycin, 5,10-Methy-lentetrahydrofolat (5,10-CH2-THF)		*https://en.wikipedia.org/wiki/Serine_hydroxymethyltransferase*
2.1.2.5	Glutamat-Formimi-doyltransferase	Transferase	5-Formimidoyl-tetrahydrofolat + L-Glutamat	Tetrahydrofolat + N-Formimidoyl-L-Glutamat	Histidinabbau	*https://en.wikipedia.org/wiki/Glutamate_formimidoyltransferase*
2.3.1.29	Glycin-C-Acetyl-transferase	Transferase	Acetyl-CoA + Glycin	CoA + 2-Amino-3-oxobutanoat	Stoffwechsel von Glycin, Serin und Threonin	*https://en.wikipedia.org/wiki/Glycine_C-acetyltransferase*
2.3.1.37	5-Aminolävulinsäu-re-Synthase	Transferase	Succinyl-CoA + Glycin	δ-olävulinsäure + CoA + CO2	Hämsynthese	*https://en.wikipedia.org/wiki/Aminolevulinic_acid_synthase*
2.3.1.50	Serin-C-Palmitoyl-transferase	Transferase	Palmitoyl-CoA + L-Serin	CoA + 3-Dehydro-D-sphinganin + CO2	Sphingolipid-Stoff-wechsel	*https://en.wikipedia.org/wiki/Serine_C-palmitoyltransferase*
2.4.1.1	Phosphorylase	Transferase	Hinzufügung einer Phosphatgruppe			*https://en.wikipedia.org/wiki/Phosphorylase*
2.6.1.1	Aspartat-Amino-transferase	Transferase	L-Aspartat (Asp) + α-etoglutarat	Oxalacetat + L-Glutamat (Glu)		*https://en.wikipedia.org/wiki/Aspartate_transaminase*
2.6.1.2	Alanin-Aminotrans-ferase	Transferase	L-Alanin + α-etoglutarat	Pyruvat + L-Glu-tamat		*https://en.wikipedia.org/wiki/Alanine_transaminase*
2.6.1.3	Cystein-Amino-transferase	Transferase	L-Cystein + 2-Oxoglutarat	Mercaptopyruvat + L-Glutamat	Cystein-Stoffwech-sel	*https://en.wikipedia.org/wiki/Cysteine_transaminase*

Nummer	Aminosäure	Familie	Substrat	Produkt	Folgeprodukt	Quelle
2.6.1.4	Glycin-Aminotransferase	Transferase	Glycin + 2-Oxoglutarat	Glyoxylat + L-Glutamat	Stoffwechsel von Glycin, Serin und Threonin	*https://en.wikipedia.org/wiki/Glycine_transaminase*
2.6.1.5	Tyrosin-Aminotransferase	Transferase	L-Tyrosin + 2-Oxoglutarat	4-Hydroxyphenylpyruvat + L-Glutamat		*https://en.wikipedia.org/wiki/Tyrosine_aminotransferase*
2.6.1.6	Leucin-Aminotransferase	Transferase	L-Leucin + 2-Oxoglutarat	4-Methyl-2-oxopentanoat + L-Glutamat		*https://en.wikipedia.org/wiki/Leucine_transaminase*
2.6.1.7	Kynurenin-Oxoglutarat-Aminotransferase	Transferase	L-Kynurenin + 2-Oxoglutarat	4-(2-Aminophenyl)-2,4-dioxobutanoat + L-Glutamat	Tryptophan-Stoffwechsel	*https://en.wikipedia.org/wiki/Kynurenine—oxoglutarate_transaminase*
2.6.1.8	2,5-Diaminovalerat-Aminotransferase	Transferase	2,5-Diaminopentanoat + 2-Oxoglutarat	5-Amino-2-oxopentanoat + L-Glutamat		*https://en.wikipedia.org/wiki/2,5-diaminovalerate_transaminase*
2.6.1.13	Ornithin-Oxo-Säure-Aminotransferase	Transferase	L-Ornithin + eine 2-Oxo-Säure	L-Glutamat 5-Semialdehyd + eine L-Aminosäure	Unterweg, der L-Glutamat-5-Semialdehyd aus L-Ornithin synthetisiert	*https://en.wikipedia.org/wiki/Ornithine_aminotransferase*
2.6.1.14	Asparagin-Oxo-Säure-Aminotransferase	Transferase	L-Asparagin + eine 2-Oxo-Säure	2-Oxosuccinamat + eine Aminosäure	Alanin- und Aspartat-Stoffwechsel	*https://en.wikipedia.org/wiki/Asparagine—oxo-acid_transaminase*
2.6.1.15	Glutamin-Pyruvat-Aminotransferase	Transferase	L-Glutamin + Pyruvat	2-Oxoglutaramat + L-Alanin	Glutamat-Stoffwechsel	*https://en.wikipedia.org/wiki/Glutamine—pyruvate_transaminase*
2.6.1.19	4-Aminobutyrat-Aminotransferase	Transferase	4-Aminobutanoat + 2-Oxoglutarat	Succinat-Semialdehyd + L-Glutamat		*https://en.wikipedia.org/wiki/4-aminobutyrate_transaminase*

Nummer	Aminosäure	Familie	Substrat	Produkt	Folgeprodukt	Quelle
2.6.1.22	(S)-3-Amino-2-Methylpropanoat-Aminotransferase	Transferase	(S)-3-Amino-2-methylpropanoat + 2-Oxoglutarat	2-Methyl-3-oxopropanoat + L-Glutamat	Abbau von Valin, Leucin und Isoleucin	*https://en.wikipedia.org/wiki/(S)-3-amino-2-methylpropionate_transaminase*
2.6.1.23	4-Hydroxyglutamat-Aminotransferase	Transferase	4-Hydroxy-L-Glutamat + 2-Oxoglutarat	4-Hydroxy-2-oxoglutarat + L-Glutamat	Arginin- und Prolin-Stoffwechsel	*https://en.wikipedia.org/wiki/4-hydroxyglutamate_transaminase*
2.6.1.24	Diiodotyrosin-Aminotransferase	Transferase	3,5-Diiodo-L-Tyrosin + 2-Oxoglutarat	4-Hydroxy-3,5-diiodophenylpyruvat + L-Glutamat		*https://en.wikipedia.org/wiki/Diiodotyrosine_transaminase*
2.6.1.26	3,5-Dinitrotyrosin-Aminotransferase	Transferase	L-3,5,3›-Triiodthyronin + 2-Oxoglutarat	3-[4-(4-Hydroxy-3-iodophenoxy)-3,5-diiodophenyl]-2-oxopropanoat + L-Glutamat		*https://en.wikipedia.org/wiki/Thyroid-hormone_transaminase*
2.6.1.27	Tryptophan-Aminotransferase	Transferase	L-Tryptophan + 2-Oxoglutarat	(Indol-3-yl)pyruvat + L-Glutamat	Tryptophan-Stoffwechsel	*https://en.wikipedia.org/wiki/Tryptophan_transaminase*
2.6.1.39	2-Aminoadipat-Aminotransferase	Transferase	L-2-Aminoadipat + 2-Oxoglutarat	2-Oxoadipat + L-Glutamat	L-Lysin	*https://en.wikipedia.org/wiki/2-aminoadipate_transaminase*
2.6.1.40	(R)-3-Amino-2-Methylpropanoat-Aminotransferase	Transferase	(R)-3-Amino-2-methylpropanoat + Pyruvat	2-Methyl-3-oxopropanoat + L-Alanin		*https://en.wikipedia.org/wiki/(R)-3-amino-2-methylpropionate—pyruvate_transaminase*
2.6.1.44	Alanin-Glyoxylat-Aminotransferase	Transferase	L-Alanin + Glyoxylat	Pyruvat + Glycin	Alanin- und Aspartat-Stoffwechsel sowie Glycin-, Serin- und Threonin-Stoffwechsel	*https://en.wikipedia.org/wiki/Alanine—glyoxylate_transaminase*

Nummer	Aminosäure	Familie	Substrat	Produkt	Folgeprodukt	Quelle
2.6.1.42	BCAA-Aminosäure-Aminotransferase	Transferase	BCAAs und α-etoglutarat	verzweigtkettige α-Ketosäuren und Glutamat	Synthese und Abbau von Leucin, Isoleucin und Valin	*https://en.wikipedia.org/wiki/Branched-chain_amino_acid_aminotransferase*
2.6.1.43	Aminolävulinat-Aminotransferase	Transferase	5-Aminolävulinat + Pyruvat	4,5-Dioxopentanoat + L-Alanin	Porphyrin- und Chlorophyll-Stoffwechsel	*https://en.wikipedia.org/wiki/Alanine—glyoxylate_transaminase*
2.6.1.47	Alanin-Oxomalonat-Aminotransferase	Transferase	L-Alanin + Oxomalonat	Pyruvat + Aminomalonat		*https://en.wikipedia.org/wiki/Alanine—oxomalonate_transaminase*
2.6.1.49	Dihydroxyphenylalanin-Aminotransferase	Transferase	3,4-Dihydroxy-L-phenylalanin + 2-Oxoglutarat	3,4-Dihydroxyphenylpyruvat + L-Glutamat		*https://en.wikipedia.org/wiki/Dihydroxyphenylalanine_transaminase*
2.6.1.51	Serin-Pyruvat-Aminotransferase	Transferase	L-Serin + Pyruvat	3-Hydroxypyruvat + L-Alanin	Stoffwechsel von Glycin, Serin und Threonin	*https://en.wikipedia.org/wiki/Serine—pyruvate_transaminase*
2.6.1.52	Phosphoserin-Aminotransferase	Transferase	O-Phospho-L-serin + 2-Oxoglutarat/4-Phosphonooxy-L-threonin + 2-Oxoglutarat	3-Phosphonooxypyruvat + L-Glutamat/(3R)-3-Hydroxy-2-oxo-4-phosphonooxybutanoat + L-Glutamat		*https://en.wikipedia.org/wiki/Phosphoserine_transaminase*
2.6.1.57	Transaminase von aromatischen Aminosäuren	Transferase	eine aromatische Aminosäure + 2-Oxoglutarat	eine aromatische Oxosäure + L-Glutamat	Methionin-Stoffwechsel, Tyrosin-Stoffwechsel, Phenylalanin-Stoffwechsel, Phenylalanin-, Tyrosin- und Tryptophan-Biosynthese, Novobiocin-Biosynthese und Alkaloid-Biosynthese	*https://en.wikipedia.org/wiki/Aromatic-amino-acid_transaminase*

Nummer	Aminosäure	Familie	Substrat	Produkt	Folgeprodukt	Quelle
2.6.1.58	Phenylalanin(Histidin)-Aminotransferase	Transferase	L-Phenylalanin + Pyruvat	Phenylpyruvat + L-Alanin		*https://en.wikipedia.org/wiki/Phenylalanine(histidine)_transaminase*
2.6.1.60	Aromatische-Aminosäure-Glyoxylat-Aminotransferase	Transferase	eine aromatische Aminosäure + Glyoxylat	eine aromatische Oxosäure + Glycin		*https://en.wikipedia.org/wiki/Aromatic-amino-acid—glyoxylate_transaminase*
2.6.1.63	Kynurenin-Glyoxylat-Aminotransferase	Transferase	L-Kynurenin + Glyoxylat	4-(2-Aminophenyl)-2,4-dioxobutanoat + Glycin		*https://en.wikipedia.org/wiki/Kynurenine—glyoxylate_transaminase*
2.6.1.64	Glutamin-Phenylpyruvat-Aminotransferase	Transferase	L-Glutamin + Phenylpyruvat	2-Oxoglutaramat + L-Phenylalanin		*https://en.wikipedia.org/wiki/Glutamine—phenylpyruvate_transaminase*
2.6.1.75	Cystein-Konjugat-Transaminase	Transferase	S-(4-bromophenyl)-L-cysteine + 2-oxoglutarate	S-(4-Bromphenyl)-L-Cystein + 2-Oxoglutarat		*https://en.wikipedia.org/wiki/Cysteine-conjugate_transaminase*
3.7.1.3	Kynureninase	Hydroxylase	L-Kynurenin + H2O	Anthranilat + L-Alanin		*https://en.wikipedia.org/wiki/Kynureninase*
4.1.1.12	Aspartat-4-Decarboxylase	Lyase	L-Aspartat	L-Alanin + CO2		*https://en.wikipedia.org/wiki/Aspartate_4-decarboxylase*
4.1.1.15	Glutamat-Decarboxylase	Decarboxylase	Glutamat	Gamma-Aminobuttersäure (GABA)		*https://en.wikipedia.org/wiki/Glutamate_decarboxylase*
4.1.1.17	Ornithin-Decarboxylase	Decarboxylase	Ornithin	Putrescin		*https://en.wikipedia.org/wiki/Ornithine_decarboxylase*
4.1.1.19	Arginindecarboxylase	Decarboxylase	L-Arginin	Agmatin und CO2		*https://en.wikipedia.org/wiki/Arginine_decarboxylase*

Nummer	Aminosäure	Familie	Substrat	Produkt	Folgeprodukt	Quelle
4.1.1.22	Histidindecarb-oxylase	Decarboxylase	Histidin	Histamin		*https://en.wikipedia.org/wiki/Histidine_decarboxylase*
4.1.1.28	Aromatische L-Aminosäure-Decarboxylase	Lyase	L-Dopa, L-Phenylalanin, L-Tyrosin, L-Histidin, L-Tryptophan, 5-HTP	Dopamin, Phenethylamin, Tyramin, Histamin, Tryptamin, Serotonin		*https://en.wikipedia.org/wiki/Aromatic_L-amino_acid_decarboxylase*
4.1.1.29	Sulfinoalanin-Decarboxylase	Lyase	3-Sulfino-L-Alanin	Hypotaurin + CO2	Taurin-Stoffwechsel	*https://en.wikipedia.org/wiki/Sulfinoalanine_decarboxylase*
4.1.1.5	Phenylalanindecarb-oxylase	Lyase	L-Phenylalanin	Phenethylamin + CO2	Phenylalanin-Stoffwechsel	*https://en.wikipedia.org/wiki/Phenylalanine_decarboxylase*
4.1.1.65	Phosphatidylserin-Decarboxylase	Lyase	Phosphatidyl-L-serin	Phosphatidylethanolamin + CO2	Glycin-, Serin- und Threonin-Stoffwechsel sowie Glycerophospholipid-Stoffwechsel	*https://en.wikipedia.org/wiki/Phosphatidylserine_decarboxylase*
4.1.2.5	Threonin Aldolase	Lyase	L-Threonin	Glycin + Acetaldehyd	Stoffwechsel von Glycin, Serin und Threonin	*https://en.wikipedia.org/wiki/Threonine_aldolase*
4.1.2.26	Phenylserin Aldolase	Lyase	L-Threo-3-Phenylserin	Glycin + Benzaldehyd		*https://en.wikipedia.org/wiki/Phenylserine_aldolase*
4.1.2.27	Sphinganin-1-phosphat-Aldolase	Lyase	Sphinganin-1-Phosphat	Phosphoethanolamin + Palmitaldehyd	Sphingolipid-Stoffwechsel	*https://en.wikipedia.org/wiki/Sphinganine-1-phosphate_aldolase*
4.2.1.22	Cystathionin-Beta-Synthase (CBS)	Lyase	L-Serin + L-Homocystein	L-Cystathionin + H2O		*https://en.wikipedia.org/wiki/Cystathionine_beta_synthase*
4.2.3.2	Ethanolamin-Phosphat-Phospholysase	Lyase	Ethanolaminphosphat + H2O	Acetaldehyd + NH3 + Phosphat		*https://en.wikipedia.org/wiki/Ethanolamine-phosphate_phospho-lyase*

Nummer	Aminosäure	Familie	Substrat	Produkt	Folgeprodukt	Quelle
4.3.1.13	Carbamoyl-Serin-Ammoniak-Lyase	Lyase	O-Carbamoyl-L-serin + H2O	Pyruvat + 2 NH3 + CO2		*https://en.wikipedia.org/wiki/Carbamoyl-serine_ammonia-lyase*
4.3.1.17	L-Serin-Ammoniak-Lyase	Lyase	L-Serin	Pyruvat + NH3	Stoffwechsel von Glycin, Serin, Threonin und Cystein	*https://en.wikipedia.org/wiki/L-serine_ammonia-lyase*
4.3.1.18	D-Serin-Ammoniak-Lyase	Lyase	D-Serin	Pyruvat + NH3	Stoffwechsel von Glycin, Serin und Threonin	*https://en.wikipedia.org/wiki/D-serine_ammonia-lyase*
4.3.1.19	Threonin-Ammoniak-Lyase	Lyase	L-Threonin	2-Oxobutanoat + NH3	Aminosäure-Homöostase	*https://en.wikipedia.org/wiki/Threonine_ammonia-lyase*
4.4.1.1	Cystathionin-Gamma-Lyase	Lyase	L-Cystathionin + H2O	L-Cystein + 2-Oxobutanoat + NH3	Schwefelwasserstoff erzeugend	*https://en.wikipedia.org/wiki/Cystathionine_gamma-lyase*
4.4.1.1	Cystathionin-Gamma-Lyase	Lyase	L-Homoserin	H2O, NH3 and 2-H2O, NH3 und 2-Oxobutanoatoxobutanoate	Schwefelwasserstoff erzeugend	*https://en.wikipedia.org/wiki/Cystathionine_gamma-lyase*
4.4.1.1	Cystathionin-Gamma-Lyase	Lyase	L-Cystin	Thiocystein, Pyruvat und NH3	Schwefelwasserstoff erzeugend	*https://en.wikipedia.org/wiki/Cystathionine_gamma-lyase*
4.4.1.1	Cystathionin-Gamma-Lyase	Lyase	L-Cystein	Pyruvat, NH3 und H2S	Schwefelwasserstoff erzeugend	*https://en.wikipedia.org/wiki/Cystathionine_gamma-lyase*
4.4.1.10	Cystein-Lyase	Lyase	L-Cystein + Sulfit	L-Cysteat + Schwefelwasserstoff	Stoffwechsel von Cystein und Taurin	*https://en.wikipedia.org/wiki/Cysteine_lyase*
4.4.1.13	Cystein-S-Konjugat-Beta-Lyase	Lyase	L-Cystein-S-Konjugat + H2O	ein Thiol + NH3 + Pyruvat		*https://en.wikipedia.org/wiki/Cysteine-S-conjugate_beta-lyase*

Nummer	Aminosäure	Familie	Substrat	Produkt	Folgeprodukt	Quelle
4.4.1.16	Selenocystein-Lyase	Lyase	L-Selenocystein + reduzierter Akzeptor	Selenid + L-Alanin + Akzeptor	Selenaminosäure-Stoffwechsel	*https://en.wikipedia.org/wiki/Selenocysteine_lyase*
5.1.1.1	Alanin-Racemase	Racemase	L-Alanin	D-Alanin	Alanin- und Aspartat-Stoffwechsel und D-Alanin-Stoffwechsel	*https://en.wikipedia.org/wiki/Alanine_racemase*
5.1.1.13	Aspartat-Racemase	Racemase	L-Aspartat	D-Aspartat		*https://en.wikipedia.org/wiki/Aspartate_racemase*
5.1.1.18	Serin-Racemase	Racemase	L-Serin	D-Serin		*https://en.wikipedia.org/wiki/Serine_racemase*

Printed in Poland
by Amazon Fulfillment
Poland Sp. z o.o., Wrocław
18 July 2025

eaf71b84-a48b-4bd3-a49f-6c954178b30aR01